Psychotraumatherapeutische Behandlung
von Patienten nach Akutem Herzinfarkt

Klaus Thomsen

Psychotraumatherapeutische Behandlung von Patienten nach Akutem Herzinfarkt

Eine Psychotherapievergleichsstudie in der stationären Rehabilitation

PL ACADEMIC RESEARCH

Bibliografische Information der Deutschen Nationalbibliothek
Die Deutsche Nationalbibliothek verzeichnet diese Publikation in der Deutschen Nationalbibliografie; detaillierte bibliografische Daten sind im Internet über http://dnb.d-nb.de abrufbar.

Zugl.: Flensburg, Univ., Diss., 2013

Gedruckt auf alterungsbeständigem,
säurefreiem Papier.

Fl 3
ISBN 978-3-631-65062-2 (Print)
E-ISBN 978-3-653-04335-8 (E-Book)
DOI 10.3726/978-3-653-04335-8

PL Academic Research ist ein Imprint der Peter Lang GmbH.

Peter Lang – Frankfurt am Main · Bern · Bruxelles · New York · Oxford · Warszawa · Wien

www.peterlang.com

Für meine Frau Carolin

Inhaltsverzeichnis

Einleitung

Psychische Traumatisierungen sind bei Akutem Myokardinfarkt (AMI) keine Seltenheit. Das mag daran liegen, dass extreme körperliche und psychovegetative Symptome dabei oft sehr plötzlich und ohne Vorankündigung auftreten (starke Angina Pectoris beim Infarktgeschehen) oder kurzfristig medizinische Intensivversorgung und stark invasive Operationen notwendig sind (Rettungsdienst, Intensivstation, Bypass-OP, Narkoseerlebnisse). Traumaerlebnisse können zu chronischen psychischen Beschwerden führen (Akute Belastungsreaktion, Anpassungsstörungen, Posttraumatische Belastungsstörungen), die ohne fachgerechte Behandlung zu starker Beeinträchtigung bei der Krankheitsverarbeitung führen können.

Patienten[1] mit einer Koronaren Herzerkrankung kommen nach der Akutbehandlung in einem Krankenhaus i.d.R. zur Anschlussheilbehandlung (AHB) in eine Rehabilitationsklinik mit dem Schwerpunkt kardiologische Reha-Medizin. Die Behandlungszeit ist auf drei Wochen begrenzt. In Ausnahmefällen kann die AHB mit Begründung um eine, selten um zwei Wochen verlängert werden. Das „Zeitfenster", das bleibt, um Patienten nach dem Schock der Erkrankung zu erreichen und nachhaltig für eine „herzgesunde" Lebensführung zu überzeugen, ist also nicht sehr groß.

Das Reinfarktrisiko erhöht sich anfangs wegen der psychischen Belastung und die umgehend notwendige Lebensstiländerung (Nikotinabstinenz, mehr Bewegung, weniger Stress, bessere Entspannungsfähigkeit, Ernährungsumstellung, Medikamenten-Compliance) wird im ungünstigen Fall emotional und somit motivational beeinträchtigt. Oft geht das Vertrauen in das eigene Herz und gar die Funktion des ganzen Körpers verloren.

In dieser Arbeit soll untersucht werden, ob psychologische Traumatherapie die psychische Integration des Infarkterlebnisses und seiner Folgen unterstützen oder gar beschleunigen kann. Kann diese Psychotherapieform die konstruktive Krankheitsverarbeitung des Betroffenen fördern? Kann sie gar die individuelle Tertiärprävention der Koronaren Herzkrankheit (KHK) unterstützen?

---

1 In dieser Arbeit wird versucht, beiden Geschlechtern in der Formulierung gerecht zu werden, z. B. in der Form der Pluralendung, wenn es um bestimmte Personen geht wie die Studienteilnehmer*Innen*. Im Allgemeinen wird auf die kürzere männliche Form zurückgegriffen, damit die Lesbarkeit des Textes nicht beeinträchtigt wird.

1. Epidemiologie der Koronaren Herzkrankheit (KHK)

Das Herz ist ein Hohlmuskel, der durch Druck und Saugbewegungen das Blut durch den Körper bewegt. Der Herzmuskel (Myokard) wird von einem Netzwerk von Arterien und Venen umschlossen, den Herzkranzgefäßen bzw. den Koronarien. Unter Koronarer Herzkrankheit (abgekürzt KHK) versteht man eine Mangeldurchblutung des Herzmuskels aufgrund einer Verengung oder Verstopfung einer oder mehrerer Koronararterie/n. Die häufigste Ursache sind leichte Verletzungen an Gefäßinnenwänden, wo sich Plaques aus Blut-, Körper- und Fettzellen ablagern. Diesen Vorgang bezeichnet man als Arteriosklerose oder umgangssprachlich als Arterienverkalkung. In Folge dieses Prozesses können sich Herzkranzgefäße verengen und gar verschließen und der Herzmuskel erleidet eine Mangeldurchblutung (Ischämie), die seine Funktion herabsetzt oder unterbricht.

Klinische Erscheinungsformen der Koronaren Herzerkrankung sind die Angina Pectoris (chronische und/oder belastungsabhängige Brustschmerzen aufgrund von Mangeldurchblutung des Pumpmuskels), der akute Myokardinfarkt (nach einem plötzlichen Verschluss einer Herzkranzarterie, zumeist durch einen Thrombus) und der plötzliche Herztod nach einem koronaren Verschluss. Die Herzinsuffizienz (Herzmuskelschwäche) ist häufig Folge der beschriebenen Gefäßerkrankungen. Die Pumpleistung sinkt und damit die körperliche Leistungsfähigkeit.

Das Robert-Koch-Institut (RKI) hat sich in seiner Gesundheitsberichterstattung des Bundes 2006 ausführlich mit dem Auftreten der Koronaren Herzkrankheit und des akuten Myokardinfarkts in Deutschland beschäftigt (RKI 2006). Weil Krankenhausdiagnosedaten die Morbidität und Mortalität der KHK unterschätzen, greift das RKI bei seiner Analyse primär auf die deutschen Ergebnisse des WHO-Projekts MONICA (Monitoring Trends and Determinants in Cardiovascular Disease) in der Studienregion Augsburg zurück (Löwel 2005). Insgesamt nahmen an MONICA 37 Populationen aus 21 Ländern teil. Die Daten aus den Jahren 1985 bis 2003 umfassten alle KHK in den Altersgruppen von 25 bis 74 Jahren. Das Augsburger Projekt KORA (Kooperative Gesundheitsforschung in der Region Augsburg) wurde auch nach dem Ende des WHO-Projekts nach

1996 weitergeführt und die Patienten wurden auch nach der Erkrankung in der Längsschnittstudie weiter erfasst und beforscht.

Tabelle1-1: Herzinfarktraten je 100.000 Einwohner in der Region Augsburg 2001-2003 aus dem KORA-Herzinfarktregister

Altersgruppe	Frauen			Männer		
Jahre	**Morbidität**	**Mortalität**	**Letalität**	**Morbidität**	**Mortalität**	**Letalität**
25-29	1,8	1,8	100,0%	1,8	0	
30-34	1,4	0		23,5	11,1	47,2%
35-39	4,9	1,2	24,5%	43,8	13,8	31,5%
40-44	22,8	6,7	29,4%	120,7	26,7	22,1%
45-49	39,5	7,9	20,0%	202,2	51,5	25,4%
50-54	95,1	25,5	26,8%	392,0	102,8	26,2%
55-59	143,2	54,2	37,8%	527,9	149,7	28,4%
60-64	201,3	59,1	29,4%	741,0	312,7	42,2%
65-69	349,8	135,6	38,8%	987,9	444,4	45,0%
70-74	669,6	363,8	54,3%	1637,8	889,3	54,3%
Ø alle	109	43	39,4%	356	141	39,6%

Erläuterung:
Morbidität = alle Herzinfarktereignisse p.a. (Jahresprävalenz)
Mortalität = alle tödlich verlaufenden Herzinfarktereignisse p.a.
Letalität = Prozentrate der tödlich verlaufenden Herzinfarktereignisse p.a.

(RKI 2006)

Trends:

- Die Wahrscheinlichkeit in Deutschland innerhalb eines Jahres einen akuten Herzinfarkt zu erleiden, liegt bei Frauen aller Altersstufen im Durchschnitt bei 1‰, bei Männern bei 3,5‰.
- Die Wahrscheinlichkeit, den Herzinfarkt zu überleben, ist bei beiden Geschlechtern durchschnittlich etwa 60%.
- Die Infarktraten steigen bei Männern wie Frauen mit dem Alter an.
- Bei den Frauen ist der Anstieg jedoch deutlich geringer.
- Ab Mitte 50 nähert sich die Prävalenzrate der Frauen jener der Männer an, erreicht sie aber nie.
- Die Letalität ist bei beiden Geschlechtern vergleichbar. Sie nimmt ab 60 Jahren deutlich zu.

Auf ganz Deutschland bezogen versterben im Jahr 75.000 Menschen an einem akuten Herzinfarkt und nicht ganz doppelt so viele Menschen erleiden einen Herzinfarkt, ohne daran zu versterben. Zwar geht die Anzahl der tödlichen Infarkte seit den 1970er Jahren in Deutschland wie in den meisten hoch entwickelten Ländern zurück, dafür steigt aber die Zahl der Patienten mit chronischer KHK (Albus 2008a).

2. Akute und rehabilitative Behandlung der KHK in Deutschland

Seit Juni 2006 existiert eine Nationale Versorgungsleitlinie Koronare Herzkrankheit. Sie wird wie Leitlinien zu anderen Erkrankungen in einer Arbeitsgemeinschaft von der Bundesärztekammer, der Kassenärztlichen Bundesvereinigung und der wissenschaftlichen medizinischen Fachgesellschaften entworfen (Nationale Versorgungsleitlinien 2011). Sie wurde 2011/2012 erneut überarbeitet. Sie umfasst eine Lang- sowie eine Kurzversion für Mediziner zur Behandlungsanleitung und eine Patientenversion zur Aufklärung. In ihr wird der jeweils aktuelle Stand einer fachgerechten Behandlung der KHK und im konkreten Fall eines Herzinfarktes beschrieben.

Bei Verdacht auf eine KHK können Mediziner anhand von Checklisten ihr Vorgehen planen: ambulante Diagnostik mit Ruhe- oder Stress-Echo-Kardiogramm EKG, medikamentöse Notfallbehandlung, Herzkatheteruntersuchung mit Gabe von Kontrastmitteln und Röntgenvideoaufnahme, Gabe von Medikamenten zur Lösung von Thromben (Thrombolyse), Erweiterung von Stenosen mittels Ballonkatheters (PTCA) und Setzen von Draht- oder Plastikröhrchen (Stents) zur Stabilisierung erweiterter Koronararterien.

Falls diese konservativ-kardiologischen Interventionen nicht ausreichend sind, wird man herzchirurgischen Maßnahmen wie Bypass-Operationen durchführen. Dabei werden je nach Lokalisation und Anzahl der Stenosen ein oder mehrere körpereigenen Arterien oder Venen als Umleitungsgefäße an die verengten Koronararterien angenäht.

Je nach Intensität eines Infarktes folgt nach einer Aufenthaltsdauer von wenigen Tagen bis einigen Wochen im Akutkrankenhaus eine dreiwöchige Anschlussheilbehandlung (AHB) in einer kardiologischen Rehabilitationsklinik. Kostenträger sind hier bei berufstätigen Personen die Rentenversicherungsträger, bei allen anderen Patienten die Krankenkassen. Die Anschlussrehabilitation soll i.d.R. ohne großen zeitlichen Übergang erfolgen und wird daher vom Sozialdienst des Akutkrankenhauses eingeleitet.

Zielsetzung und Inhalte der Rehabilitation definiert die Bundesarbeitsgemeinschaft für Rehabilitation (BAR) (1997). Empfehlungsgrundlage ist hier ein bio-psycho-soziales Modell der Komponenten der Gesundheit (BAR 2005).

Neuere Behandlungsleitlinien für die kardiologische Reha-Medizin finden sich bei der Deutschen Gesellschaft für Prävention und Rehabilitation von Herz-Kreislauferkrankungen DGPR (2008).

Die Patienten sollen ihre persönlichen Risikofaktoren erkennen und lernen, mit ihnen umzugehen. Unter kardiologischer Leitung und Koordination durchlaufen die Koronarpatienten abgestimmte Abfolgen ineinandergreifender edukativer und therapeutischer Maßnahmen, die sich an den bekannten Risikofaktoren der Erkrankung orientieren:

- Sportgruppen
- Ergometertraining
- Ernährungsseminare, Diätberatung
- Medizinische Seminare zum Rauchen, zu Fettstoffwechselstörungen, Hypertonie, Diabetes mellitus, Bewegungsmangel, Adipositas und Gerinnungsfaktoren
- Themenzentrierte psychologisch angeleitete Gruppen zur Stressbewältigung, Entspannung und Raucherentwöhnung
- Sozialarbeiter beraten zu Themen wie Rentenantragsstellung, Schwerbehinderung und stufenweiser Wiedereingliederung ins Arbeitsleben. Sie unterstützen bei der Antragsstellung.

Exakt definiert sind diese Leistungen in dem Katalog therapeutischer Leistungen (KTL) der Deutschen Rentenversicherung (2007).

Aus ärztlicher Sicht (Albus 2008a) bedarf die medikamentöse Therapie eines besonderen Monitorings. KHK-Patienten müssen zumindest anfangs lernen, regelmäßig und nach Plan besonders viele Medikamentenarten einzunehmen:

- ACE-Hemmer sollen den Gefäßwiderstand senken
- Kalziumantagonisten senken ebenfalls den Gefäßwiderstand
- Diuretika entwässern den Körper, verringern das zirkulierende Blutvolumen und entlasten den Herzmuskel
- Betablocker senken den Sympaticotonus und somit den Blutdruck
- Lipidsenker regulieren das Verhältnis von LDL- zu HDL-Cholesterin
- Thrombozytenaggregationshemmer verringern das Blutverklumpungsrisiko
- Digitalisglykoside sorgen für Erhöhung der Kontraktionskraft des linken Ventrikels
- bei Bedarf (bei starker Angina Pectoris) fördern Vasodilatatoren (Nitrate) die Durchblutung des Herzmuskels
- diverse Medikamente zur Normalisierung des Blutzuckerspiegels, zur Entzündungssenkung, zur Blutverdünnung etc.

Die Aufzählung ist nicht vollständig, aber es wird deutlich, dass sich ein Patient, der sich möglicherweise noch vor kurzem gesund gefühlt hat, nach der Entdeckung der Erkrankung mit der notwendigen Einnahme von vier bis acht verschiedenen Medikamenten schnell überfordert fühlen kann. Dies kann zu einer sekundären psychischen Belastung durch die KHK führen und muss bei der Verordnung von Psychopharmaka, wie sie oft empfohlen wird (vgl. Abschnitt 2.3.3), beachtet werden. Auch sind die Wechselwirkungen derart vieler Medikamentengruppen kaum noch überschaubar.

2.1 Wie ist die Wirkung von kardiologischer Anschlussheilbehandlung (AHB)?

Seit den 1990er Jahre wird die kardiologische Reha in Deutschland zunehmend vom Lifestyle-Change-Program des kalifornischen Kardiologieprofessors Dean Ornish beeinflusst. Mit seiner Veröffentlichung im renommierten medizinischen Wissenschaftsjournal Lancet (Ornish et al. 1990, 1999) konnte er nachweisen, dass eine Gruppe hoch motivierter PatientInnen mit fortgeschrittenen Koronarstenosen ohne medikamentöse Behandlung, aber mit Änderung von Lebensgewohnheiten, signifikante Verbesserungen im Vergleich zu einer Kontrollgruppe erreichen konnte. U. a. verbesserte sich die durchschnittliche Durchflussgröße der betroffenen Gefäße und es kam in folgedessen zu weniger kardialen Zwischenfällen (von Angina Pectoris bis zu Infarktereignissen).

Dieses häufig so genannte „Ornish-Programm" besteht aus fünf Komponenten:

- weitgehend fettarme Ernährung (unter 10% Fett in der Tagesnahrung)
- absolute Tabakabstinenz
- körperliche Aktivität (wöchentlich drei Stunden Walking oder Ergometer)
- Stressmanagementtraining (eine Auswahl aus Yoga, Progressiver Muskelentspannung, Atemübungen, Visualisierungen und Gruppengesprächen)
- soziale und emotionale Unterstützung durch gemeinsame Aktivitäten.

Brusis (2004) konnte in Deutschland ähnliche Ergebnisse mit diesem Programm erzielen und fordert eine Übertragung auf die deutsche kardiologische Reha.

Boll-Klatt (2008) erkennt den herausragenden Wert dieser Untersuchung an, relativiert jedoch die Übertragung auf die deutsche AHB, denn das Lebensstiländerungsprogramm umfasst im Original 288 Therapiestunden bei 72 Terminen innerhalb eines Jahres. Diese Interventionsintensität ist selbst bei Hinzunahme der empfohlenen ambulanten Koronarsportgruppen nicht auf die deutsche Standardrehabilitation übertragbar. Dennoch konnten Regulies und Siegrist (2002) mit einem etwas veränderten „Ornish-Programm“ in Deutschland zumindest signifikant gesundheitsbewusst veränderte Verhaltensweisen im Vergleich zu einer Kontrollgruppe innerhalb eines Jahres nachweisen. Sie weisen jedoch darauf hin, dass Ornish seine Erfolge auch mit dem methodischen Manko einer fehlenden Randomisierung „erkauft“. Seine Patienten waren extrem motiviert und nahmen auch therapeutische Beschwerlichkeiten auf sich.

Kolenda (2004) referiert internationale Studien, die den Kriterien der Evidenzbasierten Medizin folgen, zur Rauchentwöhnung, koronarprotektiver Ernährung, vermehrter körperliche Aktivität und Stressabbau. Die koronarangiographischen Ergebnisse zeigen oft eine Überlegenheit von Präventionsmaßnahmen gegenüber einer rein medikamentösen Therapie mit Lipidsenkern, die die Blutfette der PatientInnen regulieren sollen.

Die Wirksamkeit der kardiologischen Rehabilitation in Deutschland wurde von der Bielefelder Arbeitsgruppe um den Gesundheitssoziologen Bernhard Badura erstmals systematisch erforscht (Grande et al. 2002). Sie verglichen sowohl die stationäre wie ambulante AHB über drei Jahre zu folgenden Parametern:

- körperlicher Gesundheitszustand
- Modifikation gesundheitsrelevanter Verhaltensweisen
- Lebensqualität und psychisches Befinden
- Erwerbstätigkeit.

Hinsichtlich des Gesundheitszustandes (Leistungsfähigkeit, systolischer Blutdruck und Gesamtcholesterin) fanden sie zwischen den Gruppen keinen Unterschied und im Verlauf der Zeit auch keine deutliche Verbesserung.

Bei der Verhaltensmodifikation (Tabakabstinenz und Stressabbau) ist der langfristige positive Effekt eher nach der stationären AHB zu verzeichnen. Deutlichster Einflussfaktor bei der gesundheitsbewussten Lebensstiländerung ist jedoch die Kooperation des Partners oder der Partnerin.

Die Lebensqualität (Selbstvertrauen, Abbau von Angst und Depressivität und Wiederherstellung von befriedigender Sexualität) steigert sich bei beiden Gruppen und bleibt dann konstant und signifikant über dem Ausgangsniveau.

Auch bei dem Wiedereinstieg in das Erwerbsleben gibt es keine nennenswerten Unterschiede zwischen stationärer und ambulanter Gruppe. Nach sechs Monaten sind fast zwei Drittel der AHB-PatientInnen wieder berufstätig, ein Fünftel ist weiterhin krankgeschrieben. Alle anderen sind Rentner oder ohne Beschäftigung. Nach dreieinhalb Jahren reduziert sich die Erwerbstätigenquote auf 55%. 75% derjenigen, die innerhalb des ersten halben Jahres nach der AHB wieder mit der Arbeit beginnen, sind auch drei Jahre später noch erwerbstätig. Der berufliche Qualifikationsgrad begünstigt die Prognose.

Bezüglich der psychischen Risikofaktoren bestätigt die Arbeitsgruppe um Badura jedoch ihre vier Jahre ältere Aussage (Badura et al. 1995, S. 298): „Die Frage, welche Ausprägung psychischer Befindlichkeit ist von Krankheitswert und welche ist Ausdruck einer normalen Variabilität, ist nur für psychisch Kranke annäherungsweise beantwortet, nicht für chronisch körperlich Kranke. Für die Rehabilitation erwächst daraus das Problem, dass letztlich unklar ist, welche Patienten einer psychologischen Beratung oder Therapie bedürfen und anhand welcher Kriterien diese behandlungsbedürftigen Patienten selektiert werden können. Die Folge scheint zu sein, dass überhaupt keine Routine-Strategien existieren, um innerhalb der AHB Patienten mit einem psychischen ‚Risikostatus' zu identifizieren und zu behandeln."

Sie identifizieren zwei Risikogruppen: „Die eine Risikogruppe rekrutiert sich aus den Patienten, die bereits zu Beginn der AHB eine deutlich schlechtere psychische Disposition zeigen als die Gesamtstichprobe im Mittel. Für diese Patienten gelingt es nicht, im Verlauf der Krankheitsbewältigung das hohe Ausmaß von Depressivität und Angst abzubauen. (...) Und die zweite Risikogruppe bilden Patienten, die als Folge der Herzkrankheit in ihrem körperlichen Zustand und ihrer körperlichen Leistungsfähigkeit trotz AHB stark beeinträchtigt bleiben. Für diese Patienten ist die Rückkehr zu ihrem gewohnten, befriedigendem Leben sehr erschwert oder gar unmöglich. Die daraus resultierenden notwendigen Veränderungen in Lebensstil, Berufsleben, Freizeit, Alltag und Selbstverständnis sind psychisch offensichtlich schwer zu verarbeiten." (ebd., S. 298) Die Forscher sehen hierin die Gefahr einer sich chronifizierenden Belastung der Herzfunktion durch Depression und Angst, denn als Folge davon leide auch die lebenslang notwendige Compliance.

Eine internationale Metastudie (Taylor et al. 2004) belegt hingegen den allgemein hohen Effekt der kardiologischen Rehabilitation. Die kardiale Mortalität unter fast 9.000 PatientInnen konnte um 26% gesenkt werden. In einer neueren Untersuchung wurde nachgewiesen, dass durch kardiale Rehabilitation nach Akutem Herzinfarkt die Mortalität über Jahre um 50% niedriger lag als bei einer Kontrollgruppe (Alter et al. 2009). Dabei muss jedoch bedacht werden, dass nur wenige Länder eine mit Deutschland vergleichbare kardiologische Rehabilitation aufweisen. Brönner (2009) kritisiert daher das Fehlen aktueller Studien für die Effektivität der deutschen kardiologischen Reha. Da hier zu Lande überwiegend die Rentenversicherung der finanzielle Träger sei, läge das Interesse eher an baldiger beruflicher Wiedereingliederung, denn an allgemeiner gesundheitlicher Prognose.

Fazit für diese Untersuchung: Die kardiologische AHB ist für eine große Anzahl von Patienten theoretisch und praktisch gut fundiert, hilft aber der hier ausgemachten Risikogruppe bei der Krankheitsbewältigung nicht ausreichend weiter.

Psychische Risikofaktoren, die drohen die KHK weiterhin negativ zu beeinflussen, bleiben bestehen.

Nach durchschnittlich unter zehn Tagen Aufenthalt in einem Akutkrankenhaus, sozialrechtlich maximal zwei Wochen Wartezeit auf eine Anschlussheilbehandlung und schließlich nur drei Wochen Regel-AHB bleibt also nur eine eng begrenzte Interventionszeit, um diese Patienten zu identifizieren und ihnen einen substanzielle Hilfe anzubieten, so dass sie lernen, sich adäquat auf ihre nunmehr chronische Herzerkrankung einzustellen.

Eine praktische Konsequenz aus dieser Erkenntnis ist die „Verlängerung" der stationären kardiologischen Reha mit einer Reihe halbtägiger, an die Kliniken gekoppelter, Seminarangebote zur Wiederauffrischung: Kardiologische Reha Nachsorge KARENA (vgl. Deck et al. 2004).

2.2 Risikofaktoren der KHK

Das individuelle Risiko an einer Koronaren Herzerkrankung zu erkranken, kann heute dank kumulierter Ergebnisse von Langzeitstudien, die in Nordamerika schon in den 1940er Jahren begannen, berechnet werden. Am bekanntesten ist hier die Framingham-Studie, die 1948 in dem Ort Framingham in der Nähe Bostons mit 5.000 Teilnehmern, jedem 5. Einwohner, begann und mit deren Nachkommen bis heute weitergeführt wird. Die Daten aus dieser Studie fließen heute in das WHO-MONICA-Projekt ein, das Daten aus 26 beteiligten Ländern sammelt und verrechnet (siehe Kap. 1). Eine der drei beteiligten deutschen Projekte ist das oben zitierte KORA-Projekt in Augsburg (Löwel et al., 2005). Aus dieser und der PROCAM-Studie (Prospective Cardiovascular Münster) können mit einer Checkliste im Internet sekundenschnell individuelle KHK-Risiken berechnet werden (siehe www.chd-taskforce.de). In die Berechnung fließen folgende Prädiktoren ein: Geschlecht, Alter, Blutfettwerte, Blutzucker, Blutdruck, Tabakkonsum, Diabetes mellitus und Familienrisiko. Auffallend an dieser Berechnungsmethode ist aber, dass psychosoziale Risiken in keiner Weise abgefragt werden.

Wenn es um die interindividuelle Gewichtung der bekannten Risikofaktoren für eine KHK geht, werden heute die Ergebnisse einer weiteren WHO-Meta-Analyse herangezogen, der Interheart-Studie (Yusuf et al. 2004). In 52 Ländern wurden 27.000 Personen, davon 15.000 Herzinfarktpatienten, nach einheitlichem Vorgehen interviewt und deren Risiken bewertet und statistisch gewichtet. Neben Fettstoffwechselstörungen und Rauchen auf den Plätzen 1 und 2, folgen die psychosozialen Faktoren dicht auf Platz 3 der kardialen Bedrohung. Auf den weiteren Rangplätzen, teilweise mit deutlichen Abständen in der Gewichtung zu den o .g. Faktoren, folgen: Adipositas (Bauchfettsucht), Diabetes mellitus, Bluthochdruck, unzureichender Gemüsekonsum, erhöhter Alkoholkonsum sowie körperliche Inaktivität. Nach Aussage der Autoren können mit den genannten Risikofaktoren 90% der Herzinfarkte statistisch erklärt werden. In weiteren Veröffentlichungen betonen die Autoren die Notwendigkeit konkreter Untersuchungen, in denen diese psychosozialen Faktoren konkret psychotherapeutisch beeinflusst werden sollten (Rosengren et al. 2004).

Der Faktor „psychosoziale Risiken" bedarf im Folgenden einer näheren Erläuterung.

2.3 Psychosoziale Risikofaktoren der KHK

2008 veröffentlicht die Deutsche Gesellschaft für Kardiologie ein Positionspapier zur Bedeutung von psychosozialen Faktoren in der Kardiologie (Ladwig et al. 2008). Hier wird der aktuelle Kenntnisstand zusammengefasst und Behandlungsempfehlungen formuliert.

2.3.1 Prämorbide Risiken einer KHK

Als wissenschaftlich belegte psychosoziale Risikofaktoren in der Prodromalphase der KHK zählen Ladwig et al. (2008):

- niedriger sozialen Status
- hohe Anforderungen, niedrige Entscheidungsspielräume und zu geringe Entlohnung, insbesondere im Beruf (Gratifikationskrisen)
- mehrjährige Schichtarbeit
- exzessive Überstunden
- habituelle „Feindseligkeit" als die erwiesene „toxische" Komponente des überholten Typ-A-Verhaltensmusters
- akute extreme psychische Überforderung (Kritische Lebensereignisse)
- Tendenz zur Verleugnung
- Depression
- Ängstlichkeit.

Die Forschungsergebnisse zu dieser Aufzählung sind umfangreich und in diesem Positionspapier dokumentiert. An dieser Stelle nur einige Hinweise zur Einordnung:

Galt vor dem letzten Weltkrieg die KHK und insbesondere der akute Herzinfarkt noch als „Managerkrankheit", die scheinbar eher in sozial privilegierten sozialen Schichten auftrat, so konnte dies in der sogenannte „Whitehall-Studie", die unter britischen Beamten ab 1967 bis heute durchgeführt wird, widerlegt werden. An einer mehrere 10.000 Personen umfassenden Stichprobe konnte im Verlauf von Jahrzehnten nachgewiesen werden, dass die Höhe des sozialen Status in der Hierarchie im öffentlichen Dienst positiv mit der Lebenserwartung und negativ mit der Häufigkeit der Infarkterkrankungen korreliert (Marmot 2004).

Das „Modell der beruflichen Gratifikationskrisen" des deutschen Medizinsoziologen Johannes Siegrist (Siegrist 1996, Regulies und Siegrist 2002) konkurriert in der Fachliteratur hinsichtlich der Distress-Risiken für Herzerkrankungen in der Arbeitswelt mit dem „Anforderungs-Kontroll-Modell" des Amerikaners Robert. A. Karasek (1990). Während Siegrist die Verausgabungsbereitschaft einer Person in Verbindung mit geringer materieller oder ideeller Entlohnung als bedrohliche kognitive Dissonanz beschreibt, fußt Karaseks Modell auf dem bekannten Stress-Modell von Lazarus (1999). Distress entsteht hier durch die wahrgenommene Bedrohung, wenn die Anforderungen allgemein als zu hoch und die Entscheidungsspielräume als zu klein interpretiert werden. Wahrscheinlich können beide Modelle je nach Arbeitswelt-Kontext zur Erklärung individueller und kollektiver Belastung ineinandergreifen. Wie hoch die praktische Bedeutung dieser beiden Arbeitsstress-Modelle heute bewertet wird, kann man daran ersehen, dass sich der neueste Gesundheitsreport der Deutschen Angestellten Krankenkasse DAK zentral mit ihnen befasst (DAK 2012). In einer repräsentativen Befragung unter ihren Versicherten konnte festgestellt werden, dass 9,3% der Erwerbstätigen unter einer beruflichen Gratifikationskrise leiden. Verschärfende Stress-Faktoren sind die Leistungssteuerung über Zielvereinbarungen, häufige Reorganisation und Flexibilisierung von Arbeitsorten und -zeiten. Beide Modelle erklären demnach additiv negative Gesundheitsrisiken für Berufstätige und schließen einander nicht aus. Gratifikationskrisen träten zwar seltener auf als andere Stressbelastungen („Strain"), jedoch seien sie besonders gesundheitsgefährdend. Das Risiko einer Koronarerkrankung verdopple sich.

Seit den 1950er Jahren gibt es Bestrebungen, die bis dahin als klinische Erfahrung von Hausärzten und Kardiologen verzeichneten Charakteristika von Koronarpatienten genauer zu erforschen. Dieses als „Typ-A-Risikopersönlichkeit" bekannt gewordene und schließlich in den 1970er und 1980er Jahren erforschte Verhaltensmuster, wird wie folgt beschrieben: überehrgeizig, aggressiv, geschäftsmäßig, kontrolliert, wettbewerbsorientiert, zeitorientiert und schnell verletzbar.

Meyer Friedman und seine Arbeitsgruppe in San Francisco führten die erste große psychokardiologische Untersuchung mit über 1.000 Patienten mit einem zuvor in langen Interviews diagnostizierten Typ-A-Muster durch (Recurrent Coronary Prevention Project, RCPP). Die Interventionsgruppe wurde über bis zu vier Jahre in Gruppensitzungen mit kognitiver Therapie und Entspannungsverfahren behandelt. Das Ergebnis beeindruckt mit einer 44% geringeren Reinfarktrate ggü.

der Kontrollgruppe (Friedman et al. 1986). Das relativ wenig trennscharfe und nur aufwändig ermittelbare Typ-A-Verhaltensmuster konnte über die Jahrzehnte einer wissenschaftlichen Hinterfragung nicht standhalten und wurde schließlich auf die Variable „chronische Feindseligkeit“ (Hostility) als dem eigentlichen psychischen Risikofaktor eingegrenzt (Mittag et al.1998, Myrtek 2000).

In Verbindung mit maladaptiven Persönlichkeitsfaktoren müssen sicherlich auch identifizierte Risikofaktoren wie soziale Isolation und Einsamkeit gesehen werden. Sozial isolierte Personen haben eine doppelt bis dreifach höhere Koronarsterblichkeit und Alleinlebende haben ein um 50% höheres Reinfarktrisiko (Titscher, 2008). Im Umkehrschluss ist die positiv empfundene soziale „Einbettung“ in Partnerschaft, Familie und/oder Freundeskreis ein Schutzfaktor.

Die Ballung besonders belastender kritischer Lebensereignisse im Privat- wie Berufsleben (Naturkatastrophen, Tod von Angehörigen, Verlust der Arbeit usw.) kann erwiesenermaßen Herzerkrankungen auslösen und sie negativ beeinflussen (Strike und Steptoe 2005). Dieser sozialpsychologische Forschungsansatz ist hinsichtlich der Bemühung, generalisierbare psychosoziale Risikofaktoren für die Koronare Herzkrankheit zu finden, derzeit eher nachrangig, kann jedoch in der individuellen Behandlung von Koronarpatienten aufschlussreich und hilfreich sein. Eine Aufsummierung kritischer Lebensereignisse in verhältnismäßig kurzer Zeit kann zur Entwicklung neurotischer Störungen führen oder ein singuläres extremes Ereignis kann traumatisierend wirken (siehe Abschnitt 2.3.4).

Bei Verdacht auf psychische Komorbidität empfiehlt Albus (2008b, S. 81) Hausärzten folgende Screeningfragen als psychokardiologischen Einstieg:

- „Fühlen Sie sich häufig deprimiert und hoffnungslos?
- Fühlen Sie sich häufiger ängstlich und angespannt?
- Regen Sie sich häufig über andere Menschen auf?
- Können Sie Ihre Gefühle anderen Menschen gut mitteilen?“

2.3.2 Angst und KHK

Der von Ladwig et al. (2008) aufgeführte Risikofaktor der Verleugnung stellt eine besondere Gefährdung in der Prodromalphase und akuten Phase eines Herzinfarktes dar. Viele Kliniker kennen die Eingeständnisse von Patienten, sie hätten schon längere Zeit bedrohliche Anzeichen einer Herzerkrankung wahrgenommen oder gar den Infarkt selbst als solchen erkannt, jedoch die Lebensbedrohung nicht wahrhaben wollen. Die Forschungsergebnisse sind hier noch relativ übersichtlich (Moser et al. 2006). Hier kann es zu einer Verzögerung in der akutmedizinischen Rettungskette kommen, die irreparable Schädigungen des Herzens und anderer Organe nach sich ziehen kann. Entsprechende Hinweise von Patienten oder ihrer Ärzte sind für die psychotherapeutische Intervention von Bedeutung.

Der Risikofaktor Angst wird von Behandlern eher als Folge der Herzerkrankung interpretiert. Sie tritt als Rezidivangst nach dem Infarkt auf und kann sich zu einer eigenständigen sekundären Angststörung mit phobischem Charakter entwickeln. Das belastet wiederum den Heilungsprozess. Neurotische Angsterkrankungen stellen jedoch auch allein oder in Verbindung mit Depressionen selbst einen Risikofaktor für die KHK dar (Ladwig et al. 2004). Paradoxerweise können identifizierte Herzphobiker, die in der medizinischen Versorgung schon öfter als kardiologisch unauffällig diagnostiziert wurden, durch ihre psychische Belastung ihre vorerst subklinischen Risiken für eine manifeste Herzerkrankung verstärken.

Nach Herrmann-Lingen (2008c) sind klinisch relevante Ängste nach einem Infarkt eher die Regel als die Ausnahme. Er schätzt sie auf über 50%. Die Zahl eindeutig diagnostizierbarer Angststörungen, sowohl primär vor der Erkrankung als auch sekundär danach, ist ihm zufolge schwer bestimmbar. In seiner etwas älteren Literaturanalyse, in der er 500 Koronarstudien auswertet, kommt er auf 5-10% (Herrmann-Lingen und Buss 2002). Er betont, dass Symptome der Angststörungen häufig durch kardiologische Symptome (Schmerzen oder Druck im Brustbereich) überlagert sind oder umgekehrt. Daher ist es auch hier sinnvoll zu überprüfen, ob eine rückwirkend eindeutig diagnostizierbare Angststörung (z.B. Agoraphobie ICD10 F40.00, Soziale Phobie F40.1, Spezifische Phobie F40.2, Panikstörung F41.0 oder Generalisierte Angststörung F41.1) vorliegt und somit als Prädiktor für die Herzkrankheit infrage kommt. Diesen Nachweis erkennen die Autoren nur bei einer Studie. Bei Ängsten, die nach der Erkrankung entstehen, dürfte eine solch eindeutige Diagnosezuordnung eher schwierig sein. In einer Studie, die die Autoren als methodisch hochwertig bewerten, korreliert erhöhte Angst sogar mit besserer Prognose. Leidensdruck könne zum Umdenken beitragen. Unbehandelt verbessern sich Angststörungen bei Herzinfarktpatienten im Vergleich zu Bypass-Patienten jedoch kaum.

Ein interessantes Ergebnis zur Rezidivangst bzw. Progredienzangst fand eine Münchner Forschergruppe (Berg et al. 2011). Sie befragte 863 chronisch Kranke mit elf verschiedenen Krankheitsarten zu ihrer Angst hinsichtlich des Fortschreitens ihrer Erkrankung. Mittels Regressionsanalysen konnte die durchschnittliche Progredienzangst zwischen den Diagnosegruppen ins Verhältnis gesetzt werden.

Herzinfarktpatienten fanden sich danach auf Platz 5, gleichauf mit COPD-Patienten und nach Rheuma-, Parkinson- und Morbus-Crohn-Erkrankten. Sie haben jedoch erstaunlicherweise im Mittel stärkere Krankheitsängste als Nierentransplantierte, Diabetiker, MS-Kranke, Krebspatienten, Patienten mit peripheren Durchblutungsstörungen und Schlaganfallpatienten.

2.3.3 Depression und KHK

Die neuere psychokardiologische Forschung konzentriert sich international zunehmend auf die Depression als wesentlichen psychosozialen Prädiktor für Herzerkrankungen. Sie ist aber auch häufig die psychische Folgeerscheinung, was somit wiederum zu einer Belastung bei der tertiären Prävention wird. Bei Ladwig et al. (2008) werden hohe postmorbide Prävalenzraten für Depression von 20-50% zitiert. Hierunter fallen sicherlich auch eine hohe Zahl von Anpassungsstörungen und, bei nicht adäquater Behandlung, als langfristige Folge die Posttraumatischen Belastungsstörungen (siehe Abschnitt 2.3.4).

Die kardiologische Arbeitsgruppe um Ladwig (2008, S. 278) trifft folgendes Urteil als Grundlage für ihre Behandlungsempfehlungen: „Bei Patienten mit manifester KHK ist unter prognoserelevanten Risikofaktoren an erster Stelle die erhöhte Depressivität zu nennen, die (...) das Mortalitätsrisiko mindestens verdoppelt.“ Sie weisen darauf hin, dass Depression prädiktiv für eine ganze Reihe von Folgebeeinträchtigungen verantwortlich gemacht werden kann „... niedrige Lebensqualität, häufige kardiale Beschwerden, Schwierigkeit bei der Lebensstiländerung, niedrige Rate bei der Rückkehr zur Arbeit und erhöhte Krankheitskosten. (...) Mangelnde Therapietreue („compliance“) ist bei Koronarpatienten mit einer depressiven Komorbidität ein besonderes Problem.“ (ebd.). Sie empfehlen den Medizinern wegen der noch nicht abgesicherten Datenlage zu psychotherapeutischen Erfolgen bei KHK (siehe Kap. 2.6) Psychopharmakotherapie mit Antidepressiva. Sie heben den Serotoninwiederaufnahmehemmer Citalopram© hervor.

Die wissenschaftliche Datenlage bewertet Faller (2005, S. 265) in seiner Überblicksarbeit ebenfalls so, dass „die diagnostische Bedeutung einer Depression (...) nicht nur für den Verlauf bei einer schon bestehenden KHK gesichert (ist). Das Vorliegen einer Depression erhöht vielmehr auch das Risiko für Gesunde, eine KHK zu entwickeln. (...) Das Risiko für kardialen Tod oder Herzinfarkt bei bisher herzgesunden liegt bei Vorliegen einer depressiven Episode zwischen 2,1 und 4,5 bei depressiver Symptomatik zwischen 1,2 und 5,4.“ Bei diesen Zahlen handelt es sich um Multiplikatoren des Risikos für nichtdepressive Gesunde. Er verweist ebenfalls auf Untersuchungen, die belegen, dass depressive Koronarpatienten seltener Empfehlungen im Hinblick auf Diät, körperliches Training und Medikamenteneinnahme befolgen. Die Depression sei ein Zustand von deutlich erhöhtem chronischen Disstress, der direkt negativ begünstigend auf die Arteriosklerose einwirkt und für die Dysregulation von Katecholaminen, Dopamin und Serotonin verantwortlich ist, was wiederum zu einer maladaptiven Reduktion der Herzfrequenzvariabilität führe. Blutgefäße würden verengt. Insgesamt steige der Widerstand, gegen den der schon beeinträchtigte Herzmuskel anpumpen müsse.

Insbesondere die eingeschränkte Herzfrequenzvariabilität (engl. Heart-Rate-Variabiliy HRV), also die Schwankungsbreite des Pulses bei Emotionen, gilt schon seit längerem als klarer physiologischer Indikator für klinisch relevante Depressionen (Rechlin et al. 1994).

Als Pionierin der psychosomatischen Herzforschung gilt die kanadische Forscherin Nancy Frasure-Smith, die in einer häufig zitierten Untersuchung zu dem Ergebnis kommt, das 30% der Herzinfarktpatienten an eindeutigen Depressionen leiden und dass sie gegenüber nicht depressiven Koronarpatienten ein dreifach höheres Risiko haben, innerhalb der ersten 12-18 Monate nach dem Infarkt zu versterben (Frasure-Smith et al.1995; 2003).

Albus (2008b) zufolge kann das in der Koronarforschung häufig genannte „Type-D-Pattern" mit Bezug auf „distressed personality type" oder auch Depression vielleicht am ehesten mit der ICD-Diagnose Dysthymia (F34.1), früher als „neurotische Depression" in der Nähe der Persönlichkeitsstörungen verortet, in Verbindung gebracht werden. Hierfür gebe es jedoch noch keine eindeutige differentialdiagnostische Bestätigung. Nach Grande (2010) ist die Typ-D-Persönlichkeit kein populärmedizinischer Ersatz für das wissenschaftlich verloren gegangene Typ-A-Verhaltensmuster, denn Typ-D, die Kombination aus Depressivität und damit eng verknüpfter Schüchternheit, verschlechtere zwar die Prognose bei KHK-Patienten, wäre aber nicht nur für diese Patientengruppe charakteristisch.

Herrmann-Lingen und Buss (2002, S.136) kommen in ihrer umfangreichen Literaturrecherche hinsichtlich der Depression zu dem Ergebnis: „Depressivität in der frühen Postinfarktphase (Phase I) stellt einen signifikanten Prädiktor der Prognose, insbesondere der kardialen Mortalität dar. Dies wird durch die indizierten Studien eindeutig belegt (...)." Anders als bei den Studien zu Angst (s.o.) finde sich keine einzige Studie, die eine signifikant niedrigere Mortalität bei nichtdepressiven KHK-Patienten beschreibe. In den späteren Postinfarktphasen II und III sei die Datenlage nicht ganz so eindeutig, aber die Gefährlichkeit diagnostizierter Depressivität hinsichtlich erhöhter Mortalität erscheine ziemlich eindeutig.

Desweiteren werde mit methodisch guten Studien nachgewiesen, dass Depressivität und Ängstlichkeit zu längeren Krankenhausliegezeiten, zu vermehrten Reha-Abbrüchen, mehr Psychopharmakonsum, weniger Nikotinabstinenz und weniger medizinischer Compliance beitrage. Diese Patientengruppe kehre seltener zurück an den Arbeitsplatz (Return-to-Work-Kriterium). Die Kosten unbehandelter Depression und Angst bei KHK-Patienten seien hoch. Für die Depression als alleinige Diagnose seien diese Zusammenhänge ganz eindeutig.

Für den medizinischen Praktiker reichen nach Herrmann-Lingen (2008b, S.104) bei Verdacht auf Depression eines KHK-Patienten nur zwei Fragen, die bei klarer Verneinung zu 96% eine Depression ausschließen und bei klarer Bejahung zumindest zu 50% eine Depression wahrscheinlich werden lassen, was dann weiter exploriert werden sollte:

- „Haben Sie im letzten Monat oft unter Gefühlen von Niedergeschlagenheit, Depression oder Hoffnungslosigkeit gelitten?
- Haben Sie im letzten Monat oft unter geringem Interesse oder Freudlosigkeit gelitten?"

2.3.4 Psychotrauma und KHK

Wie Tabelle 1-1 entnommen werden kann, verlaufen ca. 40% aller akuten Herzinfarkte in Deutschland tödlich. Dehnt man die Zeit auf 28 Tage nach dem Vorfall, steigt die Mortalität sogar auf über 50% (Grande et al. 2000). Während die in den meisten Fällen zugrundeliegende Erkrankung, die Arteriosklerose als schleichende Veränderung im Gefäßsystem nicht oder kaum wahrgenommen wird, tritt der akute Myokardinfarkt meistens unerwartet und dramatisch ins Leben der Erkrankten. Die Leitsymptome nach ICD-10, I 21 sind massives bedrohliches Enge- und Druckgefühl in der Brust, Atemnot, ausstrahlende Schmerzen im linken Arm und Kopf/Kinn, Übelkeit/Erbrechen, (Todes)-Angst, Schweißausbruch, Schwindel, manchmal Bewusstlosigkeit.

Jordan und Barde (2005, S. 33) haben in ihrem Forschungsüberblick eine Sammlung der am häufigsten genannten psychischen Symptome nach Herzinfarkt, die sich wie eine Wiedergabe des psychiatrischen F-Kapitels des ICD liest:

- Depressivität, Angst, Zwangssymptome
- Dissoziative Störungen
- Panikstörungen und ausgeprägtes Vermeidungsverhalten
- Schlafstörungen
- Funktionelle Störungen
- Somatisierungsstörungen
- Sexuelle Probleme
- Probleme bei der familiären Integration
- Sozialer Rückzug
- Probleme bei der Rückkehr zur Arbeit
- Probleme bei der Änderung des Lebensstils
- Selbstzweifel, verminderte internale Kontrollüberzeugung, verminderte Selbstwirksamkeitserwartungen
- Ängste im Zusammenhang mit sozialem Statusverlust
- Impulsives Verhalten
- Gesundheitsgefährdende Verhaltensweisen, wie z. B. Substanzmissbrauch.

Sie begründen diese hohe Anzahl und auch Intensität der psychischen Symptome durch Eintritt dieser körperlichen Erkrankung mit der Radikalität des biographischen Einschnitts. Neben dem zumeist unerwarteten Infarktereignis selbst, sind auch die medizinischen Folgeinterventionen imponierend: Wiederbelebungsmaßnahmen, Rettungsteam vor Ort, Notfallversorgung, Defibrillator, Notfalltransport im Rettungswagen, Notfallaufnahme im Krankenhaus, Katheteruntersuchung, Dilatation, Hubschraubertransport in ein Krankenhaus der Maximalversorgung, Bypass-Operation, Intensivstation. Alle Stationen werden vom Patienten, soweit bei Bewusstsein und nicht stark sediert, als hektisch, laut, fremdartig und somit extrem bedrohlich wahrgenommen. „So tritt (meist erstmals) der Gedanke an den Tod massiv ins Bewusstsein und es wird bei den meisten Betroffenen von nun an ständige Todesangst bzw. Zeichen ihrer Verdrängung geben. (...) Die Schwere dieser emotionalen Störungen kann in einigen Fällen das Ausmaß einer Belastungsstörung haben.“ (Jordan und Barde, 2005, S. 34).

Akute Belastungssyndrome können initial für die Entwicklung Posttraumatischer Belastungsstörungen und/oder die Verschlechterung prämorbid vorhandener subklinischer neurotischer Erkrankungen verantwortlich sein.

Die Erforschung traumatisierender Wirkung des Herzinfarkts geht nach den Autoren bis in die 1960er Jahre zurück. „Im klinischen Alltag wird die Diagnose PTSD nach Herzinfarkt sehr selten gestellt, weil diese PatientInnen sehr zurückhaltend sind und weil eine entsprechende Diagnose Zeit, qualifizierte ExpertInnen sowie viel Wissen und Erfahrung voraussetzt.“ (Jordan und Barde, 2005, S. 36)

Zur Veranschaulichung möge ein Fallbeispiel aus dieser Untersuchung dienen: Ein 41jähriger 4-facher Familienvater, Beruf Krankenpfleger, erleidet auf Station im Frühdienst einen akuten Herzinfarkt. Er erkennt die Symptomatik, offenbart sich jedoch nicht seinen Kollegen. Er zieht sich in den Sozialraum zurück, weil er wegen Schwäche und Schmerzen nicht weiterarbeiten kann. Er erinnert sich später, dass er wider besseres Wissen auf den Rückgang der Symptome wartete, um dann weiterarbeiten zu können. Ein zufällig in den Raum kommender Oberarzt erkennt die Notsituation und leitet die Rettungsmaßnahmen ein. Nach Akutbehandlung verlässt der Patient noch in der ersten Nacht das Krankenhaus. Zwei Tage später erleidet er einen Reinfarkt. In der AHB, vier Wochen danach, erzielt er Maximalwerte bei der Testung von PTSD, Depression und Angst.

Jordan und Barde (2005) untersuchen in ihrer Literaturrecherche 32 internationale Forschungsstudien von 1968 bis 2002. Im Kern analysieren sie jedoch sieben Studien seit den 1990er Jahren, da es auch erst seit dieser Zeit verlässliche und standardisierte Testverfahren für eine PTSD gibt. Die Diagnose Posttraumatic Stress Disorder wurde erst in den 1980er Jahren in das Diagnosenmanual der

American Psychological Association APA, dem damaligen DSM III und heute fortentwickelten DSM IV aufgenommen. Im international anerkannten Diagnosenmanual der WHO, der International Classification of Diseases fand die PTSD erst über zehn Jahre später Einzug (siehe Abschnitt 3.1).

Zu den Ergebnissen: Die recherchierten Studien haben nur relativ kleine Stichprobenumfänge, zwischen N=21 und N=102. Die Untersuchungszeiträume streuen weit. Von kurze Zeit nach dem Infarkt bis 96 Monate später. Die eingesetzten Forschungsinstrumente sind sehr unterschiedlich, wobei der häufige Einsatz der Impact of Event Scale IES auffällt (siehe Abschnitt 6.5 zur Auswahl der Messinstrumente).

Das Review ergibt eine PTSD-Prävalenz zwischen 5 und 25% bei den HerzinfarktpatientInnen. Das ergibt den Autoren zufolge einen Gesamtmittelwert von 11-12%, dabei ist die im ICD-10 vorgeschriebene Zeit von sechs Monaten nach dem traumatisierenden Ereignis jedoch nicht überall eingehalten.

Eine aktuelle Metaanalyse aus 24 Studien und insgesamt 2.384 Koronarpatienten in Nordamerika bestätigt diese Zahlen. Die Autoren (Edmondson et al. 2012), die ihr Review irrigerweise als das erste zu dieser Thematik bezeichnen[2], errechnen eine PTBS-Prävalenz von gleichfalls 12%. Übertragen auf Deutschland wären das 33.600 Herzinfarktpatienten mit PTBS-Symptomen p. a. (Deutsches Ärzteblatt, PP, Heft 9, September 2012, S. 425).

Jordan und Barde (2005) betonen die hohe Gefahr der Chronifizierung der Belastungsstörung und der damit einhergehenden Beeinträchtigung der konstruktiven Lebensstiländerung der betroffenen PatientInnen. Vor dem Hintergrund ihrer tiefenpsychologischen Ausrichtung beschreiben sie die Koronarpatienten als eher distanziert, bagatellisierend und auf Unauffälligkeit und Autonomie bedacht: „Da sie nicht eigeninitiativ psychotherapeutische Hilfe aufsuchen, bleibt die Symptomatik oft unbeachtet.“ (ebd., S. 40). Sie relativieren den unter Hausärzten weit verbreiteten Optimismus von Spontanremission einer PTSD und plädieren für eine frühzeitig einsetzende psychotraumatherapeutisch orientierte Intervention. Neben kognitiv-behavioraler Therapie und psychodynamischen Traumatherapie plädieren sie auch für den Einsatz von EMDR. Sie gestehen jedoch ein: „Hinsichtlich des Herzinfarktgeschehens gibt es keine systematische empirische Interventionsstudie.“ (ebd.). So ist der Stand 2005 kurz vor dem Beginn dieser Untersuchung.

Herrmann-Lingen (2008a) differenziert das Risiko durch extreme psychische Belastungen nach Zeitpunkten. Psychische Traumata können Infarkte auslösen, sie können durch die Dramatik des Infarktgeschehens entstehen und auch Folge

2 Hier kann man eine wissenschaftliche Sprachbarriere erkennen, denn die Übersicht von Jordan und Barde (2005) ist nur auf Deutsch erschienen.

der Erkrankung sein. Im letzteren Fall wird zuweilen vom „Ego-Infarkt" gesprochen: die Erkenntnis, dass mit dem Infarkt „alles vorbei" sei: Vitalität, Potenz, Arbeitskraft, Attraktivität.

In diesem Zusammenhang sollten auch die relativ selten auftretenden Herzinfarkte bei vollkommen intakten Koronararterien zu sehen sein. Gefäßspasmen führen zu einer kardialen Ischämie und der Herzmuskel krampft. Dieses Krankheitsbild wurde als erstes in Japan entdeckt und nach einer dort üblichen Tintenfischfalle Tako-Tsubo-Kardiomyopathie bezeichnet (Albus 2008a). Diese auch „Broken-Heart"-Syndrom genannte Erscheinung tritt fast ausschließlich bei älteren Frauen nach extremen Stressereignissen auf.

Schließlich erhöhen auch früher erlittene Traumata das Risiko für eine Herzkreislauferkrankung und Herzinfarkte. Eine medizinisch-psychologische Forschergruppe der Universität Greifswald hat im östlichen Landesteil von Mecklenburg-Vorpommern 3.171 Erwachsene aus der Allgemeinbevölkerung mit computergestützten Interviews hinsichtlich möglicher Zusammenhänge zwischen Traumaerlebnis, PTSD und körperlicher Erkrankungen befragt (Spitzer et al. 2009). Alle TeilnehmerInnen haben als Erwachsene die DDR-Zeit erlebt. Sie fanden heraus, dass Befragte mit Traumaerlebnis (N = 1.669) und insbesondere Personen mit diagnostizierter PTSD (N = 62) signifikant häufiger unter Hypertonus leiden und eine höhere Lebenszeitprävalenz für Myokardinfarkt, Schlaganfall, Diabetes, Schilddrüsenerkrankungen und Krebserkrankungen haben als Personen ohne diese biographischen Belastungen. Aus diesen Ergebnissen lässt sich folgern, dass auch eine Traumafolgestörung durch die Umstände eines akuten Herzinfarktes selbst wiederum negativ auf den Krankheitsverlauf und die Rezidivwahrscheinlichkeit der Herzerkrankung einwirkt. Dieser Zusammenhang konnte in Schweizer Follow-up-Studien an HerzinfarktpatientInnen, die sich in Fragebögen und Interviews als durch das Infarkterleben traumatisiert beschrieben, eindeutig nachgewiesen werden (Guler et al. 2009; v. Känel et al. 2011).

2.3.5 Ätiologisches Modell der psychischen Störungen bei KHK

Wurde vor 20 Jahren noch angenommen, dass psychische Störungen allenfalls über vermittelnde Prozesse wie ungünstiges Gesundheitsverhalten oder zu geringe Compliance das Risiko für kardiovaskuläre Erkrankungen erhöhen, so konnte man inzwischen mit prospektiven Studien und regressionsanalytischen Methoden feststellen, dass prämorbide psychische Störungen und hier in erster Linie Depressionen direkt das relative Risiko für Herz-Kreislauf-Krankheiten erhöhen (Barth et al. 2004). Härter und Baumeister (2007) konstatieren, dass die Erforschung sympathikotoner oder neuroimmunologischer Regulationsprozesse, die hierfür kausale Erklärungen liefern könnten, noch nicht weit genug fortgeschritten sei. Sie entwerfen ein ätiologisches Modell (ebd., S. 11), in dem die Depression die zentrale psychische Vermittlungsgröße darstellt:

Abbildung 2-1: Neurobiologische und psychosoziale Interaktionen bei Depression und kardiovaskulären Erkrankungen

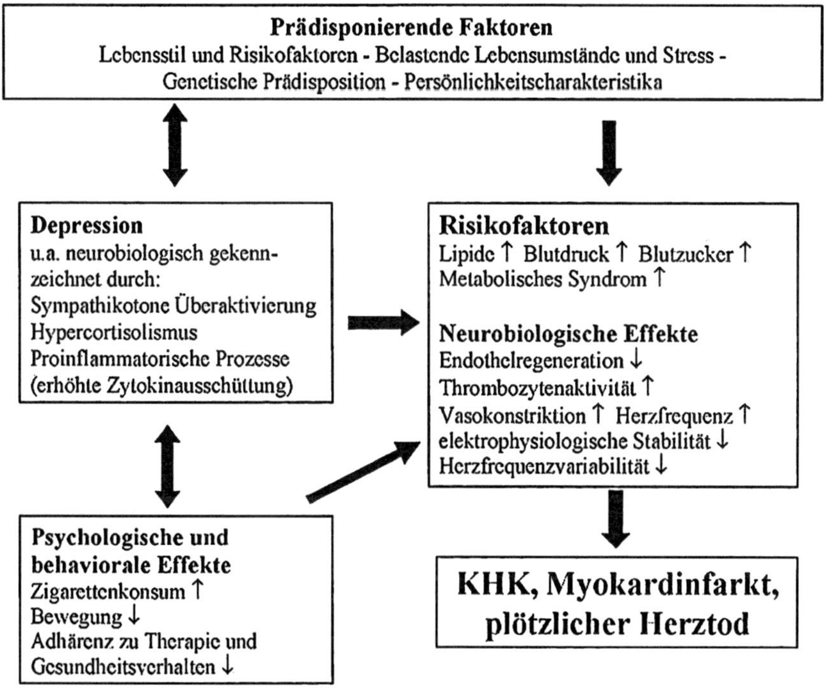

2.4 Psychotherapie mit Koronarpatienten

Das Psychotherapiegesetz ist seit 1999 in Kraft. Es gewährleistet die sozialrechtliche Gleichstellung von Psychologischen Psychotherapeuten, die zu über zwei Drittel die ambulante psychotherapeutische Versorgung in Deutschland sicherstellen, mit Ärztlichen Psychotherapeuten. Seither unterliegt diese „Facharztgruppe" der Psychotherapeuten jedoch auch der Niederlassungsbeschränkung, wie auch die meisten anderen Facharztgruppen. Die Bundespsychotherapeutenkammer hat 2011 eine Studie erstellen lassen, die nachweist, dass der Zugang für bedürftige Patienten zu ambulanter Psychotherapie äußerst erschwert ist. Im Durchschnitt wartet ein suchender Patient deutschlandweit durchschnittlich 12,5 Wochen (in Schleswig-Holstein 14,6 Wochen, in Mecklenburg-Vorpommern 18,0 Wochen) auf ein Erstgespräch und geschätzt noch einmal die doppelte Zeit bis zum Beginn seiner Psychotherapie. Diese Zahlen beruhen auf anonymen Umfragen unter allen niedergelassenen Kassenpsychotherapeuten und können keine Schätzung abgeben über die Menge von Patienten, die bei dieser hohen Hürde die weitere Suche abbricht (Bundespsychotherapeutenkammer 2011).

2.4.1 Psychologische Beratung und Psychotherapie in der Rehabilitation

Demgegenüber erscheint die Hürde für Patienten in der AHB zunächst einmal niedriger. Jeder Koronarpatient wird im Laufe seiner AHB einen Psychologen oder eine Psychologin zu Gesicht bekommen. Das psychologische Angebot für Koronarpatienten ist klar definiert, aber i.d.R. auf Gruppenangebote mit strukturierter Edukation beschränkt (siehe Kap. 2). Psychotherapeutische Einzelgespräche sollen nur im Ausnahmefall bei „auffälligem Risikoverhalten" zur Anwendung kommen (Bundesarbeitsgemeinschaft für Rehabilitation 1997, S. 45). Grande und Badura (2001) haben in ihrer Analyse der kardiologischen Rehabilitation in der Regel nicht den empfohlenen Personalschlüssel von einer besetzten Psychologenstelle auf 40-60 kardiologischen Rehabilitanden gefunden. Doch selbst diese Relation lässt an der Möglichkeit intensiver Einzelbetreuung zweifeln (vgl. Boll-Klatt 2008).

International und in Deutschland gibt es viele Untersuchungen, die positive Veränderungen im gesundheitsbewussten Lebensstil der Rehabilitanden durch tertiäre Präventionsmaßnahmen nahelegen. Deck und Mittag beklagten schon 2004 den Mangel an Evaluationsstudien zur Wirksamkeit der kardiologischen Anschlussheilbehandlung in Deutschland. Das hat sich, wie die Literaturrecherche des Autors ergab, offenbar bis heute nicht geändert.

Trotzdem stellt die kardiologische Reha ein ideales Feld dar, um die Wirkung psychotherapeutischer Intervention auf die Krankheitsverarbeitung und Lebensstilumstellung bei KoronarpatientInnen zu untersuchen. In diesem Zusammenhang sei auch darauf hingewiesen, dass die AHB überwiegend von Rentenversicherungsträgern finanziert wird und daher auch die Aufgabe hat, die Rehabilitanden wieder in den Arbeitsprozess einzugliedern (Keck 2004). Diese aus Sicht der Solidargemeinschaft verständliche Erwartung sollte auch ein Kriterium bei der Erfolgsmessung von Psychotherapie mit Koronarpatienten sein.

2.4.2 Wirksamkeit von Psychotherapie von Koronarpatienten

Die RCPP-Untersuchung an 1.012 Typ-A-PatientInnen von Friedman et al. (1986) wurde schon im Abschnitt 2.3.1 beschrieben. Kann man mit psychotherapeutischen Methoden, Koronarpatienten dabei unterstützen, maladaptive Denkstile so zu verändern, dass sie anschließend herzgesünder leben?

Die Senkung des Reinfarktrisikos bei Friedmans Interventionsgruppe scheint seinem Ansatz Recht zu geben. Diese Erfolge haben immerhin solch einen Eindruck gemacht, dass sie weltweit und auch in der deutschen kardiologischen Reha das therapeutische Denken beeinflusst hat. Das Typ-A-Konzept ist trotz seiner Kritiker (Myrtek 2000) immer noch besonders attraktiv für Ärzte, Psychologen und Patienten. Es suggeriert den Patienten die Möglichkeit der Kontrolle über die ansonsten vielfältigen und schwer zu fassenden „psychosozialen Risikofaktoren" (siehe Abschnitt 2.3).

Herrmann-Lingen (2005, S. 82) unternimmt den Versuch einer Übersichtsanalyse solcher psychotherapeutischer „Interventionen, die von mutmaßlich qualifizierten Psychotherapeuten dafür eingesetzt werden, bei KHK-Patienten entweder den Krankheitsverlauf und/oder eine bestehende psychische Komorbidität mit psychotherapeutischen Mitteln – ggfs. unter Hinzunahme eines Entspannungstrainings zu behandeln." Psychoedukative Angebote oder psychosoziale Interventionen mit Laientherapeuten schließt er dabei aus.

Viele frühe Untersuchungen der 1960er und 1970er Jahre umfassen nur wenige PatientInnen und verzichten auf Kontrollgruppen. Ihre Ergebnisse sind daher nur begrenzt interpretierbar.

In seinen tabellarischen Übersichten kann Herrmann-Lingen (ebd.) bei einer Mehrheit von Studien aufzeigen, dass die Krankheitsverarbeitung unterstützt werden kann, dass die Stressbewältigung verbessert wird und auch dass Depressionen signifikant in den Interventionsgruppen gesenkt werden können. Auch „habituelle Feindseligkeit", „anhaltende negative Affektivität plus soziale Inhibition" oder „Alexithymie" scheinen positiv beeinflussbar zu sein. Er urteilt: „Diese Ergebnisse ermutigen, mit angepassten Behandlungskonzepten durchaus auch Versuche zur Persönlichkeitsmodifikation zu unternehmen; Patienten, die hiervon nicht profitieren, sollten identifiziert und als Hochrisikogruppe medizinisch besonders engmaschig überwacht werden." (ebd., S. 88).

Von besonderem kardiologischem Interesse seien aber natürlich Studien mit „harten", also somatischen Daten wie Verringerung der Reinfarkte oder gar Todesfälle. In seine engere Wahl kommen schließlich zwölf Studien von 1974 bis 2004 mit einem N zwischen 100 und 2.481.

Die erste große nach heutigen Gütekriterien akzeptable Studie ist die o.g. Untersuchung von Friedman et al. (1986). Hier wurde offenbar mit Erfolg versucht, das identifizierte Typ-A-Verhaltensmuster in zunächst wöchentlichen und dann zweiwöchentlichen Gruppensitzungen gezielt zu beeinflussen. Die Gruppen liefen insgesamt bis zu viereinhalb Jahren. Neben edukativer Aufklärung kamen Entspannungsverfahren und gezielte kognitive Techniken zum Einsatz. Der Effekt dieser Behandlung konnte zwar zehn Jahre später in Schweden an einer kleineren Patientengruppe (N=261) repliziert werden, jedoch wurden die Interventionsmethoden in den folgenden Jahren als aufwendig und unspezifisch kritisiert. Das Typ-A-Konzept gilt heute in der kardiologischen Reha-Wissenschaft als zu undifferenziert (Grande 2010).

Unter den neueren Studien wird die ENRICHD- Studie mit 2.481 Herzpatienten hervorgehoben (ENRICHD-Investigators 2000). Die Abkürzung steht für Enhancing Recovery in Coronary Heart Disease Patients. Die PatientInnen erhielten kurz nach dem Infarkt von TherapeutInnen, die in Kognitiver Verhaltenstherapie geschult wurden, zunächst Einzeltherapie und anschließen Gruppenbehandlung über maximal neun Monate mit dem Ziel, die depressive Symptomatik zu reduzieren und die soziale Unterstützung zu verbessern. Definiertes Erfolgskriterium war jedoch die Reduktion von Todesfällen und Reinfarkten. Daran gemessen war das Ergebnis jedoch dürftig. Zwischen Interventions- und Kontrollgruppe gab es keine signifikanten Unterschiede hinsichtlich Mortalität, Reinfarktrate oder anderer kardialer Zwischenfälle. Nicht nur in der Interventionsgruppe sank die Depressivität und stieg die soziale Integration, sondern auch in der Kontrollgruppe wurden die gleichen Effekte verzeichnet. Ein im Sinne der Hypothese erzieltes signifikantes Ergebnis konnte man lediglich in der Subgruppe der jüngeren, gebildeten weißen Männer finden. Herrmann-Lingen (2005) zieht den Schluss: Kognitive Therapie wirkt im intendierten Sinne, ist aber, in der Breite eingesetzt, oft nicht notwendig und bedarf gewisser Voraussetzungen an Bildung und kulturellem Hintergrund.

Wollte man sich nach Zusammenschau dieser Ergebnis als „psychokardiologischer Profiler" versuchen, könnte man dem Hausarzt oder Kardiologen folgende Charakteristik eines hochgefährdeten Koronarpatienten geben:

Unterschwellig oder offen feindselig abweisend mit depressiven Zügen und sozial isoliert. Er neigt dazu, die Krankheit zu bagatellisieren und sein affektiver Ausdruck dürfte sich eher auf Ärger und Bitterkeit beschränken, um andere zum Anlass passende Affekte wie Angst oder Trauer zu umgehen. Wenn er überhaupt in der Lage ist, diese Emotionen wahrzunehmen.

So betrachtet, ist man gefühlt dann gar nicht so weit von der Typ-A-Persönlichkeit entfernt und damit wird auch wiederum verständlich, dass sich dieses über 50-jährige Konstrukt bei medizinischen Praktikern und Patienten immer noch so großer Beliebtheit erfreut (siehe auch Grande 2010).

Auch Barth (2008) bewertet die Ergebnisse der ENRICHD- Studie hinsichtlich der Effekte zur Depressionsbehandlung mit Kognitiver Verhaltenstherapie. Zum Vergleich zieht er die aktuellere CREATE-Studie aus Kanada heran, in der die Depressionsbehandlung mit dem als hochwirksam geltenden Verfahren der Interpersonellen Psychotherapie IPT erfolgte. CREATE steht für Canadian Cardiac Randomized Evaluation of Antidepressant and Psychotherapy Efficacy (Lesperance et al. 2007). Auch er kritisiert wie Herrmann-Lingen (s.o.) bei der ENRICHD-Studie die geringen Effektstärken um d = 0,3-0.35 zwischen Interventions- und Kontrollgruppen. Er erklärt dieses enttäuschende Ergebnis damit, dass in der ENRICHD-Studie die PatientInnen mit geringerem Bildungsniveau deutlich stärker vertreten sind als in Therapievergleichsstudien mit somatisch gesunden, aber depressiven PatientInnen, die eindeutigere Therapieeffekte erzielen. Auch seien die KoronarpatientInnen dieser Untersuchung im Schnitt 20 Jahre älter.

Bei CREATE konnte gleichfalls keine Überlegenheit der Psychotherapie ggü. der Gabe von Citalopram© und normalem „Clinical Management" gefunden werden. Die antidepressive Medikation zeigte sich ggü. IPT und Placebo gleichfalls überlegen. Barth (2008) kritisiert hier die Rekrutierungsmethoden, die möglicherweise zu geringen Unterschiede zwischen psychotherapeutischen Setting und edukativem Clinical Management, welches zudem auch noch von denselben Behandlern durchgeführt wurde.

Er bewertet die interne Validität beider Studien als hoch, hingegen die externe Validität als gering. Das Studiensetting sei nicht genug alltagsnah.

Barth stellt diesen Ergebnissen jene einer eigenen Untersuchung in der deutschen kardiologischen Reha (= deutsches Clinical Management ohne explizite Psychotherapie) gegenüber. Das typische Reha-Setting einer dreiwöchigen AHB (siehe Kap. 2) senke die Depressionswerte signifikant, aber nicht nachhaltig über die Maßnahme hinaus (Barth 2008). Er schließt daraus, dass hinsichtlich der ambulanten psychotherapeutischen Nachsorge großer Bedarf besteht. Insgesamt plädiert er, trotz der ernüchternden Ergebnisse von ENRICHD und CREATE, für begleitende Psychotherapie bei Koronarpatienten, um das Risiko einer sich chronifizierenden Depression zu mindern. Allerdings müssten Therapieangebote zielgruppenangepasster und längerfristig angelegt sein.

Herrmann-Lingen (2008c) vergleicht und bewertet vor dem Hintergrund seiner Überblicksstudien (s.o.) verschiedene Psychotherapieverfahren hinsichtlich ihrer Brauchbarkeit in der psychokardiologisch orientierten Rehabilitation. Er diskutiert die Frage, warum es, trotz mittlerweile weitverbreiteter optimistischer klinischer Einschätzung, bis heute keine eindeutigen wissenschaftlichen Belege für die Wirksamkeit von Psychotherapie auf die Verbesserung des körperlichen Status von KHK-Patienten gibt. Gründe, die genannt werden, sind z.B.

- „Fremdzuweisung versus Selbstzuweisung zur Behandlung mit geringerer Motivation der Patienten
- Höheres Alter und geringerer Sozialstatus der Patienten mit geringerer Introspektions- und Veränderungsbereitschaft bzw. -fähigkeit
- Mehrfachbelastung durch gleichzeitig bestehende Herzerkrankung und deren Behandlung (...)
- Unterschiedliche Genese, Symptomatik und Verlaufsdynamik z.B. der Depression bei Herzpatienten im Vergleich zur typischen Depression bei jüngeren herzgesunden Patienten (...)
- Zu kurze Therapien; so erhielten die meisten Patienten in den großen Studien MHEART (...) ENRICHD (...) und CREATE (...) nicht mehr als 12 Beratungs- bzw. Psychotherapiesitzungen.
- Unzureichend qualifizierte Therapeuten; so wurde die Behandlung in MHEART von kardiologischen Krankenschwestern unter Supervision, in ENRICHD häufig von unerfahrenen psychologischen Hochschulabsolventen durchgeführt." (ebd. S. 273).

Er plädiert daher für gezieltere Psychotherapieforschung bei Koronarpatienten. Man bräuchte dafür „adaptiver(e) Psychotherapiekonzepte", wobei ihm eine „Kombination psychodynamischer, klientenzentrierter, psychoedukativer und kognitiv-behavioraler Elemente" vorschwebt (ebd.). Methoden der Psychotraumatologie werden hier nicht explizit aufgeführt.

Tabelle 2-1: Mögliche Indikationen psychotherapeutischer Interventionen bei Koronarpatienten

Grundlegende Annahme	**Interventionsziel**	**Ansatzpunkte**	**Sinnvolles Outcome-Kriterium**
Stress führt zur Herzkrankheit	Prognoseverbesserung durch Reduktion des subjektiven Stresserlebens	Beeinflussung stressanfälliger Persönlichkeits- oder Verhaltensmerkmale, Reduktion krankheitsbedingter Stressbelastung durch Förderung der Krankheitsverarbeitung	Persönlichkeits-/Verhaltensmerkmale, Stresserleben, somatischer Verlauf (z.B. Reinfarktrate)
Maladaptive Krankheitsverarbeitung bedingt mehr Beschwerden und schlechte Lebensqualität	Besserung von Symptomatik und Lebensqualität	Förderung der Krankheitsverarbeitung und des symptombezogenen Selbstmanagements	Symptomatik, Inanspruchnahme, Lebensqualität
Psychische Komorbidität als eigenständige Behandlungsindikation	Therapie der psychischen Störung	Psychische Störung	Remission der psychischen Störung, bei prognoserelevanter Störung ggf. sekundär Prognoseverbesserung

(Herrmann-Lingen 2008c, S. 269)

Eine Studie mit internationaler Forscherbeteiligung und interessanten Ergebnissen wurde 2010 veröffentlicht (Davidson et al. 2010). 157 als depressiv diagnostizierte PatientInnen mit Zustand kurz nach akutem Herzinfarkt wurden sechs Monate begleitet. Die Interventionsgruppe (80 Pbn) wurde nach dem so genannten „Stepped-Care"-Ansatz behandelt, d.h. es wurde anfangs enger therapeutischer telefonischer Kontakt gehalten, der bei Verdacht auf Verschlechterung des psychischen Zustandes in Behandlung mit Antidepressiva oder Psychotherapie (je nach Wunsch des Patienten) umgewandelt wurde. Die Interventionsgruppe zeigte gegen Ende der Untersuchung signifikant niedrigere Depressionswerte auf dem Beck Depression Inventory BDI als die Kontrollgruppe mit normaler kardiologischer Nachbetreuung (77 Pbn). Die Ergebnisse sind auch hoffnungsvoll hinsichtlich der Senkung von ernsteren kardialen Ereignissen (Major Adverse Cardiac Events MACEs). Die Autoren verweisen gleichwohl auf die Notwendigkeit weiterer umfangreicher Studien. Sie sehen aber in ihrer Methodik und ihren Ergebnissen deutliche Fortschritte gegenüber der ENRICHD-Studie.

In der Zusammenschau betrachtet, bleibt es also weiterhin schwer erklärlich, dass Therapiestudien, die sich gezielt der Behandlung der Depression als klar identifiziertem Prädiktor bei Herzinfarktpatienten widmen wie ENRICHD (Kognitive Verhaltenstherapie) und CREATE (Interpersonelle Psychotherapie), keine oder kaum positive Auswirkungen auf die körperliche Genesung der teilnehmenden PatientInnen erbringen. Es wird vermutet, dass die Depressionen von Koronarpatienten eventuell nicht vergleichbar sind mit denen jener herzgesunden Patienten, die nachweislich positiv auf diese gut evaluierten Psychotherapieverfahren reagieren. Vielleicht ist es die zu geringe Therapieintensität (vgl. die Erfolge der Ornish-Therapie, Abschnitt 2.1) und die geringe Erfahrung der eingesetzten Therapeuten. Bei der Planung meiner Untersuchung möchte ich diese Punkte berücksichtigen. Deutlich wird auch, dass die Eigenart des Akuten Herzinfarktes, der häufig unerwartete und dramatische „Einbruch" in das Leben der Patienten, in den referierten Metastudien noch zu kurz kommt. In Abschnitt 2.3.4 wird erkennbar, wie viele Herzinfarktpatienten unter das relativ strenge Diagnosekriterium einer Posttraumatischen Belastungsstörung fallen. Vorsichtig gerechnet 11%. Das bedeutet jedoch, dass sich eine Akute Belastungsreaktion, die nach einem typischen Herzinfarkt sehr wahrscheinlich auftritt, nicht spontan remittiert ist, sondern sich chronifiziert und möglicherweise verschlimmert hat. Es kann angenommen werden, dass sich depressive Symptome auf diese Weise entwickeln und verfestigen. Nach über zwei Jahrzehnten intensiver Psychotraumaforschung ist inzwischen erwiesen, dass Psychotraumata, frühzeitig behandelt, eine hohe Heilungsquote haben und somit auch depressive Verlaufsformen früh verhindert oder gemildert werden können.

2.4.3 Krankheitsverarbeitung bei Koronarerkrankung

Als Ziel medizinischer wie psychologischer Therapie wird häufig Krankheitsverarbeitung genannt. Krankheitsverarbeitung ist kein klar definierter wissenschaftlicher Begriff. Er wird in verschiedenen Kontexten in dieser Arbeit immer wieder erscheinen und entsprechend inhaltlich abgegrenzt. An dieser Stelle erscheint es sinnvoll auf eine Untersuchung von Muthny et al. (1992) hinzuweisen, die PatientInnen mit schweren körperlichen Erkrankungen wie Herzinfarkt (HI), Krebs, Hämodialysepflichtigkeit und Multipler Sklerose (MS), befragten, welche Krankheitsverarbeitungsstrategien sie präferieren. Dabei zeigt sich, dass HerzinfarktpatientInnen neben der guten Vertrauensbeziehung zu ihren Ärzten im Vergleich zu Krebs- und DialysepatientInnen zu eher aktiv-kognitiven Coping-Strategien neigen.

Tabelle 2-2: Krankheitsverarbeitungsformen nach Stellenwert der Ausprägung

	Rangplatz und Mittelwert (MW bezogen auf 5er-Skala)							
aus 35 vorgegebenen	HI-Pat. (N=70)		Krebspat. (N=66)		Dialysepat. (108)		MS-Pat. (207)	
Verarbeitungskategorien	Rang	MW	Rang	MW	Rang	MW	Rang	MW
Ärztlichen Rat befolgen	2	4,4	1	4,1	1	4,5	2	3,7
Vertrauenssetzung in Ärzte	4	4,1	2	4	2	4,3	7	3,3
Kampfgeist entwickeln	1	4,4	5	3,6	5	3,7	1	3,9
Selbstermutigung	3	4,2	4	3,6	4	3,8	3	3,7
Informationssuche	7	3,6	3	3,6	3	3,8	4	3,6
Intensiver leben	5	3,8	10	3	7	3,5	11	3
Ablenkung	8	3,5	8	3,3	9	3,1	5	3,3
Sozialer Vergleich	9	3,3	8	3,3	6	3,6	nicht abgefragt	
Anderen Gutes tun wollen	9	3,2	9	3,2	6	3,6	10	3,1
Selbstbeherrschung	11	3,1	6	3,4	12	2,9	6	3,3
Als Schicksal annehmen	13	2,9	7	3,3	12	2,8	13	3

(nach Muthny et al. 1992, S. 50)

Muthny et al. (1992) stellen fest, dass sich Ärzte und Patienten hinsichtlich der Nützlichkeit der vorherrschenden Copingstrategien deutlich unterscheiden. Während Ärzte die Anpassung der Patienten an die Regeln der medizinischen Behandlung als optimal bewerten, stellen Patienten eher ihre körperliche Integrität, das emotionale Gleichgewicht und die wahrgenommene Kontrolle in den Vordergrund.

3. Psychotrauma und Psychotraumatologie

Gibt es eigenständige Psychotraumastörungen? Diese Diskussion wird insbesondere seit Ende des Ersten Weltkrieges und dann wieder nach dem Zweiten Weltkrieg unter sozialrechtlichen Gesichtspunkten juristisch und medizinisch kontrovers geführt. Die psychischen Folgen des Holocaust für die überlebenden Opfer wurden in Israel und den USA mit Jahrzehnten Verzögerung, aber deutlich früher als in Deutschland, erforscht und anerkannt.

Eine wirkliche psychiatrische und dann auch juristische Wende in der Anerkennung dieser Erkrankung kann erst ab den 1970er Jahren nach dem verlorenen Vietnamkrieg in den USA erkannt werden (Seidler 2009).

3.1 Erscheinungsbild und Symptomatik von Traumafolgestörungen

Das Diagnostic and Statistical Manual of Mental Disorders (DSM) der American Psychiatric Association (APA) (2000), welches bei der psychiatrischen Diagnosenklassifikation in den USA gebräuchlich ist, hat die Posttraumatischen Belastungsstörung schon in den 1980er Jahren aufgenommen. Die International Classification of Diseases (ICD) der Weltgesundheitsorganisation (WHO) hat diesen Schritt erst in der Version 10, die seit 1994 gültig ist, nachvollzogen (WHO 1994). Beide Manuale beschreiben die Störung im Wesentlichen ähnlich, wobei die DSM IV wegen der etwas genaueren Definition in der internationalen Forschung den Vorzug bekommt.

Beide Systeme nennen fünf Kriterien für das Vorliegen einer Traumafolgestörung:

- das Erlebnis eines Traumas
- belastende sich aufdrängende Erinnerungen (Flashbacks oder Intrusionen)
- Vermeidungsverhalten
- erhöhtes Erregungsniveau (Hyperarousal)
- lange anhaltende Symptome.

Das sogenannte A-Kriterium wird in der ICD folgendermaßen definiert: „... kurz oder langanhaltende Ereignisse oder Geschehen von außergewöhnlicher Bedrohung mit katastrophalem Ausmaß, die nahezu bei jedem tiefgreifende Verzweiflung auslösen würde.“ (ICD-10 F.43.1; ebd., S. 124)

Die DSM fasst Traumata als „... Ereignisse, die eine Konfrontation mit tatsächlichem oder drohendem Tod oder ernsthafter Verletzung oder Gefahr für die eigene oder fremde körperliche Unversehrtheit beinhalten.“ (DSM-IV-TR 309.81; APA, 2000, S. 491)

Maercker (2009b) schafft eine Übersicht nach den aktuell in der Wissenschaft gängigen Traumatypen, wobei er noch eine weitere Gruppe hinzufügt, die medizinisch bedingten Traumata, was für mein Forschungsthema von besonderem Interesse ist:

Tabelle 3-1: Schematische Einteilung traumatischer Ereignisse nach Maercker

	Typ-I-Traumata (einmalig/kurzfristig)	**Typ-II-Traumata (mehrfach/lang-fristig)**	**Medizinisch bedingte Traumata**
Akzidentelle Traumata	Schwere Verkehrsunfälle Berufsbedingte Traumata (z.B. Polizei, Feuerwehr, Rettungskräfte) Kurzdauernde Katastrophen (z.B. Wirbelsturm, Brand)	Langandauernde Naturkatastrophen (z.B. Erdbeben, Überschwemmung) Technische Katastrophen (z.B. Giftgaskatastrophen)	Akute lebensgefährliche Erkrankungen (z.B. kardiale, pulmonale Notfälle) Chronische lebensbedrohliche/schwerste Krankheiten (z.B. Malignome, HIV/AIDS, Schizophrenie) Als notwendig erlebte medizinische Eingriffe (z.B. Defibrillationsbehandlung)
Interpersonelle Traumata	Sexuelle Übergriffe (z.B. Vergewaltigung) Kriminelle bzw. körperliche Gewalt Ziviles Gewalterleben (z.B. Banküberfall)	Sexuelle und körperliche Gewalt/Missbrauch in der Kindheit bzw. im Erwachsenenalter Kriegserleben Geiselhaft Folter, politische Inhaftierung (z.B. KZ-Haft)	Komplizierter Behandlungsverlauf nach angenommenen Behandlungsfehler

(Maercker 2009b, S. 17, in Anlehnung an Terr 1989)

Neben den Trauma-Ereigniskriterium A, werden in den Klassifikationssystemen weitere Neben-Kriterien gefordert:

Kriterium B:
In der DSM mindestens ein klares Symptom (z.B. Intrusionen, Alpträume, externe Reizauslöser = „Trigger", starke physiologische Reaktionen).

In der ICD „anhaltende Erinnerungen oder Wiedererleben der Belastung durch aufdringliche Nachhallerinnerungen, lebendige Erinnerungen, sich wiederholende Träume..." (WHO 1994, S. 124).

Kriterium C:
In der DSM mindestens drei Symptome der Vermeidung in verschiedenen Situationsklassen.

In der ICD allgemeines Vermeidungsverhalten, das vor dem Trauma nicht bestand.

Kriterium D:
In der DSM mindestens zwei Symptome der chronischen Übererregung wie Reizbarkeit oder Schreckhaftigkeit.

In der ICD unvollständige Erinnerung an das Trauma oder zwei Symptome wie DSM.

Kriterium E:
In der DSM wird eine Beeinträchtigung durch die Symptome von mindestens einem Monat verlangt, während in der ICD erst eine Beeinträchtigungszeit von über einem halben Jahr gewertet wird.

Neben der Posttraumatischen Belastungsstörung (PTBS), gibt es in den Manualen noch weitere Traumafolgestörungen, die für meine Untersuchung von Bedeutung sind:

Die akute Belastungsstörung (ABS) und die Anpassungsstörung. Die komplexe PTBS, die in etwa mit dem Typ-II-Trauma aus der Tabelle 3-1 in Deckung gebracht werden kann, ist diagnostisch noch nicht befriedigend in den Klassifikationssystemen abgebildet. Sie gilt wegen der häufig auftretenden Dissoziationsneigung und Persönlichkeitsveränderungen bei den Patienten als besonders aufwändig bei der Diagnostik und Behandlung. Sie spielt in der hier geplanten Untersuchung keine Rolle, da sie bei der Auswahl der Probanden ausgeschlossen wurde (siehe Abschnitt 6.3.2).

Akute Belastungsstörungen (ABS) (ICD-10 F43.0) treten kurz nach einem potenziell traumatisierenden Ereignis auf. Die Betroffenen fühlen sich oft emotional taub, das Geschehene kommt ihnen unwirklich vor (Derealisation), sie erleben innere Distanz zu sich selbst (Depersonalisation) und sie neigen zu Dissoziationen, d. h. sie können u. U. wichtige Aspekte des Traumas nicht erinnern. In der Regel remittieren diese Symptome bei einer ABS innerhalb von 24 bis 48 Stunden.

Über diese Zeit hinausgehende psychische Alteration aufgrund eines traumatischen Erlebnisses bezeichnet sowohl die ICD als auch die DSM als Anpassungsstörung. Sie stellt die zeitliche „Brücke" zur Posttraumatischen Belastungsstörung dar. Nach der ICD werden Anpassungsstörungen (ICD-10 F43.2) unterteilt nach der vorherrschen Symptomatik: depressiv, ängstlich, gemischt oder mit anderen Gefühlen, die im Vordergrund stehen, z. B. komplizierte Trauer.

An der Anpassungsstörung hängt der Makel der Beliebigkeit. Diese Diagnose wird oft als Verlegenheitsdiagnose genutzt, wenn eine psychische Veränderung nach einem kritischen Lebensereignis vermutet wird. In der Arbeit mit Traumatisierten ist die Anpassungsstörung jedoch weiterhin unentbehrlich, da die Zeitbegrenzungen von Akuter Belastungsreaktion und Posttraumatischer Belastungsstörung einen nicht diagnostizierbaren psychischen Zustand hinterließe. Bei nicht fachgerechter Behandlung können aus Anpassungsstörungen leicht PTBS entstehen.

Folgende Abbildung schlüsselt den Zusammenhang und die zeitliche Veränderung der oben beschriebenen ICD-Diagnosen differenzialdiagnostisch auf, wobei sich aber ein Fehler eingeschlichen hat. Die Posttraumatische Belastungsstörung hat den ICD-10-Schlüssel F43.1, statt hier angegeben F43.3:

Abbildung 3-1: Symptomwandel im traumatischen Prozess

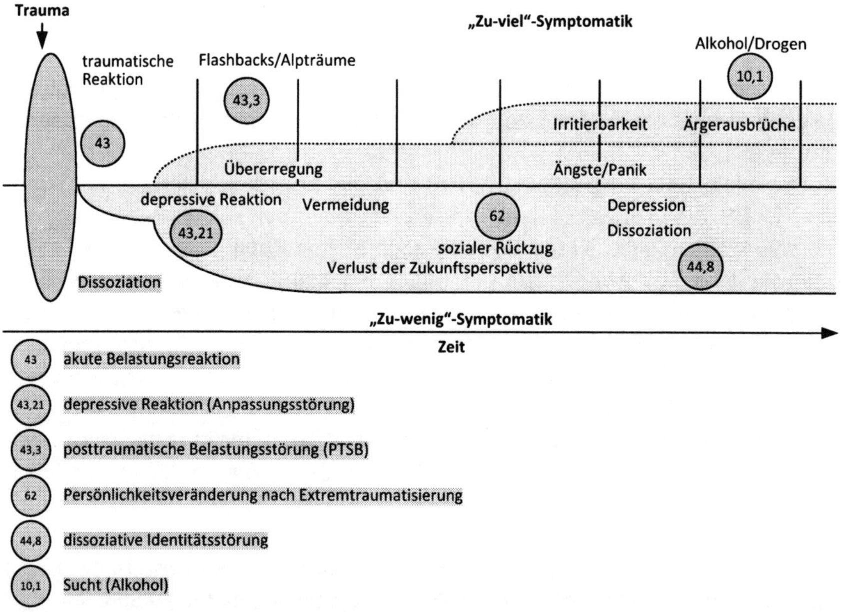

(Hofmann 2005 nach einem Modell von Post et al. 1997)

3.2 Epidemiologie

Wie häufig treten Traumata in Deutschland auf und wie häufig entwickeln sich daraus Traumafolgestörungen? Maercker et al. (2008) haben repräsentative Daten für die deutsche Erwachsenenbevölkerung gefunden:

Tabelle 3-2: Häufigkeit verschiedener Traumata und Ein-Jahresprävalenz von PTBS

Art	Traumahäufigkeit (%)	Störungshäufigkeit nach Trauma (%)
Kindesmissbrauch (<14. Lj.)	1,2	35,3
Vergewaltigung	0,75	37,5
Kriegshandlungen	8,2	7,9
Kriegsbedingte Gefangenschaft	1,6	0
Schwere körperliche Gewalt	3,8	10,5
Schwere Unfälle	4,6	12,8
Zeuge (von Unfällen, Gewalt)	8,5	6,9
Feuer/Naturkatastrophen	0,79	0
Lebensbedrohliche Krankheit	3,0	12,1
Andere Traumata	3,6	12,1
Mehrere Traumata	8,2	2,1

Wenn man von den Kriegstraumata absieht, ist demnach die Erfahrung einer lebensbedrohlichen Erkrankung das vierthäufigste Erlebnis, welches traumatisierende Wirkung auf eine/n Deutsche/n haben kann und das Risiko einer sich daraus entwickelnden Posttraumatischen Belastungsstörung ist mit 12,1% innerhalb eines Jahres höher als bei schwerer körperlicher Gewalt. Diese Zahlen passen zu den Ergebnissen von der oben referierten Literaturstudie von Jordan und Barde (2005), die das Auftreten von PTBS nach Herzinfarkt auf 11 bis 12% schätzen (Abschnitt 2.3.4) oder einer weiteren Metaanalyse von 13 internationalen Studien, wo Gander und v. Känel (2006) eine gewichtete Prävalenz von 14,7% PTSD nach Herzinfarkt errechnen.

Im Vergleich mit internationalen Studien kann festgestellt werden, dass die Traumahäufigkeit in Deutschland weniger als halb so groß ist wie in den USA und auch die Lebenszeitprävalenz ist in Deutschland mit 7,8% annähernd halb so groß wie in den USA (Maercker 2009b). Für die Traumatisierung durch Herzinfarkt dürfte allerdings kein Unterschied bestehen.

In der deutschen „Leitlinie Posttraumatische Belastungsstörung" der Arbeitsgemeinschaft der Wissenschaftlichen Fachgesellschaften (AWMF), zu der in diesem Fall auch die Deutschsprachige Gesellschaft für Psychotraumatologie

DeGPT gehört, wird die Epidemiologie der PTBS folgendermaßen angegeben (AMWF 2004, S. 4; siehe auch Abschnitt 3.4.4):

> „Die Häufigkeit von PTBS ist abhängig von der Art des Traumas:
> - ca. 50% Prävalenz nach Vergewaltigung
> - ca. 25% Prävalenz nach anderen Gewaltverbrechen
> - ca. 20% bei Kriegsopfern
> - ca. 15% bei Verkehrsunfallopfern
> - ca. 15% bei schweren Organerkrankungen (Herzinfarkte, Malignome)."

Angesichts dieser Zahlen wäre es sicher angebracht, bei einer Reform der ICD die krankheitsbedingten Traumatisierungen im A-Kriterium, ähnlich wie schon in der DSM geschehen, explizit mit anzuführen. Da die ICD in der deutschen Medizin der vorherrschende Diagnoseschlüssel ist, werden diese psychischen Begleiterscheinungen von schweren Erkrankungen sehr wahrscheinlich meistens übersehen oder in der Behandlung nachrangig bewertet. Die negativen Folgen für die Krankheitsverarbeitung und Genesung stellen dann ein hohes Risiko dar.

3.3 Wissenschaftliche Erklärungsmodelle von Psychotraumata

Die Psychotraumaforschung hat sich seit der Einführung der Traumadiagnosen in die internationalen Klassifikationssysteme zu einem der forschungsaktivsten Gebiete in der klinischen Psychologie bis hin zur Neurophysiologie entwickelt.

Jede Psychotherapierichtung, die eine eigene Methodik der Traumabehandlung entwickelt hat, ist bemüht, ein dazu passendes Erklärungsmodell zu schaffen. Einige dieser Modelle scheinen sich gut miteinander verknüpfen zu lassen. Bei der Durchsicht der diesbezüglichen Veröffentlichungen fällt auf, dass die gegenseitigen heuristischen Anregungen gegenüber den Abgrenzungsbemühungen überwiegen.

3.3.1 Psychosoziale Einflussfaktoren

Brewin et al. (2000) sammeln und bewerten in einer Metastudie prädiktive Faktoren für die Entwicklung einer PTBS:

- frühe Traumatisierung in der Kindheit
- Traumatisierung in jüngerem Alter
- geringe Intelligenz
- und weibliches Geschlecht.

Diese Prädiktoren und Persönlichkeitsfaktoren haben nach Maercker (2009c) jedoch ein deutlich geringeres Aufklärungsgewicht als folgende Ereignisfaktoren und aufrechterhaltende Faktoren:

- Traumaschwere (Dauer, Schadensausmaß, Verletzungsgrad etc.)
- Handlungsspielraum des Opfers und deren Nutzung
- Dissoziation während des Traumas (je stärker ausgeprägt, desto schwerer das Trauma)
- private und berufliche Probleme nach dem Traumaerleben
- und verzerrte und maladaptive Kognitionen zur Attribution des Traumas, insbesondere Schuldgefühle.

Als nachgewiesene Ressourcen stünden dem gegenüber:

- soziale Unterstützung
- „Disclosure", d. i. die Fähigkeit über das Erlebte kommunizieren zu können
- und erfahrene Anerkennung als Traumaopfer.

Was bedeutet das für die Behandlung traumatisierter Herzinfarktpatienten? Neben der eigentlichen Dramatik des Infarkterlebnisses und deren Aufarbeitung muss auch die Kommunikation mit dem Ehepartner und der Familie, mit behandelnden Ärzten und auch Arbeitskollegen thematisiert werden. Die Häufigkeit von Koronarerkrankungen in unserer Gesellschaft mag zur weitverbreiteten Neigung führen, die Bedrohung für die Erkrankten zu bagatellisieren, was wiederum einer individuellen Vernachlässigung von Präventionsbemühungen Vorschub leisten könnte.

3.3.2 (Neuro-)Psychologische Traumamodelle

Psychologische Erklärungsmodelle zur Entstehung von Traumafolgestörungen und speziell der Posttraumatischen Belastungsstörung entstehen sowohl als theoretische Vorarbeit bei der Entwicklung von Therapien oder als theoretischer Überbau bereits erfolgversprechender Praxisansätze.

Die Wissenschaftlergruppe um die amerikanische Pionierin der Angst-Expositionstherapie Edna Foa hat das „Furchtstrukturmodell" entworfen (Foa und Kozak 1986). Es besagt, dass das lerntheoretische 2-Faktorenmodell aus klassischer und operanter Konditionierung die Symptomatik der PTBS nicht hinreichend erklärt. Sie postuliert, dass extreme Angst verschiedene kognitive und physiologische Reaktionen miteinander koppelt. Es bildet sich eine leicht reizbare Gedächtnisstruktur, die nur schwer zu entkoppeln und zu löschen ist. Die Therapie, die sie aus diesem Modell begründet, ist die sogenannte „Prolonged Exposure"-Verhaltenstherapie (siehe Abschnitt 3.4).

Forschungsergebnisse bestätigen eine selektive Aufmerksamkeitserhöhung für traumabezogene Stimuli, die sich von normalen Angstreaktionen unterscheiden (Maercker 2009c).

Ein differenzierteres neuropsychologisches Traumaverarbeitungsmodell präsentiert Brewin (2001). Er vermutet zwei kognitive Verarbeitungssysteme: Das verbal zugängliche und das situativ zugängliche Gedächtnissystem (verbal accessible memory/situationally accessible memory VAM/SAM).

Diese beiden Erinnerungssysteme entsprechen dem in der neurowissenschaftlichen Literatur häufig genannten „expliziten" oder „narrativen Gedächtnis" und dem „impliziten Gedächtnis" (hierzu Hofmann 2006). Das unter normalen Umständen aktive VAM speichert das in reproduzierbaren Erzählsträngen Erlebte. Es kann dann ohne große Schwierigkeiten kommuniziert werden. Dagegen sind SAM-Erinnerungen eher fragmentierte „Gedächtnisfetzen": Kognitionen, Affekte und physiologische Reaktionen. Sie stehen zwar irgendwie in Verbindung mit einem traumatischen Erlebnis, haben aber untereinander oft keine klar erkennbaren Zusammenhänge. Die kognitive Integration als ein vergangenes sinnhaftes Geschehen erfolgt nicht und die Erinnerungen an das Trauma (Bilder, sensorische Reize, ähnliche Affekte u.ä.) „triggern" das Traumaerleben, als wäre es gegenwärtig.

In Brewins „Dualem Gedächtnismodell" (2001) wird erklärt, dass eine „überreizte" Amygdala die Weiterleitung von Traumaerlebnissen an den Hippocampus, der so etwas wie eine „kognitive Weltkarte" des Gehirns darstellt, beeinträchtigt. Damit ist eine narrative und jederzeitig abrufbare Abspeicherung der sinnlichen Eindrücke im präfrontalen Kortex (VAM oder explizites Gedächtnis) unterbunden und es verbleibt das fragmentierte implizite Gedächtnis oder SAM.

In dem „Kognitiven Störungsmodell" von Ehlers und Clark (2000; Steil et al. 2009) liegt der Schwerpunkt deutlicher auf den verzerrten Kognitionen, die sich beim Betroffenen nach dem Traumaerleben ausbilden. Maladaptive verzerrte Attributionsmuster („Ich bin beschädigt", „Ich verdiene es" oder „Ich bin nirgends sicher"), gemeinsam mit dem fragmentarischen impliziten Gedächtnisinhalten führen zu chronischer Verwirrung in der Erinnerung, zu einem ständigen Bedrohungsempfinden und mehr oder weniger offen getriggerten Intrusionen. Es konnte in Studien gezeigt werden, dass die von PTBS-PatientInnen häufig praktizierte Gedankenunterdrückung als Vermeidungsverhalten paradoxerweise zu erhöhten Intrusionsraten führt (Maercker 2009c).

Zu all den hier skizzierten Erklärungsmodellen wird aktuell geforscht und sie stehen zwar in der Erklärung der Therapiewirkung in Konkurrenz miteinander, schließen einander in den komplexen Ursachenbeschreibungen jedoch nicht unbedingt aus und ergänzen sich sogar.

Das Modell der adaptiven Informationsbeschleunigung von Shapiro (2003) wird im Zusammenhang mit der EMDR-Therapie im folgenden Kapitel beschrieben.

Wie sieht es auf der neurobiologischen Seite, die in den psychologischen Modellen berührt wird, aus?

Die Forschung hierzu ist vielfältig und kaum verkürzt darstellbar (im Überblick siehe Schmahl 2009; Flatten et al. 2004 a und Hofmann 2005).

Der interessanteste morphologische Befund, der wiederholt nachgewiesen werden konnte, ist die leichte Volumenverkleinerung der Hippocampusregion bei Patienten mit Posttraumatischer Belastungsstörung, wie z.B. Vietnamveteranen. Der Hippocampus ist ein Teil des limbischen Systems im Mittelhirn, welcher der räumlichen und zeitlichen Zwischenspeicherung von Sinneseindrücken zu dienen scheint. Sie werden über den Thalamus vorselegiert und in der, dem Hippocampus räumlich und funktional vorgelagerten, Amygdala nach Bedeutsamkeit oder Gefährlichkeit bewertet. Nach erfolgter Bearbeitung im Limbischen System können die neuen Eindrücke dann in „verständlicher“ Form im Frontalkortex integriert werden und dienen dann abrufbar zukünftiger Handlungsplanung (Abbildung 3-2). Eine physiologisch nachweisbare Veränderung kann daher die beeinträchtigten Gedächtnisfähigkeiten der betroffenen Patienten teilweise erklären. Forschungshinweise, dass die Amygdala unter PTBS als „überforderte“ Alarmanlage ebenfalls von Schrumpfung betroffen sein könnte, sind nicht eindeutig.

Abbildung 3-2: Hirnstrukturen, die am (Trauma-)Gedächtnisprozess beteiligt sind

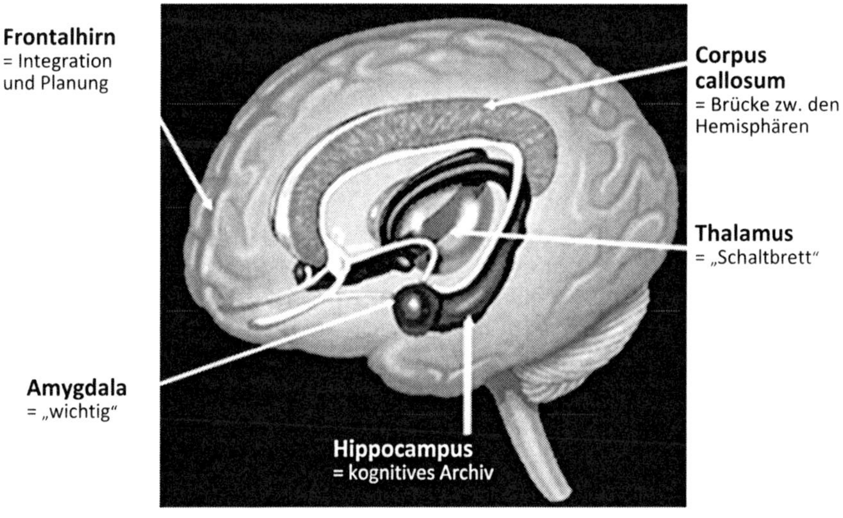

Untersuchungen mit bildgebenden Verfahren, vor allem der Positronenemissionstomographie PET, konnten anhand des Glukoseverbrauchs der aktivierten Hirnzellen zeigen, wie sich die Gehirnaktivität von PTBS-Patienten von jener der Gesunden unterscheidet. Bei Traumatriggerung sind die Amygdala und die rechte Hirnhemisphäre stark aktiviert. Hervorzuheben ist hier der rechte visuelle Kortex (Trauma-bilder). Zur gleichen Zeit ist das Broca-Sprachareal in der linken inneren Frontalregion signifikant passiver. Dieser Befund passt zu den häufig berichteten klinischen Erfahrungen, dass sich Traumapatienten von Angstbildern überschwemmt fühlen und sie gleichzeitig die narrativen Zusammenhänge nicht herstellen können. Es „fehlen die Worte".

Betroffen ist auch die aus der Stressforschung bekannte Hypothalamus-Hypophysen-Nebennierenrinden-Achse. Diese HHN-Achse stellt die Verbindung zwischen der Orientierungsreaktion des Gehirns und der hormonelle Aktivierung des Organismus dar, dem Flucht- und Kampfreflex: der Lidschlagreflex ist beschleunigt, die Hautleitwiderstand verringert, der Blutdruck und Muskeltonus erhöht, der Blutkortisolwert erhöht usw. Mit der Angstbereitschaft steigt die Konditionierbarkeit. Es kommt zu einer „traumareaktiven Sensibilisierung" (Flatten et al. 2004a, S. 78), d. h. einer engen Verschaltung von Strukturen der Informationsverarbeitung mit den vegetativen Steuerungszentren. Eine chronische Überaktivierung dieses Systems kann möglicherweise zu hormonell induzierten Schädigungen von Hirngewebe führen und die oben beschriebene Hippocampusverkleinerung scheint auch wieder auf die Aktivierung der HHN-Achse zurückzuwirken. Geklärt ist dieser komplexe Zusammenhang allerdings noch keineswegs zufriedenstellend. Wird der in einigen Studien mit PTBS-Patienten gefundene gesunkene Kortisolspiegel mit Gabe von Hydrokortison ausgeglichen, so konnte nachgewiesen werden, dass sich angstbesetzte Traumaerinnerungen abmilderten (ebd.).

Desweiteren konnten im Zusammenhang mit der Erforschung der Traumastressreaktion der HHN-Achse Botenstoffe biochemisch identifiziert werden, die wiederum extern appliziert, zu charakteristischen Dissoziationsphänomenen führen wie Derealisation oder Depersonalisation (Schmahl 2009).

Zusammengefasst scheint sich wissenschaftlich zu bestätigen, dass die affektive Überreizung des Organismus während eines Traumas zu hirnphysiologischen Veränderungen führen kann, die die therapeutisch schwer beeinflussbare Konstanz von maladaptiven kognitiven Verarbeitungsprozessen bei der PTBS erklären könnten. Die Sprache als zentrales Medium von Psychotherapie ist daher oft nur begrenzt in der Lage, auf diese Prozesse symptommildernd einzuwirken. Elaborierte Traumatherapien bedienen sich daher weiterer Kommunikationskanäle zur kognitiv-affektiven Veränderung der subjektiven Bedeutung von Traumareizen.

3.4 Behandlung von Psychotraumata

Nach der Beendigung des Vietnamkrieges 1972 standen die Vereinigten Staaten vor der Problematik, Hunderttausende von traumatisierten Veteranen wieder in die Gesellschaft zu integrieren. Der Vietnamkrieg hat länger gedauert als die Beteiligung der USA an den beiden Weltkriegen und er wurde verloren. Die überwiegend jungen männlichen Soldaten kehrten nicht als Sieger heim und sie blieben häufig mit ihren schrecklichen Erlebnissen allein. Vietnamveteranen waren erwiesenermaßen anfälliger für Suchterkrankungen, Kriminalität, Gewalttätigkeit, Scheidungen und psychische Erkrankungen. Schätzungen gehen heute von 500.000 betroffenen Personen mit PTBS aus, also fast jeder dritte überlebende Vietnamkriegsteilnehmer (Hofmann 2005). Etablierte Therapierichtungen versuchten darauf zu reagieren, indem spezielle Methoden für die Behandlung Traumatisierter erprobt und entwickelt wurden. Parallel entstand ein neues Verständnis von Traumastörungen, die zwar schon im 19. Jahrhundert entdeckt wurden, aber in der Entwicklung der Psychoanalyse Freuds, der ersten anerkannten Psychotherapie, viele Jahrzehnte wieder therapeutisch in den Hintergrund gerieten. Vor dem Hintergrund der analytischen Psychotherapie begann zwar in den 1970er Jahren die Traumaforschung (Horowitz 1976), sie wurde dann aber bald durch die Forschungsaktivitäten von Behavioristen und Kognitivisten majorisiert.

Alle gebräuchlichen Traumaverfahren orientieren sich heute an drei Therapiephasen, die Judith Herman (1993), die Begründerin der Missbrauchsforschung so definierte:

a) Stabilisierung und Affektregulation. Ressourcenorientierung wird jedoch für den gesamten Therapieprozess empfohlen.
b) Traumasynthese bzw. Traumaexposition. Hier unterscheiden sich die Verfahren in expositions- bzw. kognitionsfokussierte Therapien.
c) Integration und Neuorientierung, was schulenübergreifend als Reifungsprozess aus der Krise verstanden wird.

In der Kurzbeschreibung der heute verbreiteten Therapieverfahren werde ich mich auf diejenigen beschränken, die bis heute internationale Wirksamkeitsstudien vorgelegt haben.

3.4.1 Expositionstherapie

Die größten Erfolge verzeichnet die klassische Verhaltenstherapie in der Angstbehandlung, wobei die Systematische Desensibilisierung der 1950er Jahre zunehmend von den Expositionsverfahren wegen der stärkeren und nachhaltigeren

Erfolge abgelöst wurde. Edna Foa und Barbara Rothbaum (Foa, Rothbaum, Maercker 2003) passten diese Vorgehensweise den Bedürfnissen der Traumapatienten an. Sie stellten fest, dass die PTBS-Angst einer längeren Exposition als bei einer „normalen" Phobie bedarf, bis sie signifikant sinkt. Daher nennen sie ihre Methoden „Prolonged Exposure" PE. Die Konfrontation in sensu findet massiert in anfangs hochfrequenten Sitzungen von 90 min. statt. Die Aufforderung an die PatientInnen ist, sich die Traumageschehnisse möglichst genau vorzustellen und es auch zu verbalisieren. Zwischen den Therapiesitzungen müssen Audioaufzeichnungen der Therapien angehört werden. Gemiedene Situationen werden, soweit möglich, für In-Vivo-Konfrontationen genutzt. Sofern die Therapien sich auf reine In-Sensu-Behandlung beschränken, was bei PTBS oft angezeigt ist, wird das Verfahren auch „Imaginal Exposure" IE genannt.

3.4.2 Kognitive Therapien

Anke Ehlers und David Clark (Steil, Ehlers, Clark 2009) entwickelten ihren Ansatz als traumaspezifische Konkretisierung der Kognitiven Verhaltenstherapie von Aaron Beck (Beck und Emery 1985). Ihnen zufolge beginnt der pathologische Wahrnehmungsprozess nicht während des Traumageschehens. Auch verstärkte Intrusionen sind bei Ihnen nur eine Auswirkung von natürlicher Überforderung. Die Pathologie beginnt bei der verzerrten individuellen Bedeutungsgebung im Nachhinein. In ihren Therapien versuchen sie diese, die PTBS aufrechterhaltenden selbstschädigenden Attributionsmuster, zu identifizieren und mittels sokratischer Dispute zu entwerten. Die Patienten sollen ihre belastenden „Beliefs" infrage stellen (z.B. „Es ist allein meine Schuld") und durch rationale neue Glaubenssätze ersetzen („Als Kind konnte ich das nicht beeinflussen, aber heute"). Auch sie arbeiten dabei mit Exposition von Traumaerinnerungen, legen aber mehr Wert auf die Identifizierung und Beeinflussung der automatisierten Bewertungsmuster.

Ein ähnliches Vorgehen wurde von Iverson und Resick (2009) beschrieben: die Kognitive Verarbeitungstherapie.

Ein drittes, inzwischen weltweit gebräuchliches Verfahren, welches ebenfalls mit verzerrten Traumakognitionen und In-Sensu-Exposition arbeitet, Eye Movement Desensitization and Reprocessing EMDR, wird im nächsten Kapitel vorgestellt.

3.4.3 Wirksamkeit von PTBS-Therapien

Maercker (2009d) präsentiert ein umfassendes Review zur Wirksamkeit von Psychotraumatherapien mit eigenen Ergänzungen (Tabelle 3-3). Dabei lässt er ältere Verhaltenstherapie-Methoden wie Stressimpfungstraining außer Acht. Er integriert hier auch die immer wieder zitierte, aber inzwischen etwas veraltete Metaanalyse von Van Etten und Taylor (1998):

Tabelle 3-3: Ergebnisse eines umfassenden Review zur Wirksamkeit von PTBS-Therapien

	Anzahl randomisierter/ nicht randomisierter Studien	**Mittlere Effektstärken bei randomisierten Studien (Prä-Post-Vergleich)**
Expositionstherapie	24/9	1,54
Kognitive Verarbeitungstherapie	4/2	1,70
Kognitive Therapie	7/2	1,56
Entspannungstraining	4/-	1,06
Dialektisch-Behaviorale Therapie	3/1	1,11
Kombination von KVT-Techniken	34/14	1,58
Gruppentherapie	1/2	0,40
EMDR	7/>30	1,78
Psychodynamische Therapie n. Horowitz	1/1	0,9
Psychodynamische Therapie inkl. Hypnotherapie	1/-	0,94
Paar- und Familientherapie	1/2	0,65

(nach Foa et al. 2009 und Maercker 2009d)

In dieser Tabelle nicht enthalten sind die Effektstärken für Psychopharmaka, die Van Etten und Taylor (1998) in ihrer ersten großen Metaanalyse zu Traumatherapien errechneten:

Ihre Effektstärken für KVT und EMDR liegen mit d = 1,27 und 1,24 noch leicht unter denen der Tabelle 3-3. Antidepressiva stechen bei ihnen mit mehreren Studien mit durchschnittlich d = 1,38 bei SSRI hervor. Trizyklische Antidepressiva kommen auf d = 0,54 und MAO-Hemmer auf d = 0,61. Auch Antiepileptika (d = 0,93) und Benzodiazepine (d = 0,49) wurden in jeweils einer Studie getestet. Allen Psychopharmaka ist jedoch gemein, dass sie in Katamnesen nicht bestehen, wenn sie abgesetzt werden.

Wenn man davon ausgeht, dass Effektstärken von d = 1,2 schon als relativ gut gelten (Cohen 1988), dann zeigt diese Übersicht, dass heute mindestens drei spezialisierte Verfahren zur effektiven Traumabehandlung zur Auswahl stehen:

- die Expositionstherapie, das ist i.d.R. Prolonged oder Imaginal Exposure nach Foa
- verschiedene Formen der Kognitiven Verhaltenstherapie KVT
- und EMDR.

Der Vollständigkeit halber sei an dieser Stelle darauf hingewiesen, dass es in Deutschland mit der Psychodynamisch-imaginativen Traumatherapie PITT von Luise Reddemann (2009) ein unter Praktikern sehr anerkanntes tiefenpsychologisch orientiertes Verfahren gibt, dass sich sogar durch einen relativ hohen Standardisierungsgrad auszeichnet. Es liegen erste Evaluationsstudien vor, die jedoch noch nicht das empirische Niveau der in Abschnitt 5.1 beschriebenen Randomized Controlled Trials RCT haben. Das trifft auch für weitere tiefenpsychologisch inspirierte Traumatherapieformen in Deutschland zu (z. B. Fischer et al. 2003). Es liegen hierfür also noch keine Effektvergleiche zur Kontrollsituation vor.

3.4.4 Zusammenfassung: Leitlinie Posttraumatische Belastungsstörung

Die Arbeitsgemeinschaft der Wissenschaftlichen Medizinischen Fachgesellschaften (AWMF 2011) entwickelt seit 1993 Leitlinien für die Behandlung von verbreiteten Erkrankungen. Fünf große psychiatrische und psychotherapeutische Fachgesellschaften arbeiten seit 1999 an einer S3-Leitlinie für Posttraumatische Belastungsstörung und entwickeln sie kontinuierlich weiter. Sie skizziert für therapeutische Behandler wie Wissenschaftler den aktuellen Wissensstand im Überblick.

In Bezug auf das Erleben eines Akuten Herzinfarktes können hier noch einmal in der Übersicht die psychopathologischen und auch salutogenetischen Entwicklungsmöglichkeiten verglichen werden. So könnte nach einer Akuten Belastungsreaktion, die nach ICD-10 nicht länger als 48 Stunden anhält, eine Anpassungsstörung mit depressiver oder ängstlicher oder gemischter affektiver Reaktion entstehen, die dann, nicht behandelt, mit hoher Wahrscheinlichkeit in eine PTSD/PTBS mündet. Bei schweren und/oder komplexen Traumata (z. B. Holocaust, kindlicher Missbrauch) lassen sich im späteren Alter sogar Persönlichkeitsstörungen auf die Traumata zurückleiten. In der DSM-IV kann der „Umweg" über die Anpassungsstörung diagnostisch ausgelassen werden, weil die Akute Belastungsreaktion längerfristig definiert ist. Letzteres ist entscheidend für die Auswahl der speziellen Behandlungstechnik in der Treatmentgruppe E der vorliegenden Untersuchung (vgl. Abschnitt 6.4.1).

Abbildung 3-3: Übersicht der traumareaktiven Entwicklungen

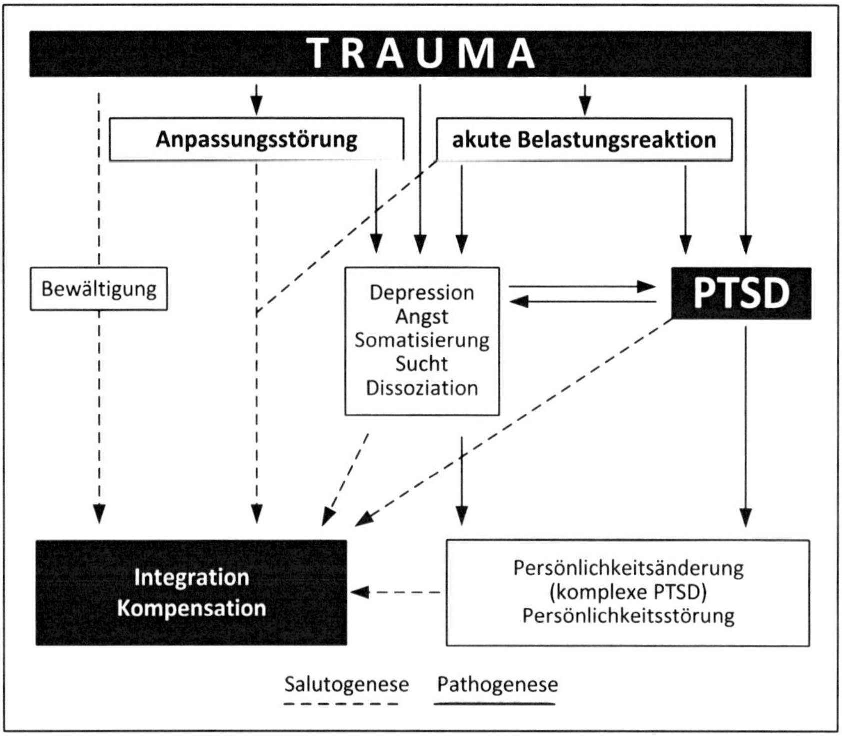

(AWMF 2011, S. 12)

Die AWMF definiert in Deutschland aber auch den gemeinsamen „State of Art“ der Behandlung mit den drei oben beschriebenen Verfahren, die derzeit die beste Evidenzbasierung aufweisen:

Abbildung 3-4: Übersicht über therapeutische Strategien bei PTSD

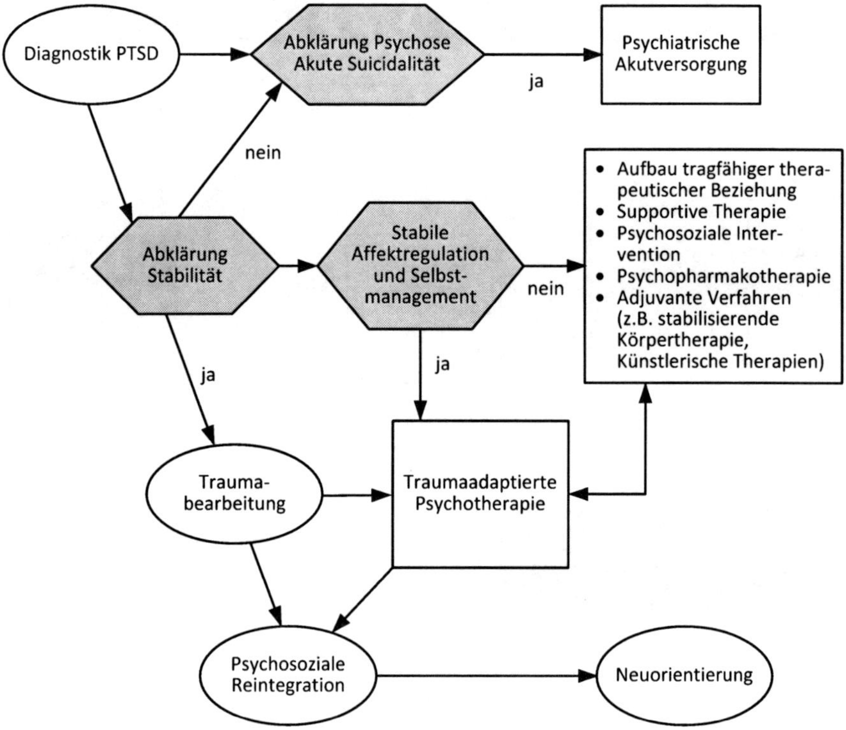

(AWMF 2011, S. 36)

4. Eye Movement Desensitization and Reprocessing (EMDR)

Der EMDR-Methode von Francine Shapiro wird hier besonderer Raum gewidmet, um deutlich zu machen, warum sie für diese Studie ausgewählt wurde.

EMDR war zunächst die Entwicklung von therapeutischen Praktikern, die jedoch früh auf wissenschaftlich fundierte Wirkungsforschung setzten. Diesem Umstand ist es sicherlich zu verdanken, dass aus dem Verfahren keine Nischentherapie von Esoterikern wurde, sondern heute die weltweit am häufigsten verwendete Methode bei der Behandlung von Traumafolgestörungen.

Shapiro entdeckte die stimmungsstabilisierende Wirkung horizontaler Augenbewegungen während ihrer Krebserkrankung im Jahr 1987 (Shapiro 1998). Sie übernahm diese Erfahrung sofort in ihre Beratungspraxis, indem sie ihre Patienten dazu anhielt, während der Schilderung belastender Erlebnisse, schnelle horizontale Augenbewegungen zu machen. Als Hilfsmittel nutzte Shapiro bald die noch heute für das EMDR so charakteristischen „Winkbewegungen" mit ihrer Hand im Blickfeld der Patienten. Sie wagte sich bald an die Therapie mit traumatisierten Kriegsveteranen und Missbrauchsopfern mit spektakulären Erfolgen, da es sich um Betroffene handelte, die schon viele Jahre unter den Folgen schwerer Traumata litten und die als schwer behandelbar galten. Als verhaltenstherapeutisch beeinflusste Beraterin vermutete sie hinter den Erfolgen einen Mechanismus der reziproken Hemmung wie er von Joseph Wolpe (1958) beschrieben wurde. Sie übernahm von ihm die SUD, die „Subjective Units of Disturbance", das klassische 0- bis -10-Rating, welches der Patientenrückmeldung in der Verhaltenstherapie dient. Wolpe teilte diese Einschätzung, wie er 1994 betonte[3]. Er sah in der Methode eine innovative Weiterentwicklung seiner Systematischen Desensibilisierung. Shapiro nannte die von ihr entwickelte Technik daher zunächst „Eye Movement Desensitization" (EMD), erweiterte diese Bezeichnung jedoch 1991 auf EMDR = Eye Movement Desensitization and Reprocessing, weil die Funktionsweise des Vorgehens nach ihrer Meinung deutlich über Dekonditionierung hinausreicht (Shapiro 2003). Insbesondere die freien

3 Workshop mit Joseph Wolpe „Fortschritte in der VT bei Angststörungen" auf dem Kongress „Evolution of Psychotherapy", Hamburg, 29.07.1994. Der Verfasser war Teilnehmer.

Assoziationsprozesse unter EMDR um das Traumaerleben herum erinnerte sie gleichwohl an tiefenpsychologisches Arbeiten mit Patienten. Seither versteht sie EMDR zunehmend als eigenständiges Verfahren, das seine Potenz auch jenseits der reinen Traumabearbeitung entwickelt. Sie entwickelte ein Manual, das sogenannte EMDR-Standardprotokoll mit acht aufeinanderfolgenden Verfahrensstufen, welches noch heute in kaum gewandelter Form in der Anwendung ist.

4.1 EMDR in der praktischen Anwendung; das Standardprotokoll

Das EMDR-Standardprotokoll, wie es im Folgenden beschrieben wird, stellt die von allen Ausbildungsinstituten gelehrte Vorgehensweise bei Traumata vom Typ I dar (siehe Tabelle 3-1). Das Trauma ist hier ein singuläres Ereignis, das sich nicht in einer Kette fortgesetzter seelischer Verletzungen einreiht. Komplexe Traumatisierungen mit zeitlich sehr ausgedehnten Schädigungen erfordern Veränderungen im Standardprotokoll (Hofmann 2006). Für die vorliegende Untersuchung bildet das Standardprotokoll in der einen Interventionsgruppe E jedoch die Arbeitsgrundlage. Komplexe Traumatisierungen, die natürlich auch bei Koronarpatienten zu einem geringen Prozentsatz auftreten müssten (siehe Tabelle 3-2), sollen bei der Untersuchungsplanung ausgeschlossen werden (siehe Abschnitt 6.3.2).

Shapiro (1998) hat für das EMDR-Standardprotokoll acht Phasen festgelegt, wobei die eigentliche charakteristische Technik der Augenbewegungen bei gleichzeitiger Erinnerung nur in den Phasen 4 bis 7 Anwendung findet:

(1) Anamnese und Behandlungsplanung
(2) Vorbereitung
(3) Bewertung
(4) Desensibilisierung (Reprozessierung)
(5) Verankerung (Installation)
(6) Körpertest (Body-Scan)
(7) Abschluss
(8) Überprüfung.

Zu Phase 1: Anamnese und Behandlungsplanung

Es gilt festzustellen, ob eine Traumasituation vorlag (vgl. Abschnitt 3.1, Diagnosekriterium A) und um welche Traumafolgestörung es sich handelt. Treten Intrusionen auf (Kriterium B), kommt es zu Vermeidungsverhalten (C), liegt Hyperarousal vor (D) und ist das Zeitkriterium (E) erfüllt? Letzteres variiert, wie schon oben beschrieben je nach Diagnosenkatalog beträchtlich und lässt daher viel Spielraum für den Behandler. Werden die Kriterien A bis D erfüllt, kann man nach einem Monat beim DSM IV schon von einer PTBS sprechen, während man bei der ICD-10 noch fünf weitere Monate auf die Diagnose Anpassungsstörung ausweichen müsste. Diese diagnostische Feinheit hat jedoch bei der weiteren Durchführung der Therapie mit EMDR keine besondere Relevanz. Mit der Erfassung früherer Traumatisierungen und der individuellen Dissoziationsneigungen sollte auf jeden Fall die Möglichkeit des Vorliegens einer komplexen Traumatisierung erfasst werden. Die deutliche Neigung zu peri- oder posttraumaischer Dissoziation kann bei anamnestischen narrativen Lücken, Derealisationserscheinungen während des Reports oder leichter Verwirrung leicht festgestellt werden. Bei Verdacht auf Dissoziationen, die Einfluss auf die Traumabehandlung haben könnten, sollte sie mit Hilfe geeigneter Skalen wie dem Fragebogen für dissoziative Erlebnisse FDS (Freyberger et al. 1999) genau erfasst werden. Für die Diagnostik der Traumafolgestörung selbst eignen sich Screeningverfahren wie die Impact-of-Event-Scale IES von Horowitz (1979, deutsch von Maercker et al. 1998) oder die Post Traumatic Stress Scale-10 PTSS-10, die Schade et al. (1998) im deutschen Sprachraum einführten.

Für EMDR werden von den Fachgesellschaften relativ wenige Kontraindikationen genannt, u.a. Psychosen, Epileptische Erkrankungen, Netzhautablösungen und Drogenabhängigkeit. In Standardlehrbüchern wird auch vor Anwendung bei schweren Koronaren Herzkrankheiten gewarnt (Hofmann 2006). Eine daher bestehende Forschungslücke soll mit dieser Arbeit geschlossen werden.

Zu Phase 2: Vorbereitung

In dieser Phase geht es um emotionale Stabilisierung des Patienten im Allgemeinen, d.h. die Eruierung von individuellen mentalen und Verhaltensressourcen des Patienten, die im Verlauf der Behandlung immer wieder fokussiert werden können, um nicht auf Dauer in einer Defizithaltung verfangen zu bleiben. Im Speziellen sollte mit jedem Patienten vor Beginn der Traumabearbeitung der sogenannte „Sichere Ort“ gefunden werden. Dieser vom Patienten gewählte imaginative Platz sollte größtmögliche subjektive Sicherheit und Ruhe repräsentieren und möglichst genau beschrieben werden können. Für den Therapeuten ist der Sichere Ort stets eine Rückzugslinie, wenn die Arbeit für den Patienten zu belastend zu werden droht oder eine Pause in der emotional anstrengenden Arbeit am Trauma gebraucht wird. In dieser Phase geht es aber auch um reale Absicherung, denn die Behandlung kann keinen Erfolg bringen, wenn sich Patienten noch real bedroht fühlen (z. B. Täterkontakt). Aktuelle Gefährdungsmomente sollten weitestgehend ausgeschlossen sein.

Bei der Arbeit mit Koronarpatienten in der stationären Rehabilitation kann man i.d.R. feststellen, dass die gemäßigte Klinikatmosphäre im Vergleich zum Akutkrankenhaushaus mit seiner sterilen Geschäftigkeit für die meisten Patienten als sicher und wohltuend erlebt wird. Nicht selten nennen die Patienten ihr Zimmer in der Rehaklinik oder einen Platz im Umfeld der Klinik als ihren persönlichen Sicheren Ort.

Zu Phase 3: Bewertung

Diese Phase lässt die Verwandtschaft des EMDRs zu den Kognitiven Verhaltenstherapien KVT erkennen. Hier zeigt sich die pragmatische Vorgehensweise von Francine Shapiro in ihrem Bemühen, ihren innovativen Ansatz nicht um jeden Preis von den sich kurz vorher oder zeitgleich entwickelnden kognitiven Vorgehensweisen abzugrenzen, sondern eine Brücke zur Integration zu anderen evaluierten Verfahren als wesentlichen Bestandteil für ihre Methode mit aufzunehmen. Für eindeutig kognitiv-verhaltenstherapeutisch ausgerichtete Wissenschaftler ist diese EMDR-Phase jedoch stets der Aufhänger, um EMDR als verkleidete Kognitive Therapie zu kritisieren. Der eigentliche Wirkfaktor sei doch nur Habituation und kognitive Umstrukturierung wie bei der KVT (z.B. Foa et al. 2003). EMDR-Forscher verweisen dann jedoch auf anders gelagerte Wirksamkeitsergebnisse (vgl. Abschnitt 4.3).

Das konkrete Vorgehen im Standardprotokoll sieht folgendermaßen aus:

Der Patient wird gebeten, das belastendste Bild der Traumasituation zu beschreiben und dann in einer Selbstbeschreibung darzulegen, wie er sich bei dieser Erinnerung selbst bewertet („... wie Sie bei dieser Erinnerung über sich selbst denken"). Ziel dabei ist es, in einfachen Sätzen den bei Traumatisierungen meistens entstandenen Fehlattributionen auf die Spur zu kommen („Ich bin geliefert", „Ich bin schuld" usw.). Zusammen mit den sensorischen Erinnerungen (Bilder, Gerüche, Töne oder Körperempfindungen) und den wiederkehrenden Affekten sollen die „negativen Kognitionen" die Traumaerinnerung aktualisieren. Später wird der Therapieerfolg auch an der subjektiven Glaubwürdigkeit von „positiven Kognitionen" validiert („Ich habe überlebt", „Ich bin wertvoll" usw.). Von Praktikern wird dieser kognitive Exkurs im Standardprotokoll jedoch nicht nur unkritisch gesehen. Manchen gilt er als unnötiger Umweg. Ziel in dieser Phase soll es nach Hofmann (2006) vor allem sein, den Patienten emotional möglichst nah an die Traumasituation heranzuführen. Daher wird diese klassische Vorgehensweise auch bei den StudienteilnehmerInnen übernommen.

Die allgemeine affektive Belastung wird zu Therapiebeginn, zuweilen auch zwischendurch, und am Ende der Behandlung mit dem oben beschriebenen SUD-Rating (subjektive Belastung auf einer Skala von 0 bis 10, 10 = unerträglich) eingeschätzt. Explizites EMDR-Ziel ist stets ein Rückgang auf den SUD von 1 bis 0. Die subjektive Glaubwürdigkeit der positiven (Gegen-)Kognitionen soll im gleichen Maße auf eine (Validity of Cognition =) VoC von 6 bis 7 ansteigen, bei einer Skala von „total unglaubwürdig" = 1 bis „vollkommen überzeugend" = 7.

Hofmann veröffentlicht in seinem Lehrbuch (2005, S. 132-133) Beispiele für häufig vorkommende negative Kognitionen und positive Alternativen (jeweils fett hervorgehoben), die ich an dieser Stelle durch koronarspezifische Kognitionsbeispiele aus den Therapien ergänze. Sie sind nach vier Grundthemen gegliedert.

Tabelle 4-1: Beispiele für Kognitionen

Negative Kognitionen	**Positive Kognitionen**
Grundthema Sicherheit/Überleben:	
Ich sterbe jetzt	***Es ist vorbei/ ich habe überlebt***
Ich bin hilflos	***Ich kann heute etwas tun***
Mein Herz zerreißt	*Mein Herz wird wieder gesund*
	Ich kann lernen, mein Herz zu schützen
Grundthema Verantwortlichkeit/Schuld:	
Ich bin selbst schuld/hätte etwas tun müssen	***Ich habe getan, was ich konnte***
Ich habe mein Herz kaputt gemacht	*Ich lerne, mein Herz zu pflegen*
Ich habe alles falsch gemacht	*Ich lerne achtsam zu sein*
Grundthema Selbstwertgefühl:	
Ich bin eine Versager	***Ich kann es schaffen***
Ich bin nicht liebenswert	***Ich bin liebenswert***
Ich bin wertlos	*Ich bin wertvoll (und herzlich)*
Ich bin jetzt ein Krüppel	*Ich bin ein wertvoller (und herzlicher) Mensch*
Ich fühle mich innerlich tot	*Ich kann meine Lebendigkeit wiederentdecken*
Ich bin körperlich ruiniert	*Ich komme wieder zu Kräften*
Grundthema Wahlmöglichkeiten:	
Ich kann nicht kriegen, was ich will	***Ich kann erreichen, was ich will/ich habe eine Chance***
Ich kann es nicht aushalten	***Ich kann damit umgehen (lernen)***
Ich werde alles verlieren	*Es gibt neue Wege*
Ich werde ein Pflegefall	*Ich werde mir wieder Freiräume schaffen*

(SUD = 0-1-2-3-4-5-6-7-8-9-10) (VoC = 1-2-3-4-5-6-7)

(erweitert in Anlehnung an Hofmann 2005)

Zu Phase 4: Desensibilisierung (Prozessierung)

Hier geht es jetzt um das mentale Durcharbeiten der Traumaerlebnisse mit Unterstützung der Augenbewegungstechnik. Das belastendste Bild der Traumasituation wird mit allen zuvor genannten Sinnesqualitäten aktualisiert (z.B. „Die Schmerzen in der Brust werden unerträglich und ich rutsche auf den Boden. Ich sehe nur die Fliesen und denke, ich sterbe jetzt."). Dabei werden auch aktuelle Körperempfindungen wie Stechen im Brustbereich oder Nackenspannung erhoben.

Dann wird sofort mit den bilateralen Stimulusreizen begonnen. In der Regel sind das die horizontalen Fingerbewegungen vor den Augen der Patienten, es können aber auch taktile Klopfreize auf die Knie oder abwechselnde akustische Reize vor beiden Ohren genutzt werden.

Abbildung 4-1: Bilaterale Augenstimulation

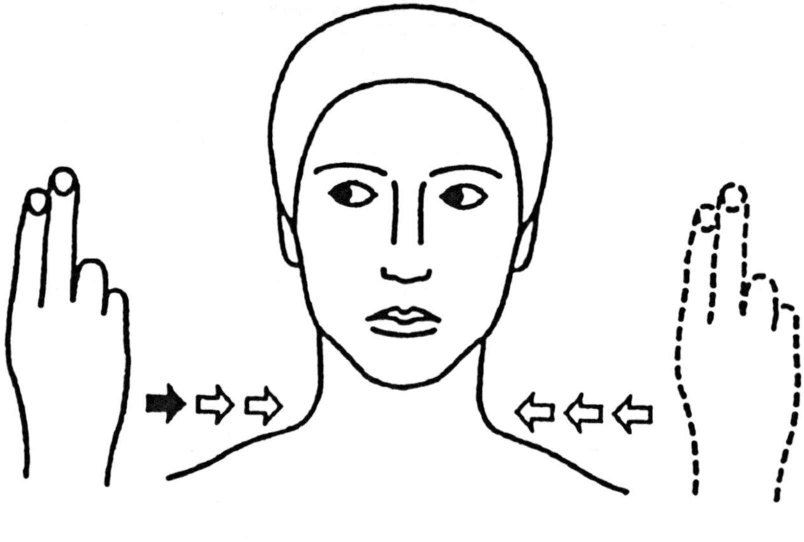

(nach Shapiro 1999, S. 99)

Der Patient wird aufgefordert an das Erlebnis zu denken und gleichzeitig mit den Augen den Fingerbewegungen des Therapeuten zu folgen. Die Finger bewegen sich ca. in Sekundentaktung 30 bis 35 cm vor dem Gesicht des Patienten.

Dieses Vorgehen wird im EMDR „Prozessieren" genannt, da angenommen wird, dass hierbei zentralneuronale Verarbeitungsprozesse aktiviert werden (Abschnitt 4.2). Das Prozessieren wird je nach Verlauf der Therapiesitzung zwischen 15 und 30 Minuten andauern.

In den meisten Fällen tauchen bei den Patienten nach kurzer Eingewöhnung Assoziationen auf, die zu Beginn sehr eng dem Traumaerleben folgen und dann zunehmend neue und mehr oder weniger detaillierte Wahrnehmungen zulassen.

Es kann dabei zu starken emotionalen (Ab-)Reaktionen kommen, wenn das Traumageschehen wiedererlebt wird. Hier wird oft Katharsis erkennbar. Nicht selten wird jedoch von den Patienten angemerkt, dass sie das ursprünglich sehr belastende innere Bild mit zunehmendem innerem Abstand wahrnehmen oder sogar Gelassenheit spüren, wo vorher starke Affekte waren.

Zu Phase 5: Verankerung (Installation)

Im Standardprotokoll ist festgelegt, dass mit den Patienten u. U. auch in mehreren Sitzungen so lange „prozessiert“ wird, bis der subjektive Belastungswert bei Erinnerung an das Traumageschehen einem SUD von 1 oder möglichst 0 entspricht und gleichzeitig die Glaubwürdigkeit der gewünschten positiven Kognition VoC bei 6 oder 7 liegt. Manchmal werden in den Sitzungen die Formulierungen der Kognitionen noch einmal neu angepasst. Diese Messlatte erscheint hoch, ist aber in der Therapie tatsächlich nicht so unrealistisch.

Wenn dieses Ziel erreicht ist und der Patient keine neuen Traumaassoziationen mehr entwickelt, dann werden das alte belastende Bild und die neue positive Kognition mental „installiert“, d.h. es werden zum Abschluss noch einige langsamere bilaterale Stimulationen zur jetzt gemilderten Erinnerung an das Traumageschehen durchgeführt. Die aktuelle Ungefährlichkeit der Erinnerung gilt dann als „verankert“, also für den Patienten dauerhaft gesichert.

Zu Phase 6:Körpertest (Body-Scan)

Der Patient wird aufgefordert, mit der inneren Wahrnehmung durch alle seine Körperteile zu „wandern“ und wenn möglich noch vorhandene Quellen des Unwohlseins zu benennen. Sollten hier weitere Missempfindungen gefunden werden, so steigt man noch einmal kurz in den Prozessierungsvorgang ein, um die Empfindungen zu lindern. Shapiro nimmt an, dass das Körperbewusstsein noch letzte unbewusste Residuen des Traumas enthalten könnte.

Zu Phase 7: Abschluss

Sollte die EMDR-Therapie bis hierhin, wie oben beschrieben, ideal verlaufen sein, ist sie beendet. Manchmal ist jedoch die Doppelsitzung von 90 min. zu kurz, der Abschluss ist dann inkomplett und in der nächsten Sitzung wird mit den verbliebenen belastenden Erinnerungen weitergearbeitet. Diese Sitzungen werden dann mit kleinen Visualisierungsritualen symbolisch beendet, um die PatientInnen für die Zwischenzeit zu stabilisieren.

Zu Phase 8: Überprüfung

In den Folgesitzungen sollte immer noch einmal wieder überprüft werden, wie stabil der Bearbeitungserfolg ist. Taucht neues bedrohliches kognitives oder psychosomatisches Material auf? Gibt es noch Flashbacks, gehäuft Albträume, unerklärliche Stimmungsschwankungen, die auf eine nicht abgeschlossene Traumabearbeitung hindeuten? SUD und VoC sollten wiederholt geprüft werden.

Shapiro nimmt an, dass die (Trauma-)Eindrücke topologisch in assoziativen Netzwerken mit gemeinsamen Bedeutungsknoten kortikal verwoben sind. Über das Prozessieren „bewegt" sich der Patient mental in diesen Netzwerken und verändert Verknüpfungen. In dieses Netz führen verschieden Assoziationskanäle, die in der Therapie unterschiedlich aktiv und zeitlich versetzt bearbeitet werden können, wobei die Arbeit an einem assoziativen Themenstrang oft auch andere Kanäle positiv beeinflusst. Daher gilt EMDR erst dann als wirklich beendet, wenn dem Patienten zu seinem Ausgangsproblem nichts mehr einfällt.

Abbildung 4-2: Therapeutische Ziel/Knoten und mögliche Arten von Assoziationskanälen

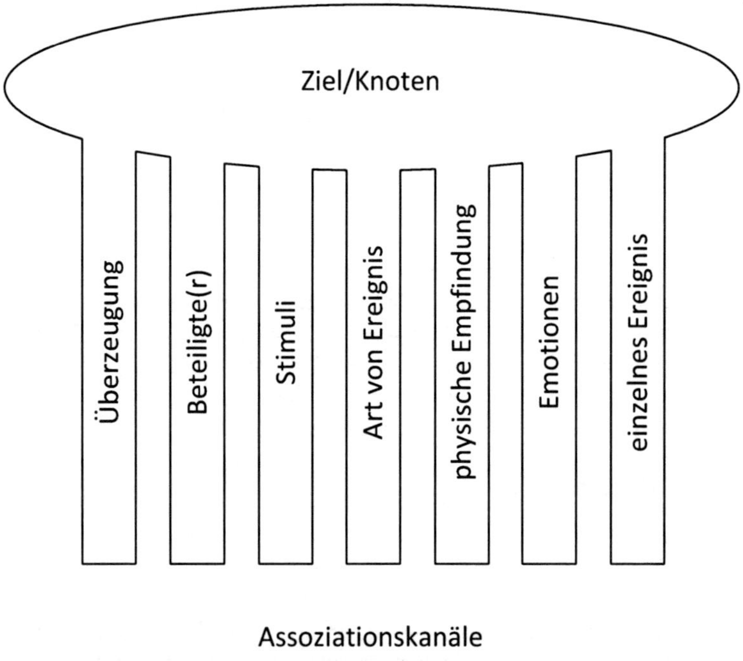

(nach Shapiro 1999, S. 99, zitiert aus ders. 1998, S. 113)

Dieser Idealzustand ist m. E. in der ambulanten Psychotherapie oft, aber nicht immer erreichbar. In der stationären Reha, die im Fall der kardiologischen AHB selbst mit Verlängerung nicht über vier Wochen hinausreicht, muss man sich zwangsläufig mit Kompromissen zufriedengeben. Das bedeutet, dass man nach kurzer diagnostischer und anamnestischer Phase von eine bis zwei Stunden sich auf wesentliche (Trauma-) Situationen beschränken muss, die dann in zwei bis drei Doppelstunden zu einem einigermaßen befriedigenden Abschluss kommen. Dieser stellt jedoch nach den oben beschriebenen strengen Kriterien von Shapiro nur einen „inkompletten" Abschluss dar, der unter günstigen Bedingungen dann am Wohnort in ambulanter Therapie fortgeführt werden sollte. Für das therapeutische Setting in der Reha ist es m. E. daher wesentlich, frühzeitig komplexe Traumatisierungen auszuschließen und sich auf Traumata vom Typ I zu beschränken. Diese Vorgaben wurden in der vorliegenden Untersuchung berücksichtigt.

Von dem hier beschriebenen Standardprotokoll gibt es eine ganze Fülle von Abwandlungen, da sich viele Therapeuten und Forscher dafür interessieren, neue Anwendungsfelder von EMDR über die reine Traumatherapie hinaus zu entdecken. Auch innerhalb des Standardprotokolls gibt es Variationsmöglichkeiten, in dem der Prozessierungsvorgang mit so genannten „Einwebungen", das sind Suggestionsformeln der Therapeuten, gelenkt wird. Oder es werden bewusst „Affektbrücken" zur Eruierung früherer (ähnlicher) seelischer Belastungen genutzt, um frühere Traumata auch mit bearbeiten zu können.

Die sogenannte „Absorptionstechnik" und das „Ressourcen-EMDR" werden zuweilen zur Stabilisierung oder zum Transfer von Therapieerfolgen genutzt, wenn das Trauma-EMDR nicht eingesetzt werden kann oder schon beendet ist.

4.2 Theorie und Wirkannahmen von EMDR

Shapiro (1998) selbst entwarf das Krankheits- und Veränderungsmodell der EMDR-Methode. Während kognitiv-behavioral geprägte Therapeuten eher die dysfunktionalen Kognitionen als Ursache für die affektive Störung sehen (vgl. Ehlers und Clark 2000), werden psychodynamisch orientierte Behandler theoriegemäß die Ursache eher in innerpsychischen Konflikten suchen (Fischer et al. 2003).

Shapiro orientiert sich mit ihrem „Adaptiven Informationsprozessierungssystem" AIP (engl. Adaptive Information Processing) hingegen eher an einem psychischen Wachstums- und Selbstheilungsprozess, wie er aus der humanistischen Psychologie (z.B. Rogers 1961; 1972) bekannt ist. Hofmann (2005) spricht daher in Anlehnung an Rogers bekannteste Therapeutenvariable von „neurophysiologischer Empathie" im EMDR-Prozess.

Das Modell der adaptiven Informationsverarbeitung geht davon aus, dass Erinnerungen in neuronalen Netzwerken aus Bildern, Emotionen, Körperempfindungen und Verhaltensmustern organisiert sind. Sie bilden die Grundlage für die sich entwickelnde Persönlichkeit eines Menschen. Erinnerungen werden mit ihren Qualitäten zu bestimmten Zeitpunkten gespeichert und passen sich dem schon ausgeformten individuellen Informationssystem an. Diese Netzwerke können aber auch problematische, wahrnehmungsverzerrende und Symptom auslösende Eigenschaften haben.

Bei einer massiven Überflutung des Individuums mit negativen emotionalen Reizen (zumeist Angst oder Ekel) kann das AIP überfordert sein und die aufgenommenen Informationen verbleiben in einem fragmentierten und rohen kortikalen Zustand. Die Erinnerungen „frieren" im so genannten impliziten Gedächtnis ein und sind dann dem expliziten oder narrativen Gedächtnis nicht mehr zugänglich. Wird solch ein fragmentiertes Traumanetzwerk an seinen „Hot Spots" durch traumaassoziierte Auslösereize (Orte, Personen, Aussagen, Düfte, Geräusche, Gedanken usw.) getriggert, wird dieses Netzwerk in Teilen oder als Ganzes wieder aktiviert und auch die aversiven Affekte treten wieder relativ zusammenhangslos und daher für das betroffene Individuum besonders erschreckend auf (siehe Abb. 4-3). Es kommt zu einer Intrusion bzw. einem Flashback.

In der EMDR-Therapie wird diese Triggerung mit bekannten Auslösereizen gezielt genutzt, um bei gleichzeitiger bilateraler Stimulation den seinerzeit unterbrochenen Adaptationsprozess wieder einzuleiten. Es setzt ein noch nicht erforschter neuronaler Prozessierungsvorgang ein, der letztlich zu einer inneren Reifung des Patienten führt, weil seine vorher zusammenhanglosen Eindrücke jetzt verständlich in seinen expliziten Wissensbestand integriert werden können.

Obwohl das AIP-Modell bis heute einen rein hypothetischen Charakter hat, ist es eher in der Lage die Charakteristika des EMDR-Prozesses zu beschreiben, als andere Denkansätze.

Die Expositionshypothese (vgl. Foa und Kozak 1986), die behauptet, dass EMDR letztlich nur seine Erfolge daraus zieht, dass es bei den Patienten zu Habituation bzw. kognitiver Umstrukturierung kommt, kann nicht erklären, dass EMDR mit weniger Expositionszeit und mit weniger dialektischem Aufwand bei den verzerrten Kognitionen in kürzerer Zeit als KVT zum Erfolg kommt (siehe Ergebnisse in Abschnitt 3.4.3 und 4.3).

Abbildung 4-3: Integrierte und fragmentierte Erinnerungen

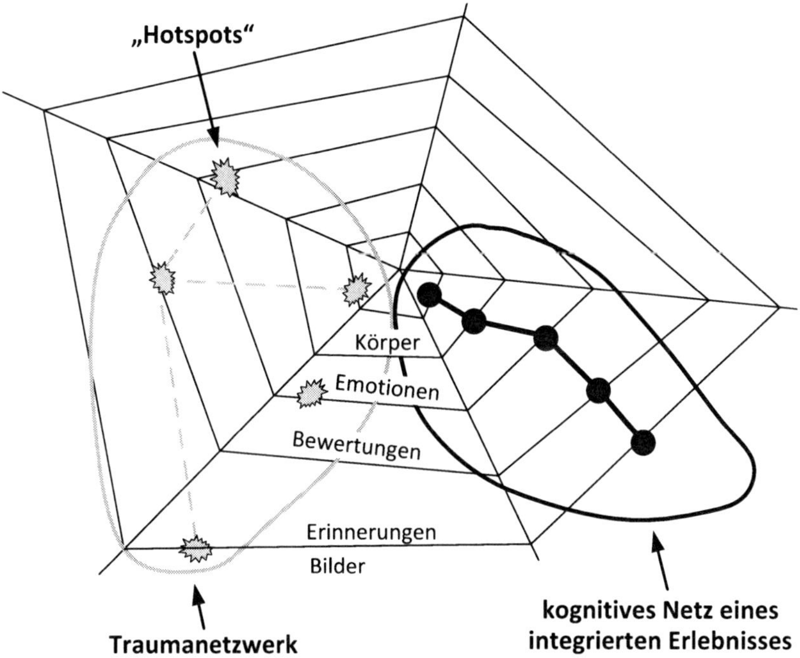

Die Hypnosehypothese behauptet, dass EMDR mit der bilateralen Stimulation einen tranceähnlichen Bewusstseinszustand einleitet und die positive Wirkung letztlich auf Suggestionen des Therapeuten zurückzuführen sind. Entsprechende Untersuchungen der Gehirnwellen während beider Therapieformen konnten diese Annahme widerlegen (Nicosia 1995). EMDR-Patienten sind deutlich wacher und reagieren auf nicht passende Suggestionen der Therapeuten z.B. bei „kognitiven Einwebungen“ kritischer (Shapiro 1998).

Die REM-Hypothese passt hingegen gut zum AIP-Modell. Die induzierten schnellen horizontalen Augenbewegungen im EMDR führten schon bald nach Entdeckung des Verfahrens zu Analogien mit den „Rapid-Eye-Movements“, die Menschen, wie auch andere Säugetiere, in mehreren Phasen im Schlaf vollführen. Diese Hypothese wird von dem Harvard-Schlafforscher Robert Stickgold untersucht (Stickgold et al. 2001; Stickgold 2002 und 2008):

Bei PTBS wären der REM-Schlaf und der Acetylcholinmechanismus, der den Transfer neokortikalen Materials während der Träume in den Hippocampus befördert, gestört. Umgekehrt wird daher angenommen, dass unter EMDR die Acetylcholinproduktion wieder erhöht wird und der Informationsfluss zwischen

Kortex und Hippocampus somit intensiviert wird. Möglicherweise sei dies ein Hinweis auf ein neurobiologisches Korrelat zum AIP, das es noch genauer zu beforschen gilt.

Kognitionspsychologen zeigen in neueren Experimenten, dass anspruchsvolle Denkprozesse von automatischen sakkadischen Augenbewegungen begleitet werden, die schwer willentlich zu unterbrechen sind, ohne die Problemlösung nachteilig zu beeinflussen. Sie vermuten, dass auf diese Weise der Informationsfluss zwischen den Hemisphären gesteigert wird und Denkprozesse beschleunigt werden (Ehrlichman und Micic 2012). Auch diese Ergebnisse fügen sich in das AIP-Modell ein.

4.3 Wirksamkeit von EMDR

Die Wirksamkeit von EMDR kann unter dem Gesichtspunkt des Nachweises postulierter Prozesse analog dem AIP von Shapiro als auch im Hinblick auf die Effektivität bzgl. des therapeutischen Outcomes allgemein und im Vergleich zu anderen PTSD-Therapien im speziellen geprüft werden.

4.3.1 Wie funktioniert EMDR?

Gunter und Bodmer (2009) versuchen eine Bestandsaufnahme neuerer Untersuchungen, die Licht in die Funktionsweise des EMDR-Prozesses bringen wollen. Auch sie verweisen bzgl. der generellen Wirkung von schnellen Augenbewegungen (REM) auf die oben beschriebenen Forschungsergebnisse von Stickgold et al. (2001; Abschnitt 4.2). In ihrer Betrachtung fokussieren sie jedoch besonders auf den Aspekt der geteilten Aufmerksamkeit (dual task oder divided attention), der beim EMDR durch die Aufforderung an ein (traumatisches) Ereignis zu denken und gleichzeitig den Fingerbewegungen des Therapeuten zu folgen, provoziert wird.

Untersuchungen hierzu erbringen folgende Ergebnisse:

EMDR-Prozessierung (damit sind die induzierten Augenbewegungen gemeint) senkt die Herzschlagrate und Hautleitfähigkeit und erhöht die Fingertemperatur, leitet also eine Entspannungsreaktion ein (siehe auch Sondergaard und Elofson 2008; Sack et al. 2008). Dieses Ergebnis isoliert betrachtet, spräche für die oben beschriebene erste Annahme von Shapiro, dass EMD(R) reziproke Hemmung a la Wolpe sei (siehe Abschnitt 4). Daher müssen Auswirkungen auf weitere, mentale Prozesse betrachtet werden, z.B. das Arbeitsgedächtnis, welches in der Traumatherapie besonders gefordert ist.

So konnten Andrade et al. (1997) zeigen, dass die Unterbrechung des Arbeitsgedächtnisses dazu führt, dass unangenehme Erinnerungen weniger lebendig und emotional sind. Dieser Effekt ist jedoch nur wirksam, wenn die Unterbrechung während des aktiven Erinnerungsprozesses erfolgt. Gunter und Bodner (2008) konnten diese Effekte unter EMDR-Bedingungen replizieren. Maxfield et al. (2008) belegten, dass der Distanzierungseffekt bei schnellen Augenbewegungen stärker auftrat als bei langsamen Bewegungen. Sie fanden auch heraus, dass unter EMDR-Bedingungen vermehrt Erinnerungen aus dem expliziten episodischen Gedächtnis auftraten, die die Traumasituation weiter zu erhellen und zu lindern vermochten.

Lee et al. (2006) konnten in Experimenten zeigen, dass Traumadistanzierung unter EMDR-Bedingungen zu besseren Erfolgen führte, als Distanzierung mittels einfachen kognitiven Distanzierungsmethoden, wie sie z.B. bei Prolonged Exposure eingesetzt werden. Dieses Ergebnis spricht gegen die noch immer häufig vertretene These, EMDR sei lediglich verlängerte Exposition.

EMDR scheint die Aufmerksamkeitsflexibilität zu verbessern, was wiederum Training für das Arbeitsgedächtnis darstellt und seine Verarbeitung von alten isolierten Traumaerinnerungen fördert (Kuiken et al. 2002).

Gunter und Bodner (2009) referieren noch viele weitere Forschungsansätze, z. B. zu positiven Effekten erhöhter Hemisphärenkommunikation und kommen schließlich zu dem Ergebnis, dass EMDR weit über Entspannung und Habituation hinaus das Arbeitsgedächtnis aktiviert und zur Neukonsolidierung fragmentierter Traumerinnerungen führt, die den Betroffenen zu einem distanzierteren Umgang mit den Erlebnissen verhilft. "... the dual-task component of EMDR disrupts a memory image in working memory, which in turn leads the patient to feel a greater sense of distance from the associated traumatic experience. Disruption in working memory and associated distancing may constitute the beneficial memory reprocessing that is said to take place in EMDR, and such reprocessing may produce concomitant psychophysiological changes." (ebd., S. 167).

Auch in Deutschland wird aktuell intensiv an der Frage geforscht, wie EMDR durch Aktivierung des Parasympathikus Speicherprozesse im Gehirn beeinflusst und wie es dem Arbeitsgedächtnis den Zugriff auf Erinnerungsfragmente im expliziten Gedächtnis erleichtert (Sack et al. 2008). Die Arbeitsgruppe um Martin Sack an den Universitäten München und Gießen führt derzeit eine von der Deutschen Forschungsgemeinschaft DFG geförderte randomisiert-kontrollierte Studie hierzu durch. Laufzeit ist bis Ende 2012 (www.martin sack.de).

Fazit: Shapiros AIP-Modell ist zwar weiterhin ein relativ spekulatives Arbeitsmodell, welches aber in den letzten Jahren zahlreiche Forscher dazu angeregt hat, die neurophysiologische Wirkungsweise von EMDR jenseits von kognitiv-behavioralen Erklärungsansätzen zu erhellen. Die große Menge von wissenschaftlichen Aufsätzen in den letzten fünf Jahren hierzu legt die Annahme nahe, dass dieses Forschungsfeld noch sehr fruchtbar zu werden scheint. Vielleicht stellt der originelle Zufallsfund EMDR heute schon einen wichtigen Zugang zum weiteren Verständnis der Funktionsweise unseres Gehirns dar.

4.3.2 EMDR im Therapieverfahrensvergleich

EMDR ist, trotz seiner relativen Neuartigkeit, eine mittlerweile international wissenschaftlich anerkannte Behandlungsmethode. Die Begründerin, Francine Shapiro, erhielt mehrere Auszeichnungen amerikanischer Fachverbände u. a. der APA (American Psychological Association) 1997, der ISTSS (International Society for Traumatic Stress Studies) 2000 und 2002 den Siegmund-Freud-Preis der Stadt Wien (www.wikipedia.com). Dieses hat sie auch ihrer Weitsicht zu verdanken, schon kurz nach der Entwicklung ihrer Methode, selbst Evaluationsstudien durchgeführt und weitere Untersuchungen angeregt zu haben.

Van Etten und Taylor erregten 1998 mit ihrer Meta-Analyse Aufsehen, mit welcher sie zum einen eine sehr große Anzahl hochwertige Vergleichsuntersuchungen, wobei EMDR gegen andere Verfahren und/oder Kontrollgruppen getestet wurde, zusammentrugen und zum zweiten feststellten, dass die Ergebnisse EMDR eine gleich gute Effektivität wie der Kognitiven Verhaltenstherapie bescheinigten, jedoch bei geringerem therapeutischen Aufwand. Diese Ergebnisse werden durch Reviews neuerer Studien (Wagner 2004; Maercker 2009d) untermauert. Während die durchschnittlichen Effektstärken bei Van Etten und Taylor (1998) noch bei $d = 1,4$ liegen, was auch schon als sehr gut bewertet werden kann, steigen sie in neueren Untersuchungen für KVT und EMDR auf über $d = 1,7$ (vgl. Tab. 3-3).

Der Wissenschaftliche Beirat Psychotherapie (WBP), der nach § 11 des PsychThG im Auftrage von Bundesärztekammer und Bundespsychotherapeutenkammer die Wirksamkeit psychotherapeutischer Verfahren in Deutschland prüft, hat am 06.07.2006 sein Gutachten zur wissenschaftlichen Anerkennung von EMDR veröffentlicht (www.wbpsychotherapie.de) und die Methode für die Behandlung von Posttraumatischen Belastungsstörungen anerkannt. Die Wirksamkeit wird in diesem Gutachten begründet mit Dekonditionierung von Angstauslösereizen (also der Habituationseffekt bei Exposition), der Einleitung einer Entspannungsreaktion bei der bilateralen Stimulation (d.h. der reziproken Hemmung) und der Auslösung einer Koppelung von Orientierungsreaktion und parasympathischer Stimulierung. Dabei wurden nach den strengen Kriterien des Ausschusses acht von eingereichten 21 randomisierten Studien mit traumatisierten Erwachsenen anerkannt. Von den sechs randomisierten Studien mit Kindern und Jugendlichen wurde jedoch nur eine Studie akzeptiert. Alle untersuchten Studien sind in dem Gutachten veröffentlicht.

In Deutschland bekommt eine Therapiemethode die höchste Anerkennung, wenn sie vom Gemeinsamen Bundesausschuss der Ärzte, Zahnärzte, Psychotherapeuten und Krankenkassen G-BA als dem höchstem Selbstverwaltungsgremium für die Gesetzlichen Krankenkassen zugelassen wird: die sozialrechtliche Anerkennung nach § 92 des Sozialgesetzbuches Fünftes Buch (SGB V). Sie würde für 70 Millionen gesetzlich Versicherte in Deutschland gelten. Sozialrechtlich zugelassene Verfahren sind aktuell nur die Verhaltenstherapie, die tiefenpsychologisch orientierte Therapie und die Psychoanalyse.

Das offizielle Anerkennungsverfahren für EMDR wurde im Februar 2001 eingeleitet und die erstrebte Anerkennung wird von den EMDR-Fachverbänden begründet (vgl. EMDRIA 2011). In dem Antrag wird darauf hingewiesen, dass EMDR im Vergleich zu den gleich wirksamen kognitiv-behavioralen Therapien eine signifikant geringere Zahl an Behandlungssitzungen erfordert, dass keine Hausaufgaben wie bei KVT nötig sind und dass „die Zahl der patienteninduzierten Arztbesuche in der Nachuntersuchung signifikant niedriger ist (…)“ (ebd., S. 20).

Van Etten und Taylor (1998) kamen z.B. bei ihrem Studienvergleich zu dem Ergebnis, dass EMDR-Therapien im Durchschnitt mit 4,6 Behandlungssitzungen gegenüber den Verhaltenstherapien mit 14,8 Sitzungen zeitökonomisch deutlich überlegen waren. Der Therapieeffekt unterschied sich bei ihnen hingegen nicht signifikant.

In dem Positionspapier zur Bedeutung von psychosozialen Faktoren in der Kardiologie der Deutschen Gesellschaft für Kardiologie fordern Ladwig et al. (2008) u.a. die Behandlung der depressiven Koronarpatienten mit SSRI-Antidepressiva (Abschnitt 2.3.1). Für die vorliegende Untersuchung war es daher von Interesse, ob Depressionen, die möglicherweise auf ein Erkrankungstrauma zurückzuführen sind, nicht effektiver mit einem entsprechend angepassten Traumaverfahren behandelt werden sollten. Daher stellt sich hier natürlich auch die Frage, wie effektiv ist EMDR im Vergleich zur Wirkung von SSRI?

Van der Kolk et al. (2007) gingen der Frage nach, ob die oben referierte EMDR-Effektivität bei 88 schwer traumatisierten PatientInnen (83% Frauen, 42,1% Missbrauchserfahrungen, 22,1% schwere Gewalterlebnisse, 15,9% schwere Verletzungen) im Vergleich zu Antidepressivagabe standhalten kann. Die randomisiert aufgeteilten PatientInnen erhielten entweder über acht Wochen EMDR oder Fluoxetin oder Placebo. Alle drei Gruppen zeigten durchschnittlich verminderte Symptome, drei Viertel der Teilnehmer verloren vorübergehend die PTSD-Diagnose. Interessant ist das Ergebnis nach sechs Monaten, wo 57% der EMDR-PatientInnen weiter symptomfrei sind, aber keine in anderen Gruppen.

In einer Zusammenstellung von Meta-Analysen konnten Flatten et al. (2004b) für die Pharmakotherapie teilweise vergleichbare Effektstärken wie bei EMDR und KVT finden, zumeist war die Wirkung aber nur auf einige Symptome begrenzt und nur für die Dauer der Behandlung effektiv.

Nachhaltige Wirkung verspricht demnach nur spezielle Psychotherapie und bislang hebt sich EMDR durch Effektivität und Behandlungsökonomie von den anderen Verfahren ab.

4.4 EMDR mit Koronarpatienten

Ich habe diese Untersuchung 2005 konzipiert, da ich anlässlich meiner Ausbildung in Psychotraumatologie feststellte, dass es außer Kontrainindikationshinweisen in Lehrbüchern (Shapiro 1998; Hofmann 2006) zur Anwendung von EMDR bei instabiler Koronarer Herzkrankheit keine Erfahrungen gab, wie sich frühzeitige Traumatherapie bei Patienten kurz nach Akutem Myokardinfarkt auswirkt.

Ich arbeite seit 1991 schwerpunktmäßig mit KoronarpatientInnen in der stationären Rehabilitation. Die PatientInnen erscheinen i.d.R. zwei bis drei Wochen nach einem ernsten kardialen Zwischenfall oder einer Herz-OP in der Anschlussheilbehandlung (siehe Kapitel 2). Viele dieser PatientInnen werden von den behandelnden ÄrztInnen an den Psychologischen Dienst der Klinik weiterverwiesen, weil sie einen verstörten Eindruck machen. Der plötzliche, schmerzhafte und beängstigende Herzinfarkt, die Rettungsmaßnahmen, die Behandlung mit dem Herzkatheter und die Intensivstation vermitteln einem Menschen, der sich vielleicht Tage zuvor noch vollkommen herzgesund wähnte, den Eindruck in großer Gefahr zu sein und dem Tod knapp entronnen. Akute Belastungsreaktionen und Anpassungsstörungen sind daher nachvollziehbar. Diese PatientInnen sind auffällig ängstlich und niedergeschlagen und können von den Angeboten der Reha nur bedingt profitieren, da sie noch ganz am Anfang der Krankheitsverarbeitung stehen und sich mental noch gar nicht auf eine gesundheitsbewusste Lebensgestaltung ausrichten können. Sie sind oft noch zu sehr damit beschäftigt, der verlorenen Gesundheit nachzutrauern. Der notwendige Behandlungsoptimismus, der für eine Lebensstiländerung bei einer chronischen Erkrankung notwendig ist, stellt sich oft erst in der letzten der üblichen drei AHB-Wochen ein. Das ist zu kurz für eine nachhaltige edukative Beeinflussung.

Daher lag der Gedanke nahe, mit Hilfe eines effektiven Verfahrens, die Patienten schneller aus ihrer „Trauma-Agonie“ zu holen und sie für neue Erfahrungen zu öffnen.

2010 erschien in der Internetrecherche, die ich bis Mitte 2012 regelmäßig durchführte, ein Hinweis der Francine Shapiro Library der Northern Kentucky

University (www.emdr.nku.edu/emdr_subject.php?subject=Heart%20Attack) auf ein Referat eines österreichischen Psychologen, Alexander Utz, der über seine praktischen Erfahrungen mit EMDR bei Herzinfarktpatienten berichtet. Er weicht vom EMDR-Standardprotokoll ab, um die Technik für Koronarpatienten weniger emotional belastend zu gestalten. Positive Kognitionen (im Sinne von Heilungsvisionen) werden von ihm in dem Mittelpunkt der Behandlung gestellt und er verzichtet auf die Augenbewegungen. Stattdessen lässt er die PatientInnen sich selbst bilaterale taktile Stimulationen zufügen. Diese Technik, genannt „butterfly hug", wurde als Ressourcen-Methode für von Erdbeben traumatisierte Kinder in Mexiko entwickelt (nach Hofmann 2006). Veränderungsdaten werden von Utz nicht genannt.

Erst im Februar 2011 wurde die erste Studie veröffentlicht, die sich konkret mit der Behandlung von Posttraumatischem Stress bei Herzinfarktpatienten beschäftigte (Shemesh et al. 2011). Ziel war es, die Verträglichkeit der Kognitiven Verhaltenstherapie und ihrer Technik, der In-Sensu-Exposition (Imaginal Exposure IE), zu überprüfen. Hier bestand zuvor die Sorge, dass der Einsatz dieser Techniken für Herzinfarktpatienten zu strapaziös sein könnte. 60 traumadiagnostizierte Herzinfarktpatienten wurden einer Interventionsgruppe und einer Kontrollgruppe randomisiert zugeordnet. Die Interventionsgruppenpatienten erhielten drei bis fünf Sitzungen mit IE und die KontrollgruppenteilnehmerInnen eine bis drei Sitzungen mit edukativer Ausrichtung. Ergebnis: beide Vorgehensweisen unterschieden sich nicht signifikant hinsichtlich des Blutdrucks, der Depressions- und Trauma-Werte. Die Autoren ziehen den bescheidenen Schluss, dass IE für Koronarpatienten physiologisch und psychologisch nicht zu belastend sei.

Ebenfalls im Februar 2011 wurde die erste Untersuchung zur Behandlung von Koronarpatienten mit EMDR veröffentlicht (Arabia et al. 2011). Sie soll hier detaillierter beschrieben werden, da das Vorgehen der ForscherInnen der hier beschriebenen Untersuchung ähnelt.

42 Herzinfarkt-PatientInnen einer italienischen Klinik wurden ausgewählt, wenn sie auf der Traumaskala IES-R einen Rohwert von über 22 angaben. Die 14 Frauen und 28 Männer waren mit durchschnittlich 63 Jahren deutlich älter als die TeilnehmerInnen der vorliegenden Studie. Sie wurden nach Eingangsreihenfolge (per Zufall) einer von zwei Behandlungsgruppen zugeordnet: entweder einer EMDR-Therapie oder einer kognitiv-behavioralen Behandlung mit Imaginal Exposure, jedoch ohne Hausaufgaben, um im Aufwand mit EMDR vergleichbar zu sein. Beide Behandlungsformen liefen über vier Wochen mit zwei 45-min-Sitzungen pro Woche. Gemessen wurden zu drei Zeitpunkten (Anfang und Ende der Behandlung und sechs Monate Follow up) die Traumasymptomatik, die Depressivität und Ängstlichkeit (Testverfahren: Impact-of Event-Scale IES-R, Beck-Depression-Inventory BDI und dem State-Trait-Anxiety-Inventory

STAI). Die Therapeutin für beide Gruppen war eine in beiden Verfahren ausgebildete Psychologin.

Bei der ersten Nachuntersuchung zum Ende der Therapien zeigten sich beide Verfahren erfolgreich mit dem Unterschied, dass die Angstreduktion bei IE nicht signifikant ist und EMDR noch positivere Veränderungen zeigt.

Die Autoren erwähnen, dass ihre Untersuchung gemeinsam mit der oben beschriebenen Studie von Shemesh et al. (2011), die einzige ihnen bekannte Arbeit zu Traumatherapie bei Infarktpatienten sei.

Insgesamt ist ihr Ergebnis ermutigend, denn EMDR wurde in der Standardform angewandt und es werden keine negativen Vorkommnisse erwähnt. Zumindest im Umfeld von kardiologischen Abteilungen scheint es vertretbar zu sein, mit dieser Patientengruppe traumatherapeutisch zu arbeiten. EMDR führt dabei zu besseren Ergebnissen als IE/KVT und beide Interventionen zeigen deutlichere Verbesserungen als in der Studie von Shemesh et al. (2011), bei der jedoch auch die Interventionsdichte geringer war. Dafür fehlt in der Studie von Arabia et al. (2011) eine Kontrollgruppe zur Abgrenzung der Therapieeffekte gegenüber Spontanremission. Diese Studie ist ein reiner Variantenvergleich. Die Autoren kritisieren selbst das Fehlen von physischen Gesundheitsvariablen und fordern diese, wie auch größere Stichproben für Folgeuntersuchungen. Sie zeigen sich dennoch überzeugt, dass EMDR, mehr als KVT, eine gut vertretbare, emotional verträgliche und auch behandlungsökonomische Psychotherapieform für Patienten nach akutem Herzinfarkt sei.

In Abschnitt 10.2 werden beide Studien mit der vorliegenden Untersuchung verglichen.

Lehner (2011) nimmt die Ergebnisse beider Studien zum Anlass, EMDR als ressourcenverstärkende Technik in jeweils 2-3 Sitzungen in einer kardiologischen Rehaklinik einzusetzen. Sie ist der Ansicht, dass das Setting einer Rehaklinik nach dem Aufenthalt in einer Akutklinik in hohem Maße beruhigend und stabilisierend wirkt, so dass dieser Effekt mit dem Einsatz von EMDR noch verstärkt werden kann und zur positiven Vorsatzbildung bei den Koronarpatienten genutzt werden sollte.

5. Methodisches Vorgehen in der Rehabilitationsforschung

Deutschland hat eine historisch gewachsene Rehalandschaft mit einem Schwerpunkt auf der stationären Rehabilitation (früher „Kur"). Nach mehreren gesetzlichen Einschnitten in den 1990er Jahren, wie der Verkürzung der durchschnittlichen Klinikaufenthaltszeit, der Einführung einer Tagessatzzuzahlung der Rehabilitanden und der Erhöhung der Indikationsschwelle, steht sie zunehmend unter Legitimationsdruck gegenüber den Kostenträgern, den Sozialversicherten und den Steuerzahlern. Der Sachverständigenrat für die Konzertierte Aktion im Gesundheitswesen (1995) fordert in seinem Sondergutachten mehr Ergebnisorientierung im Gesundheitswesen.

Wie steht es um die Effektivität der stationären kardiologischen Rehabilitation?

Die Bielefelder Arbeitsgruppe um Bernhard Badura (Grande et al. 2002, siehe auch Abschnitt 2.1) verglich in den Jahren 1992 bis 1996 in ihrem „Modellprojekt Kardiologische Rehabilitation" die Ergebnisse von ambulanter mit stationärer Rehabilitation hinsichtlich des körperlichen Gesundheitszustandes (Gesamtcholesterin, systolischer Blutdruck, kardiale Ereignisse), der Verhaltensmodifikation (Stressreduktion, Raucherentwöhnung), der Lebensqualität (Depressivität und Wohlbefinden) und der Erwerbstätigkeit. Es wurden 353 PatientInnen und ihre ÄrztInnen befragt. Der Drop-out der PatientInnen nach drei Jahren lag lediglich bei 24%.

Die Ergebnisse sind aber insgesamt auf längere Sicht eher ernüchternd. Beide Versorgungsformen unterscheiden sich in ihren Rehabilitationsergebnissen kaum. Die stationäre Anschlussheilbehandlung verzeichnet leicht positivere Veränderungen bei der körperlichen Leistung und subjektiv erlebten Beeinträchtigung. In einem Detail unterscheiden sich die beiden Versorgungsformen jedoch deutlich. Nach drei Jahren bezeichnen sich von den ehemaligen Rauchern aus der stationären Reha 82% als Nichtraucher, während es bei der ambulanten Reha nur 53% sind.

Zusammenfassend bewerten die Autoren die Langzeitwirkung von stationärer wie ambulanter Reha als nicht sehr nachhaltig. Sie waren jedoch in der Lage, besonders gefährdete Risikogruppen zu identifizieren. Die Mortalität steht in der untersuchten Stichprobe in signifikantem Zusammenhang mit schlechterem anfänglichem Gesundheitszustand und, was nicht sehr verwundert, höherer Depressivität. Andere Prädiktoren wie soziale Integration erreichen nicht das Signifikanzniveau. „Eingeschränkte Leistungsfähigkeit“ scheint sich erst nach der eigentlichen Rehaphase (stationär wie ambulant) auf die psychosoziale Befindlichkeit auszuwirken. Jüngere PatientInnen sind langfristig stärker durch die Minderung ihrer Lebensqualität betroffen. Sehr depressive PatientInnen profitieren in beiden Gruppen zu allen Zeitpunkten besonders wenig von der Reha.

Die Forschergruppe bemängelt die „mangelhafte Treffsicherheit“ der Interventionen in beiden Rehaformen. Sie sprechen auch von „therapeutischem Aktivismus“ (ebd., S. 223), also wenig zielgruppenorientierter Behandlung. Es müssten schon zu Beginn der Rehabilitation bei den Patienten „Risikokonstellationen“ identifiziert werden und dann sollte in der weiteren Behandlung eine gezielte Konzentration auf Ressourcen dieser Risikopatienten erfolgen.

Faller und Lang (2006) fordern daher auch in ihrem Medizinlehrbuch für die tertiäre Prävention, also Rehabilitation, die konsequente Anwendung sozialpsychologischer Motivationsmodelle, bei denen individuelle Risikofaktoren, Vulnerabilitäten und subjektive Bewältigungseinschätzungen (Handlungswirksamkeit, Selbstwirksamkeit) erhoben werden und in die Therapieplanung einfließen sollten. Edukative Maßnahmen seien wichtig, aber die psychische Komorbidität sei hoch (sie heben dabei die Koronarerkrankungen hervor) und daher müsse individualisiert erst „Reha-Motivation“ aufgebaut werden. Sie verweisen auf die transaktionale Stressbewältigungstheorie von Lazarus (1991). Wenn man Krankheitsverarbeitung in seinem Sinne als Coping verstünde, sei eine gezielte Einflussnahme sowohl auf die primäre subjektive Bewertung der Krankheitseinschränkungen (Primary Appraisal), als auch bei den Handlungserwartungen (Secondary Appraisal) beim Rehabilitanden notwendig.

Der Trend in der modernen Reha geht jedoch immer mehr zu standardisierten Gruppenseminaren mit rein edukativem Charakter. Individuelle Unterschiedlichkeiten können dort nur sehr begrenzt bearbeitet werden. Psychotherapeutische Einzelbehandlung kann nur in wenigen Einzelfällen erfolgen (siehe Bundesarbeitsgemeinschaft Rehabilitation [BAR] 1997 und Deutsche Rentenversicherung 2007).

Auch Faller und Lang (2006) kritisieren den Mangel an speziellen randomisierten Studien in der deutsche Rehabilitation und führen es darauf zurück, dass die Kostenträger in Deutschland überwiegend die Rentenversicherungen sind, die primär das Ziel Wiederherstellung der Arbeitsfähigkeit haben. Sie plädieren dafür, den Blick auf die Verringerung von Krankheitsfolgen und Krankheitskosten auf den weiteren gesellschaftlichen Kontext auszudehnen.

5.1 Forschungsansätze in der Rehabilitationsforschung

Mehr als in jedem anderen medizinischen Feld treffen in der Rehabilitation medizinische, psychologische und soziale Aspekte von Krankheit und Krankheitsfolgen aufeinander, was wiederum bei der Reha-Forschung vielfältige Möglichkeiten methodologischer Zugänge bietet (Waldmann 2000). Als übergeordnete Forschungsfelder in der Reha kann man die Strukturforschung, die Prozess- und Ergebnisforschung ausmachen. Reha-Forschung ist daher oft interdisziplinär und integrativ im Hinblick auf den gesellschaftlichen Kontext.

Bei der Erforschung der kausalen Wirkung des Rehabilitationserfolges bestimmter Patientengruppen oder bestimmter Therapien bedarf es in der Regel eines empirisch-experimentellen Zuganges. Qualitative Studien hingegen dienen in der Vorbereitung dem Prozessverständnis und zur Ausbildung von Heuristiken. Meta-Analysen (z. B. Tabelle 3-3) verhelfen der fachwissenschaftlichen Community in gut beforschten Feldern zur Übersicht bei der Integration der vorliegenden vielfältigen Studienergebnisse. Sie beschreiben den jeweiligen Forschungsstand.

Auch in der Reha-Forschung gilt nach Faller et al. (2000) die randomisierte kontrollierte Studie als „Goldstandard", obgleich reine Randomisierung wie in Pharmastudien nach Weis (2000) in der Rehabilitation sozialrechtlich nicht realisierbar ist. Die wissenschaftliche Evidenz (d. h. die externe Validität) von Forschungsergebnissen orientiert sich heute weitgehend im Konsens an den so genannten Cochrane-Kriterien (in Deutschland: http://www.cochrane.de/de/evidenzempfehlung):

Stufe Ia: wenigstens eine systematische Metaanalyse auf Grundlage von methodisch hochwertigen, randomisierten kontrollierten Studien (= Randomized Controlled Trial RCT)
Stufe Ib: wenigstens eine ausreichend große methodisch hochwertige RCT
Stufe IIa: wenigstens eine hochwertige Studie ohne Randomisierung
Stufe IIb: wenigstens eine hochwertige Studie vom Typ einer quasiexperimentellen Studie
Stufe III: mehr als eine methodisch hochwertige nichtexperimentelle Studie
Stufe IV: Meinungen und Überzeugungen von angesehenen Autoritäten; einer Expertenkommission
Stufe V: Fallserien, Expertenmeinungen

Verblindete Studien oder gar Doppelblindstudien, wie sie in der Pharmaforschung als höchster Qualitätsstandard die Regel sind, können in der psychotherapeutischen Wirksamkeitsforschung nicht realisiert werden, da der Methodeneinsatz im Gegensatz zur Medikamentengabe sowohl für die Patienten, als auch Ärzte und Therapeuten nicht intransparent gestaltet werden kann. Auch Placebotherapien sind bei

Psychotherapievergleichen kaum arrangierbar, selbst wenn man die ethische Bewertung außer Acht ließe.

Über die Randomisierung, d.h. die zufällige Zuordnung der Patienten zur Experimental- und Kontrollgruppe, bzw. zu mehreren Interventions- oder Placebogruppen, soll gewährleistet werden, dass systematische Störeinflüsse weitestgehend ausgeschlossen werden können. Störvariablen könnten in der Rehaforschung z. B. sein:

- die (un-)bewusste Zuordnung nach Schwere der Erkrankung, d.h. Ärzte weisen die vermeintlich bedürftigeren Patienten in die Interventionsgruppe mit der vermeintlich besseren Therapie
- die Wahl der Intervention durch die Patienten selbst. Sie könnte systematische Selektionseffekte hinsichtlich der Motivation nach sich ziehen, z.B. die Wahl eines „neuartigen" oder „bewährten" Verfahrens.

In der Rehabilitationsklinik ist eine zweifelsfreie Randomisierung kaum umsetzbar, da sie, wenn sie in der gleichen Patientenkohorte stattfinden soll, mit der Gefahr erkauft wird, dass sich Patienten außerhalb der Therapien begegnen und über ihre Erfahrungen kommunizieren. Die Alternative, die Interventionen zeitgleich in verschiedenen Kliniken stattfinden zu lassen, ist wiederum mit anderen Störeinflüssen konfundiert. Daher sind viele Untersuchungen aus dem Bereich der stationären Reha eher pseudorandomisiert und somit können deren Versuchspläne auch als quasi-experimentell bezeichnet werden. Die gewissenhafte Zuordnung der Patienten zu den Treatments wird also auf eine Weise geschehen, die anstreben wird, systematische Fehler, soweit erkennbar, möglichst gering zu halten. Eine mögliche Vorgehensweise ist die Zuordnung von zeitlich versetzten Kohorten (in der Reha: Anreisegruppen) zu den Studiengruppen. Eine nachträgliche Kontrolle der erkannten Störvariablen (z. B. Alter, Geschlecht etc.) durch gematchte Gruppen, als alternative Kontrollmöglichkeit, ist auf diese Weise ausgeschlossen. Sie können allenfalls in die nachträgliche Bewertung einfließen und sollten beim Ergebnis diskutiert werden. Besondere Aufmerksamkeit ist dort von Nöten, wo Versuchsplanung und Studienleitung in einer Hand liegen, was wahrscheinlich bei kleinen Studien eher die Regel als die Ausnahme ist. So auch in dieser Untersuchung.

Wir stoßen hier auf eine grundsätzliches Dilemma der Evaluationsforschung: je eindeutiger die Störvariablen identifiziert und kontrolliert werden können, desto sicherer können kausale Wirkanalysen erfolgen; die interne Validität ist hoch. Je mehr sich die Untersuchungsbedingungen der Therapierealität annähern (z.B. die Komorbidität einschließen oder Methodenvariabilität zulassen), desto unsicherer werden Kausalaussagen, aber möglicherweise sind die Ergebnisse übertragbarer in die Praxis; externe Validität ist gegeben.

Faller et al. (2000, S. 275) stellen dieses Dilemma in Anlehnung an Seligman (1995) tabellarisch so dar:

Tabelle 5-1: Merkmale von experimentellen Therapiestudien und klinischer Praxis im Vergleich

Experimentelle Therapiestudie	**Klinische Praxis**
„Efficacy“	**„Effectiveness“**
Homogene Stichproben, enge Ein- und Ausschlusskriterien	Multiple Diagnosen, Komorbidität
Randomisierte Zuweisung der Studienteilnehmer zu Experimental- oder Kontrollgruppe	Klinische Indikation, Selbstselektion, „natürlich vorliegende“ Stichprobe
Placebo-Kontrolle bzw. Standardbehandlung als Kontrolle	Keine Kontrolle, wirksame Behandlung in Kontrollgruppe
Treatment-Manual, trainierte Therapeuten	Kein Manual, kein spezifisches Training
Prüfung der Treatment-Integrität	Flexible individualisierte Interventionen
Feste Zeitdauer und Behandlungsdosis	Unterschiedliche Dauer je nach Störungsgrad bzw. nach Therapieerfolg, adaptive Indikation
Ein einziges Zielkriterium oder nur wenige Zielkriterien (Verminderung des Fehlers I)	Breite Zieldefinition, multiple Kriterien
„Blinde“ Ergebnisbeurteilung	Ergebnisbeurteilung durch Behandler

5.2 Veränderungsmessung in der Rehabilitation

Laut Petermann (2000, S. 358) „... bietet die medizinische Rehabilitation in mancherlei Hinsicht gute Voraussetzungen für die Veränderungsmessung: Die stationäre Rehabilitation bildet einen idealen Zugang zu weitgehend homogenisierten Patientenpopulationen ...“.

Des Weiteren bietet die stationäre rentenversicherungsfinanzierte Rehabilitation eine weitergehende Möglichkeit der Erforschung von Psychotherapiemethoden als das ambulante krankenkassenfinanzierte System. Während im ambulanten Sektor nur die Kosten für Richtlinienverfahren wie Tiefenpsychologische Psychotherapie, Psychoanalyse und Verhaltenstherapie erstattet werden (vgl. Abschnitt 4.3.2), ist der Indikationsbereich zulässiger Verfahren in der Rehabilitation (noch) nicht so eng gesteckt. Hier bietet sich also die Chance, eine wissenschaftliche Methode wie EMDR in Reinform, ohne Einbettung in ein Richtlinienverfahren, zu praktizieren. Andererseits ist die AHB-Zeit für Koronarpatienten begrenzt. Üblicherweise werden zunächst drei Wochen genehmigt, die mit medizinischer Begründung um eine weitere Woche verlängert werden können, aber selten länger. Dies ist also das zur Verfügung stehende Zeitfenster, um signifikante Veränderungen bei den Patienten hervorzubringen. In der Psychotherapie ist die Zeit jedoch eine wichtige Dimension, die aus verschiedenen Gründen (Einsicht, Übungsprozesse, Rückfallprophylaxe usw.) nicht ohne Qualitätseinbuße beschränkt werden kann.

Nach Petermann (2000) liegt der Schwerpunkt der Reha-Forschung auf der Veränderungsmessung zwecks Optimierung von angepassten Therapieverfahren.

> „Optimierung bedeutet dabei:
> - geeignetere Interventionsverfahren zu entwickeln,
> - bestehende Verfahren für die Rahmenbedingung der Rehabilitation maßzuschneidern und
> - gezieltere Interventionen für umschriebene Patientengruppen anzubieten."
>
> (ebd. S. 348).

Welche Validitätsprobleme müssen in der Reha-Forschung besonders beachtet werden?

Reifungs-, Zeit- oder Saisoneinflüsse spielen in der Reha zwischen verschiedenen Treatments aufgrund der kurzen Interventionszeiten nur eine untergeordnete Rolle. Ein Vorteil ist, dass in dem überschaubaren Reha-Setting mit geringerem Stichprobenschwund zu rechnen ist. Hinsichtlich der Katamnese nach der stationären Reha stellt sich das Problem aber schon.

Wie steht es um Wechselwirkung zwischen den Treatments? Der Problematik der Beeinflussung von Behandlungseffekten durch Kommunikation zwischen Teilnehmern verschiedener Treatments kann selbst in einer großen Einrichtung nur entgegengewirkt werden, wenn die Interventionen zu versetzten Zeitpunkten und bei unterschiedlichen Anreisegruppen stattfinden.

Wechselwirkungen mit anderen Therapien wie Sporttherapie, Entspannungstraining etc. sind nicht zu erwarten, da alle teilnehmenden Koronarpatienten das vorgeschriebene Standardprogramm der Klinik erhalten.

Die „Regression zur Mitte" ist bei anfänglich extremeren Ausschlägen auf Messinstrumenten nur entgegenzuwirken, wenn die Auswahl auf möglichst Retest-reliable Verfahren fällt.

Übungseffekte sind bei klinischen Fragebögen im Gegensatz zu Leistungstests nicht zu erwarten.

Studiendesigns in der Reha-Veränderungsforschung werden daher auf Messwiederholungen zu verschiedenen Treatments ausgerichtet sein, die bei metrischen Daten varianzanalytisch ausgewertet werden können. Bei nonparametrischen Daten kann mit entsprechenden Interferenzmodellen geprüft werden.

5.3 Prozessmodelle des Gesundheitsverhaltens

Wie können langjährig eingespielte Verhaltensweisen in der tertiären Prävention, also der stationären Rehabilitation, und in der Zeit danach in gewünschter Weise beeinflusst werden? Warum ist es so schwer, Rehabilitanden, trotz überzeugender und wissenschaftlich belegter Argumente, zu einem nachhaltig gesundheitsbewussten Lebensstil zu motivieren?

In Deutschland bemüht sich besonders der Gesundheitspsychologe Ralf Schwarzer von der Freien Universität Berlin um Erklärungsansätze, die bei der Konzipierung und Prüfung von Rehaprozessen genutzt werden können (Schwarzer 2004).

Er unterscheidet theoretische Modelle des Gesundheitsverhaltens, die seit den 1970er Jahren in den USA entwickelt wurden, in kontinuierliche Modelle und dynamische Stadienmodelle. Bei ersteren ist die Wahrscheinlichkeit der Verhaltensänderung in kontinuierlicher Abhängigkeit von Variablen wie subjektiver Risikoeinschätzung, Wirksamkeitserwartungen und Gesundheitskognitionen zu sehen. Stufenmodelle hingegen unterscheiden abgegrenzte Phasen von Gesundheitsüberzeugungen, die zwar inhaltslogisch aus einander hervorgehen, jedoch jeweils motivationspsychologisch und behavioral deutlich voneinander abgegrenzt sind und daher auch auf den jeweiligen Stufen zu unterschiedlichen Verhaltensvorhersagen führen. Hier sollen zwei Modelle hervorgehoben werden, die das Modell von Schwarzer beeinflussen, welches schließlich als Ausgangspunkt für die Auswahl einiger Variablen in der vorliegenden Untersuchung dient.

Albert Bandura hat seine soziale Lerntheorie als ein Fundament moderner Verhaltenstherapie später im Zuge des Erfolges der kognitiven Wende der klinischen Psychologie in sozial-kognitive Theorie umbenannt (Bandura 1986; 1997; im Überblick Schwarzer 2004). Als entscheidende Handlungsdeterminante führt er die Variable Selbstwirksamkeit (Self-Efficacy) ein. Sie beeinflusse die Handlung-Ergebnis-Erwartungen der Person und ihre Messung lasse somit deren Verhaltenswahrscheinlichkeit vorhersagen. Dies ist ein Beispiel für ein kontinuierliches Modell.

Große Bekanntheit erlangte auch das Transtheoretische Modell TTM von Prochaska und DiClemente (1983; Prochaska und Velicer 1997), ein Stadienmodell, welches besonders in der Erforschung und Therapie von Abhängigkeitserkrankungen Beachtung findet. Es unterscheidet sechs Motivationsstadien:

Präkontemplation	=	vormotivationaler Zustand des diffusen Unbehagens
Kontemplation	=	erste Veränderungsüberlegungen, jedoch Vorherrschen negativer Handlungsergebniserwartungen
Vorbereitung	=	Abwägen von konkreten Verhaltensalternativen

Handlung	=	aktive Verhaltensänderung von bis zu einem halben Jahr
Aufrechterhaltung	=	nachhaltige Verhaltensänderung von über einem halben Jahr
Termination	=	fünf Jahre und mehr mit verändertem gesundheitsbewusstem Verhalten und keinerlei Versuchung, ins Risikoverhalten zurückzufallen.

An diesem in der Praxis sehr populären Modell gibt es wissenschaftliche Kritik an der willkürlichen Abgrenzung der Stufen untereinander und deren zeitlicher Vorgaben sowie seiner Unidirektionalität. Zwar wurden Ergänzungen und leichte Modifikationen hinzugefügt, aber das Modell bleibt eher deskriptiv als explikativ. Es werden wohl relevante Prozessvariablen benannt, dennoch bleibt es kognitions- und motivationspsychologisch schwer zu überprüfen.

Schwarzer (2004) entwickelt daher seit den 1980er Jahren sein sozial-kognitives Prozessmodell, mit kognitiven und Motivationsvariablen, die operationalisierbar sind. Weltweit wurde es bekannt unter dem Namen Health Action Process Approach HAPA (Abb. 5-1).

Es unterscheidet präintentionale Motivationsprozessen und postintentionale Volitionsprozesse, die direkt in gesundheitsbewusstes Handeln überleiten.

Abbildung 5-1: Das sozial-kognitive Prozessmodell gesundheitlichen Handelns (HAPA)

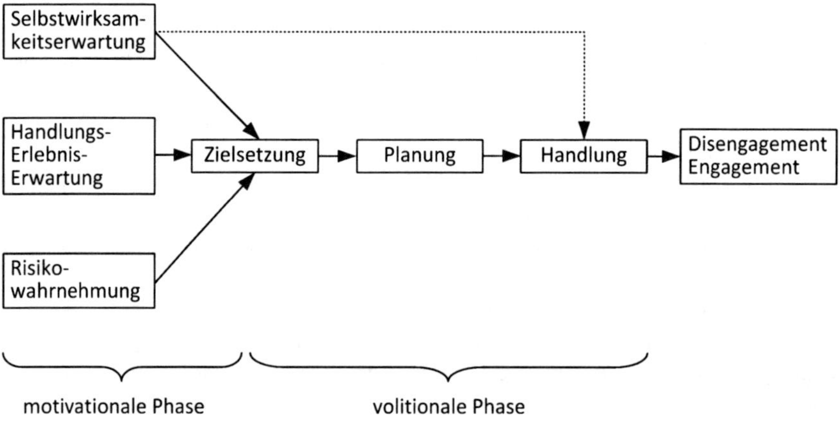

(nach Schwarzer 2004)

Die Risikowahrnehmung bedeutet hier die subjektive Einschätzung der Bedrohlichkeit der eigenen bestehenden Erkrankung bzw. der eigenen Vulnerabilität (z. B. „Wenn ich so weiter rauche, ist der nächste Infarkt sicher").

Die Handlungsergebniserwartung ist eine subjektive Überzeugung zur Kausalität zwischen der eigenen Bemühung und der erwünschten Gesundungskonsequenz („Mir ist bewusst, was ich jetzt tun muss, auch wenn es schwer fällt").

Die Selbstwirksamkeitserwartung, die sich aus dem oben beschriebenen Modell von Bandura (1997) herleitet, beschreibt die Überzeugung, das eigene Verhalten auch wirklich konsequent ändern zu können („Ich weiß, dass ich zu einer solchen Entscheidung in der Lage bin").

Diese drei kognitiven Variablen wirken auf Zielsetzung (= Intention) und Handlungsplanung ein (präaktionale oder motivationale Phase). Sie können nach Regressionsanalysen aber primär nur 20-30% der Varianz von Verhaltensänderungen erklären. Wichtig ist daher nach Schwarzer auch das gezielte therapeutische Einwirken auf die konkrete Zielbildung in der volitionalen Phase. Die Selbstwirksamkeitserwartung als die wohl wichtigste Variable in diesem Modell, wirkt zudem auch weiter in diesen Willensbildungsprozess ein, der schließlich zum eigentlichen Handeln führt (aktionale oder volitionale Phase). Nach der Handlungsausführung werden Erfolge oder Misserfolge bewertet, was wiederum je nach bevorzugtem Attributionsmuster positiv oder negativ rückgekoppelt in den Prozess einwirkt (postaktionale Phase). Bei postaktionaler Zielentbindung, also dem Disengagement, kann versucht werden, die Regulationsprozesse in der zielbildenden präaktionalen Phase oder jene der Willensbildung in der aktionalen Phase zu analysieren und sie therapeutisch neu zu beeinflussen.

Dieses seit Jahrzehnten gut evaluierte theoretische Modell kann mit seinen operationalisierbaren Variablen helfen, therapeutische Veränderungsprozesse auf Scheitern oder Nachhaltigkeit zu prüfen und zu erklären.

In der referierten Untersuchung soll dieses Modell selbst nicht Gegenstand der Überprüfung sein. Es dient jedoch als heuristische Grundlage für die Auswahl einiger Messinstrumente für den Therapieerfolg. Es besteht die Annahme, dass bei traumatisierten Herzinfarktpatienten die präintentionalen Variablen durch das Traumaerleben negativ beeinflusst werden, was zu mangelndem Engagement bei notwendiger Lebensstiländerung und/oder Medikamentencompliance führt (Abb. 5-2). Umgekehrt könnte Traumatherapie diesen sozial-kognitiven Prozess gesundheitsbewusst fördern.

Abbildung 5-2: Das HAPA-Modell unter Berücksichtigung einer Traumatisierung

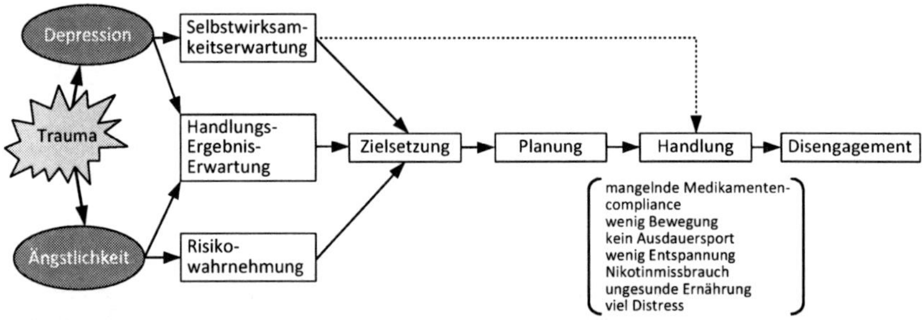

Das Traumaerleben begünstigt depressive und ängstliche kognitive Verarbeitungsmuster. Depression kann unter affektiver Extrembelastung schon nach kurzer Zeit i. S. von Seligmans (1999) „gelernter Hilflosigkeit" zu ausgeprägter Hoffnungslosigkeit führen. Das lässt wiederum die Angebote der Rehabilitation hinsichtlich der Förderung von Selbstwirksamkeit und Handlungs-Ergebnis-Erwartungen blass erscheinen.

Des Weiteren wird die unbehandelte Ängstlichkeit, resultierend aus der Traumatisierung, die Risikowahrnehmung beeinflussen. Der Schweregrad eines Vorhabens wird unrealistisch hoch geschätzt. Hier sind sowohl neurotische Angstlähmung wie auch Abwehrprozesse wie Verdrängung, Verleugnung, Bagatellisierung u. ä. möglich, was eine konstruktive Auseinandersetzung mit der eigenen Gesundungsverantwortung und den realen Handlungsoptionen erschwert.

Reuter und Schwarzer (2009, S. 43) fordern daher die Maßschneiderung von Treatments in der präintentionalen Motivationsphase und die Anpassung von Zielen und (Selbst-)Verstärkern in der postaktionalen Phase, um notwendige Verhaltensänderungen dauerhaft abzusichern.

6. Untersuchungsplanung – Methodik

Die aufwändige Langzeituntersuchung von Grande et al. (2002) zur Effektivität ambulanter versus stationärer Rehabilitation zeigt das Dilemma der Reha-Forschung. Untersucht man die Wirkung der gegenwärtigen Angebote in ihrer relativ unspezifischen, allenfalls modularisierten Form, dann erhält man Ergebnisse mit möglicherweise geringer Aussagekraft, da sich positive und negative Veränderungen wegen der „mangelhaften Treffsicherheit" nivellieren. Nicht jedes standardisierte kardiologische Rehakonzept passt für die Bedürfnisse aller Koronarpatienten, vielleicht noch nicht einmal für eine Mehrheit von ihnen.

Andererseits ist bei den umfangreichen und eng definierten Behandlungsvorgaben der Versicherungsträger wenig Spielraum für therapeutische Variation und Innovation.

Vor diesem Hintergrund galt es eine Untersuchung zu planen, die in der Praxis geübte Behandlungsabläufe nicht behindert, aber doch einen wesentlichen Unterschied zur Standardbehandlung darstellt.

Die Vorüberlegung war, eine Problemgruppe von kardiologischen Patienten zu identifizieren und sie mit einem besonderem therapeutischen Angebot zu behandeln in der Hoffnung, dass die gewünschten Reha-Effekte während der AHB und auch auf längere Sicht deutlich werden und vor allem dann auf die definierte Intervention zurückgeführt werden können.

6.1 Wirkung von EMDR nach einem Herzinfarkt

Psychosoziale Belastungen stehen weltweit auf Platz 3 der relevanten Prädiktoren für eine Koronare Herzerkrankung. Daher ist psychische Komorbidität auch ein hohes Rezidivrisiko (siehe Abschnitt 2.3).

Depressive Erkrankungen sind die psychische Diagnosengruppe, die nachgewiesenermaßen die Mortalität von KHK-PatientInnen am deutlichsten negativ beeinflusst (Abschnitt 2.3.3).

Bei Herzinfarkt-PatientInnen wurden hohe PTBS-Raten festgestellt. Sie liegen zwischen 5 und 25% (Jordan und Barde 2005). Die Bandbreite deutet an, dass bei einer konservativ geschätzten PTBS-Rate von 12% noch ein diagnostischer Graubereich bleibt, in dem unter dem Niveau von PTBS Anpassungsstörungen zu diagnostizieren wären. Viele der physisch stark geschwächten Patienten sind daher durch Ängste belastet, die unbehandelt in depressive Verlaufsformen zu münden drohen und daher, insbesondere bei bestehender Arbeitsunfähigkeit, auch den sozialen Rückzug begünstigen könnten (Abschnitt 2.3.4).

Nicht erkannte und nicht behandelte psychische Komorbidität beeinträchtigt die Krankheitsverarbeitung, also das aktive Coping, welches Ziel und Inhalt der AHB ist. Poststationär fehlt dann möglicherweise die notwendige Motivation zur konsequenten Lebensstiländerung und/oder Medikamentenadhärenz (Abschnitte 2.3.3 und 5.3). Gander und v. Känel (2006) weisen nach, dass traumatisierte Herzinfarktpatienten ein ungünstigeres Gesundheitsverhalten haben, mehr unter Schlafstörungen leiden und eine verminderte Compliance gegenüber kardiologischer Therapie zeigen. Mehrere arteriosklerotische Biomarker und Hormonwerte seien bei traumatisierten KHK-PatientInnen pathologisch verändert. Die Autoren empfehlen traumafokussierte Therapien.

In Rehabilitationskliniken werden KHK-Patienten überwiegend von Stationsärzten ohne Fachausbildung aufgenommen und betreut. Daher ist eine angemessene diagnostische Beurteilung hinsichtlich psychischer Komorbidität eher dem Zufall überlassen. Kardiologen mit klinischer Erfahrung werden oft erst zur Zwischen- oder Abschlussuntersuchung hinzugezogen. Psychiatrische oder psychotherapeutische Konsile werden nur bei extremen Auffälligkeiten veranlasst und führen selbst dann wegen des geringen Psychotherapeutenschlüssels oft verspätet zu fachgerechter Intervention.

Welche vorläufigen Schlüsse können aus diesen Vorüberlegungen für die geplante Untersuchung gezogen werden?

- Die Koronarpatienten müssen gleich zu Beginn der AHB einer fachlich hinreichenden Psychodiagnostik unterzogen werden, wenn der Verdacht einer ernsten psychischen Alteration besteht.
- Bei entsprechender Indikation ist umgehend über psychotherapeutische Angebote zu informieren und bei Einwilligung des Patienten eine Behandlung zu beginnen.
- Die Psychotherapiemethode soll für das Beschwerdebild passend sein und sie soll angesichts der kurzen AHB-Zeit und der unsicheren ambulanten psychotherapeutischen Nachsorge möglichst kurzfristig effektiv sein.
- Die Psychotherapiemethode soll angesichts des instabilen physischen Zustandes der Patienten möglichst verträglich sein.

Zur Herleitung der allgemeinen Fragestellungen der Untersuchung kehre ich wieder zum sozialkognitiven Prozessmodell von Schwarzer (2004) zurück:

Abbildung 6-1: Wirkung von EMDR im HAPA-Modell

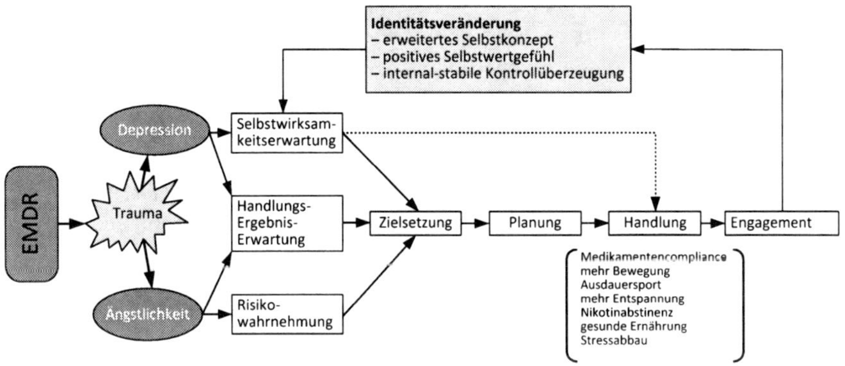

Das HAPA-Modell in Abb. 6-1 wird hier von mir erweitert um eine Rückmeldeschleife zur prozesshaften (die Persönlichkeit beeinflussenden) Krankheitsverarbeitung. Therapeutisch veränderte Überzeugungen hinsichtlich der eigenen Selbstwirksamkeit, neue Erkenntnisse zu eigenen Handlungsmöglichkeiten zur Risikoreduzierung und eine realistischere Risikoabschätzung (durch Edukation in der Reha) motivieren den Patienten zu neuen Verhaltensweisen mit positiven Wirksamkeitserfahrungen, die idealerweise noch in der stationären Reha erlebt werden. Diese Erfahrungen werden sofort wieder in die psychotherapeutische Behandlung integriert und dabei kognitiv gefestigt. Was bei Schwarzer lediglich deskriptiv als Prozess des Disengagements/Engagements beschrieben wird, kann mit Haußer (1995) noch weitergehend als Prozess der Identitätsveränderung verstanden werden. In seinem Identitätsmodell (ebd., S. 65) haben einschneidende, lebenskritische Erfahrungen Einfluss auf das Selbstkonzept (als Summe des subjektiven Wissens über die eigene Person), das Selbstwertgefühl (die generalisierten affektiv besetzten Selbstbewertungen) und die Kontrollüberzeugung (hier i. S. von generalisierter Erklärbarkeit, Vorhersehbarkeit und Beeinflussbarkeit von eigenen Erkrankungen). Dieses Modell ist zu komplex, als dass es hier zur Überprüfung von Therapieerfolg herangezogen werden kann, jedoch soll versucht werden, mithilfe der Variablen Selbstwertgefühl und Kontrollüberzeugung den Einfluss der Traumatherapie auf die aktive Krankheitsverarbeitung nachzuweisen. Haußers Definition von Kontrollüberzeugung mit den oben beschriebenen Komponenten erinnert stark an den Kohärenzsinn in Antonovskys Salutogenesemodell (Antonovsky 1979), mit dem er der anfänglichen Fixierung auf die Pathogenese (hier: Herzinfarkt und die Einschränkungen im Lebensstil) einen Fokus auf die gesunderhaltenden Verhaltensweisen und die darin liegende Chance der Persönlichkeitsentwicklung entgegenstellt (hier: „herzgesund" leben).

An dieser Stelle sei angemerkt, dass nicht selten Patienten nach durchlittenem Herzinfarkt betonen, dass sie ab diesem Zeitpunkt „einen zweiten Geburtstag" hätten. Mit anderen Worten: sie erleben die Krankheit und deren Folgen als so einschneidend, dass sie sich auf ein neues („geschenktes") Leben einstellen wollen. Mit der Dankbarkeit, überlebt zu haben, schwingt jedoch auch mit, dass diese Erfahrung identitätsprägend ist. In der dynamischen Identitätstheorie von James E. Marcia, auf den sich Haußer (1995) theoretisch und methodisch bezieht, führt eine so einschneidende Krankheitserfahrung wie ein Akuter Herzinfarkt aus einem stabilen Identitätszustand mit (reflektierter) „innerer Verpflichtung" oder aber auch (unreflektierter) „übernommener Identität" in verschiedenen Lebensbereichen zu einer fundamentalen Verunsicherung („Identitätskrise") und in einen Zustand der „diffusen Identität". Es schwinden alte Selbstgewissheiten über sich wie z.B. die eigene Gesundheit und Leistungsfähigkeit und das unverbrüchliche Vertrauen in den eigenen Körper. Die Zeit in der stationären Rehabilitation fällt demnach in die Phase der Neuorientierung oder nach Marcia in die des „Moratoriums". Neue Informationen, vermittelt über Unterricht oder auch Therapien, können in den Folgemonaten zu neuer „innerer Verpflichtung" und somit zu neuer „erarbeiteter Identität" führen.

Es ist daher von Interesse, ob die Katamnese dieser Studie, sechs Monate nach der AHB, Hinweise auf veränderte Identität in Form von stabiler Lebensstiländerung erbringt.

6.2 Fragestellungen und Hypothesen

Aus diesen theoretischen Vorüberlegungen ergeben sich übergeordnete Fragen für die Untersuchung:

(1) Können Herzinfarktpatienten mit „kardiotoxischen" Traumafolgestörungen zu Beginn der Anschlussheilbehandlung mit vertretbarem Aufwand identifiziert werden?
(2) Können diese Patienten mit einer Psychotraumatherapie (hier EMDR) in der AHB-Zeit wirkungsvoll behandelt werden?
(3) Führt eine erfolgreiche Psychotraumabehandlung zu einer darüber hinausgehenden psychischen Entlastung?
(4) Sind traumatherapeutisch behandelte Patienten besser in der Lage, ihr Gesundheitsverhalten den Erfordernissen ihrer Krankheit anzupassen?
(5) Hat traumatherapeutische Behandlung einen fördernden Einfluss auf das Selbstkonzept und führt zu nachhaltiger gesundheitsbewusster Lebensstiländerung?
(6) Hat die traumatherapeutische Behandlung einen fördernden Einfluss auf die Herzleistung?

Die Bejahung der Frage (1) muss zunächst unterstellt werden, um die anderen Fragen beantworten zu können. Man benötigt ein ökonomisches Screeninginstrument, um traumabelastete Herzinfarktpatienten für die Untersuchung von weniger belasteten Patienten zu selegieren. Wie gut dies gelingt, soll im Anschluss an den Ergebnisteil bewertet werden. Die Fragen (2) bis (6) bedürfen einer weiteren Spezifizierung zwecks Formulierung von ungerichteten Hypothesen für die statistische Prüfung. Voraussetzung für die Ermittlung der therapeutischen Wirksamkeit der Traumatherapie EMDR ist die Messung der Veränderung von bedeutsamen Parametern über die Behandlungszeit und der Vergleich mit anderen Vorgehensweisen (Treatments) und/oder Nichtbehandlung. Die dazugehörige Operationalisierung erfolgt in den nachfolgenden Abschnitten.

- Kann die Traumabelastung nach einem Akuten Herzinfarkt durch EMDR in der Reha-Anschlussheilbehandlung wirkungsvoll gesenkt werden?
  Hypothese 1: ***Die Traumabelastung verändert sich im Verlauf der Messzeitpunkte in den Treatments unterschiedlich.***

- Hat die Traumabehandlung mit EMDR einen positiven Einfluss auf die Depressivität?
  Hypothese 2: ***Die Depression verändert sich im Verlauf der Messzeitpunkte in den Treatments unterschiedlich.***

- Hat die Traumabehandlung mit EMDR einen positiven Einfluss auf die Ängstlichkeit?
  Hypothese 3: ***Die Ängstlichkeit verändert sich im Verlauf der Messzeitpunkte in den Treatments unterschiedlich.***

- Hat die Traumabehandlung mit EMDR einen positiven Einfluss auf die Unsicherheit im Sozialkontakt?
  Hypothese 4: ***Die Unsicherheit im Sozialkontakt verändert sich im Verlauf der Messzeitpunkte in den Treatments unterschiedlich.***

- Hat die Traumabehandlung mit EMDR einen positiven Einfluss auf die Feindseligkeit?
  Hypothese 5: ***Die Feindseligkeit verändert sich im Verlauf der Messzeitpunkte in den Treatments unterschiedlich.***

- Hat die Traumabehandlung mit EMDR einen positiven Einfluss auf Somatisierung?
  Hypothese 6: ***Die Somatisierung verändert sich im Verlauf der Messzeitpunkte in den Treatments unterschiedlich.***

- Hat die Traumabehandlung mit EMDR einen positiven Einfluss auf die allgemeine psychische Belastung?
  Hypothese 7: ***Die psychische Belastung verändert sich im Verlauf der Messzeitpunkte in den Treatments unterschiedlich.***
- Hat die Traumabehandlung mit EMDR einen positiven Einfluss auf das Selbstkonzept?
  Hypothese 8: ***Die negativen Selbstwertkognitionen verändern sich im Verlauf der Messzeitpunkte in den Treatments unterschiedlich.***
- Hat die Traumabehandlung mit EMDR einen positiven Einfluss auf die Kontrollüberzeugung?
  Hypothese 9: ***Die Kontrollüberzeugung verändert sich im Verlauf der Messzeitpunkte in den Treatments unterschiedlich.***
- Hat die Traumabehandlung mit EMDR einen positiven Einfluss auf die Herzleistung?
  Hypothese 10: ***Die Herzleistungsfähigkeit verändert sich im Verlauf der Messzeitpunkte in den Treatments unterschiedlich.***
- Hat die Traumabehandlung mit EMDR einen positiven Einfluss auf kardiale Belastbarkeit?
  Hypothese 11: ***Die kardiale Belastbarkeit verändert sich im Verlauf der Messzeitpunkte in den Treatments unterschiedlich.***
- Hat die Traumabehandlung mit EMDR einen positiven Einfluss auf das subjektive Gesundheitsempfinden nach der Reha?
  Hypothese 12: ***PatientInnen der Treatments beschreiben ihren Gesundheitszustand zum Katamnesezeitpunkt unterschiedlich.***
- Hat die Traumabehandlung mit EMDR einen positiven Einfluss auf die Minderung von Risikofaktoren durch Lebensstiländerung nach der Reha?
  Hypothese 13: ***PatientInnen der Treatments beschreiben ihre Bemühungen um herzgesunde Lebensstiländerung zum Katamnesezeitpunkt unterschiedlich.***
- Hat die Traumabehandlung mit EMDR einen positiven Einfluss auf die Rückkehr ins Arbeitsleben nach der Reha?
  Hypothese 14: ***PatientInnen der Treatments gelingt die Rückkehr an den Arbeitsplatz zum Katamnesezeitpunkt unterschiedlich gut.***

- Hat die Traumabehandlung mit EMDR einen positiven Einfluss die subjektive Krankheitsverarbeitung nach einem Herzinfarkt?
  Hypothese 15: PatientInnen der Treatments beschreiben ihre Überzeugung von der Wirksamkeit von Psychotherapie zum Katamnesezeitpunkt unterschiedlich.

6.3 Vorüberlegungen zur Untersuchung

Die Auswahl der Behandlungsformen dieser Untersuchung ergab sich im Wesentlichen aus meiner über 20-jährigen klinischen Erfahrung als Psychologe und Psychotherapeut in der Rehaklinik Damp in Schleswig-Holstein und meiner schwerpunktmäßig fachlichen Zuordnung zur kardiologischen Abteilung.

Meine psychotherapeutischen Ausbildungen in zeitlicher Reihenfolge sind Personzentrierte Therapie nach Rogers, Verhaltenstherapie, Klinische Hypnose und Kognitive Therapie. In den 2000er Jahren absolvierte ich eine Ausbildung in „Spezieller Psychotraumatologie“ und vertiefte sie mit der Methode des „Eye Movement Desensitization and Reprocessing“ EMDR (vgl. Kapitel 4). Ich habe in der Einzelberatung und der Gruppentherapie mit Koronarpatienten Kenntnisse aus allen meinen Ausbildungen nutzen können und fand es daher bei der Traumatherapie stets einengend, dass die Anwendung dieser Methoden bei Herzkranken in Lehrbüchern mit einem Warnhinweis versehen war. Die starke Erregung, die bei der Reaktualisierung von Traumaerlebnissen provoziert würde, könnte bei den Patienten zu stressbedingten Schädigungen des Herzmuskels führen (Ischämien, Gefäßspasmen etc.; vgl. Hofmann 2006). Damit wurde in der Ausbildung und Supervision zwar die EMDR-Therapie von Koronarpatienten nicht kategorisch ausgeschlossen, aber unter besondere Verantwortung gestellt. Nach Rücksprache mit meinem damaligen EMDR-Ausbilder, einem Mediziner, fand ich es jedoch vertretbar, in einer Rehaklinik mit räumlicher Nähe zu Ärzten und sogar Kardiologen, die die Patienten engmaschig und aufmerksam betreuen, erste Therapieversuche zu unternehmen. Dabei war es mir wichtig, möglichst andere schwerwiegende Traumatisierungen, außer durch die Krankheit selbst, weitestgehend auszuschließen. Zudem erfolgte jeweils eine Vorabsprache mit dem zuständigen Oberarzt oder Chefarzt. Meine PatientInnen litten oft sehr unter den Eindrücken ihrer Infarkterlebnisse, Herzoperationen oder anderer belastender Umstände im Kontext der Erkrankungen. Die hierzu gesammelten Therapieerfahrungen erschienen mir ermutigend. Bei mehreren Patienten konnte nach wenigen EMDR-Behandlungen rasche emotionale Stabilisierung festgestellt werden, die es ihnen leichter machte, die weiteren Angebote in der Rehabilitation aktiv wahrzunehmen. Darf man diese klinische Erfahrung generalisieren? Sicher nicht.

6.3.1 Das Studiendesign

Für eine systematische Beforschung dieser Eindrücke, die eventuell auch durch subjektiv verzerrte Wahrnehmung oder das besondere Engagement eines wissbegierigen Psychotherapeuten geprägt sein mögen, bräuchte es also einer Vergleichsstudie mit Therapievarianten, die sich deutlich unterscheiden. Die Patienten sollten möglichst einer homogenen Stichprobe entstammen, d. h. die gleiche Herzkrankheit aufweisen und von ähnlichen psychischen Problemen berichten. Und die Therapien sollten idealerweise von demselben Psychotherapeuten durchgeführt werden.

Um die Wirkung von der Traumatherapie EMDR ermitteln zu können, bedarf es eines Vergleiches mit einer Kontrollgruppe, deren Patienten die Reha-Standardtherapie ohne Einzeltherapie erhalten. Will man in Erfahrung bringen, ob die EMDR-Techniken eine weitergehende genuine Wirkung entfalten als eine vergleichbar intensive Einzelberatung, dann sollte der Untersuchung auch noch eine entsprechende Interventionsform als drittes Treatment zugeordnet werden.

Neben den verschiedenen Interventionsformen ist die Zeit ein weiterer Einflussfaktor auf die Untersuchungsergebnisse. Es bot sich an, die StudienteilnehmerInnen zu drei Zeitpunkten zu befragen: Zeitpunkt T1 gleich zu Beginn der AHB, Zeitpunkt T2 kurz vor dem Entlasstermin und Zeitpunkt T3, die Katamnese, ein halbes Jahr nach der AHB. T1 und T2 sind durch die AHB-Zeit festgelegt, während sich die Wahl von T3 an den gängigen Katamnesezeiträumen der Untersuchungen, die in Kapitel 2 und Abschnitt 4.3.2 beschrieben werden, orientiert.

Tabelle 6-1: Zweifaktorieller Versuchsplan mit Messwiederholung

	Messzeitpunkte		
Treatments	**T1**	**T2**	**T3**
E: EMDR-Traumatherapie	n	n	n
B: Beratung (Vergleichsgruppe)	n	n	n
K:.Kontrollgruppe	n	n	n

6.3.2 Kriterien für die Studienteilnahme

In der Abteilung Innere Medizin/Kardiologie der Rehaklinik Damp sind die kardiologischen Aufnahmediagnosen heterogen: z. B. stabile Koronare Herzkrankheit, Herzinsuffizienz, Herzmuskelerkrankungen, Zustand nach Akutem Herzinfarkt, Zustand nach Bypass-Operation, Zustand nach Herzklappen-Operation.

Die Abteilung hat 90 Betten, von denen i.d.R. 75% mit kardiologischen Patienten belegt sind.

Die Auswahl der Teilnehmer musste also nach Kriterien eingrenzt werden, um die Stichprobe zu homogenisieren. Bei den meisten Patienten der Rehaklinik Damp ist die Deutsche Rentenversicherung der Kostenträger, d.h. sie sind berufstätig oder arbeitssuchend. Bei anhaltender Arbeitsunfähigkeit nach der Reha kann der Reha-Antrag anschließend in einen Rentenantrag umgewandelt werden. Nach dem Rentenversicherungsprinzip „Reha vor Rente" ist jedoch die Wiederaufnahme der Berufstätigkeit das vorrangige Ziel der Rehabilitation.

Aus diesem Grund hatte ich die Zielgruppe auf Rehabilitanden eingegrenzt, die noch im berufstätigen Alter und nicht erwerbsunfähig sind.

Die ÄrztInnen nahmen die Patienten auf und treffen die Auswahl für die Studie. Sie orientierten sich an folgenden Auswahlkriterien:

- Zustand nach erstem Herzinfarkt, also keine Vorerfahrung
- Reha-übliche Belastbarkeit für Sport- und Seminarteilnahme
- wahrnehmbare psychische Belastung in Zusammenhang mit dem Infarktereignis
- keine Verrentung
- und Bereitschaft zur Studienteilnahme.

Alle Patienten wurden über die Behandlung aufgeklärt und mussten eine Einverständniserklärung unterschreiben (Anhänge 1 und 2).

Beim Ersttermin in der Einzelbehandlung (Treatment E und B in Tab. 6-1) gab es nur noch zwei nachträgliche Ausschlusskriterien für den Therapeuten: Der Patient/die Patientin war durch das Infarktgeschehen nicht traumatisiert oder er/sie wies andere schwere Psychotraumata auf, die nicht mit dem Herzinfarkt in Verbindung standen.

Nicht Traumatisierte wurden bei Bedarf und auf eigenen Wunsch behandelt, aber nicht in die Studienstichprobe aufgenommen (siehe Abschnitt 7.1). PatientInnen mit komplexer Traumatisierung, die nicht im Zusammenhang mit dem Herzinfarktgeschehen stand, wurden nicht identifiziert.

6.3.3 Ethische Überlegungen

Die Entscheidung für eine Kontrollgruppe ohne zusätzliche Einzeltherapie ist nicht unproblematisch, denn sie bedeutet, dass ein/e aufnehmende/r Arzt/Ärztin zwar feststellt, dass ein/e Patient/in durch die Erkrankung psychisch belastet ist, ihm bzw. ihr jedoch keine Einzelpsychotherapie anbietet, wie bei den beiden psychologischen Interventionsgruppen vorgesehen. Dies ist zwar häufig der Fall, weil bei dem derzeitigen offiziellen Psychologenschlüssel der Rehaklinik Einzelgespräche nur in Ausnahmen vorgesehen sind (vgl. Abschnitt 2.4.1). Andererseits wurden durch die Untersuchung zwei Therapieoptionen geschaffen, die der Arzt/die Ärztin bei der Kontrollgruppenzuordnung bewusst nicht wählte.

Um dieses Dilemma mit seiner methodisch-ethischen Konsequenz zu lösen, wurde entschieden, dass die PatientInnen nicht nach Los oder Reihenfolge in randomisierter Form den Gruppen zugeteilt werden sollten. Da alle PatientInnen in den beiden Interventionsgruppe jedoch von ein und demselben Psychotherapeuten, nämlich mir, dem Verfasser, behandelt werden sollten (siehe hierzu Abschnitt 6.3.5), lag es nahe, die Zuordnung danach zu wählen, wie sich meine berufliche Aufgaben- und Zeitplanung darstellte. Ich bin in die normale Patientenversorgung eingebunden und konnte daher nicht immer exklusiv für die kardiologische Abteilung arbeiten. PatientInnen, die in dieser Zeit der Studie zugeteilt wurden, kamen also „automatisch" in die Kontrollgruppe.

Die zweite ethische Vorüberlegung betraf die Angemessenheit der Therapiemethode EMDR. Ist sie möglicherweise zu strapaziös und daher zu gefährlich für Koronarpatienten?

Meine klinische Erprobung, wie sie in Abschnitt 6.3 skizziert wird, erbrachte keine Hinweise, die eine pauschale Kontraindikation von EMDR bei KHK rechtfertigen würde. In der Rehaklinik ist ein medizinisches Notfallmanagement gewährleistet, denn man ist bei gleichzeitig ca. 60 KHK-PatientInnen stets auf kardiale Zwischenfälle eingestellt.

Die Behandlung erfolgte in Absprache mit den Kardiologen und die PatientInnen waren dann nach fachlichem Ermessen in der Lage, die normalen physischen und psychischen Belastungen der kardiologischen Standardrehabilitation (Ergometer, Sportgruppen, Terraintraining, Gesprächsgruppen, Vorträge usw.) gefahrlos zu bewältigen. Patienten mit instabiler KHK oder ausgeprägter Herzinsuffizienz waren ausgeschlossen (S. o.).

Neuere Untersuchungen zur Psychotherapie mit traumatisierten KHK-PatientInnen (vgl. Abschnitt 4.4) berichten von keinen Komplikationen und unterstützen meine Einschätzung von 2006 im Nachhinein.

Das Konzept für die Untersuchung wurde vom Oberarzt der Kardiologischen Abteilung, Dr. Thomas Lenk, am 15.03.2006 der Ethikkommission der Ärztekammer Schleswig-Holstein vorgelegt. Die Ethikkommission sah in der Antwort am 05.04.2006 keine Beratungspflicht, da der Studienleiter Psychologischer Psychotherapeut sei. Eine entsprechende Ethikkommission der Psychotherapeutenkammer Schleswig-Holstein existiert nicht (Stand 2013).

6.3.4 Zuordnung der TeilnehmerInnen zu den Treatments; Randomisierung

Die Zuweisung der TeilnehmerInnen zu den Treatments E, B und K (vgl. Tab. 6-1) erfolgte durch die aufnehmenden ÄrztInnen der Kardiologischen Abteilung der Rehaklinik Damp in Absprache mit ihren Fachvorgesetzten

Um systematische Zuweisungsfehler zu umgehen, wurden Zeiträume festgelegt, in denen Teilnehmer immer nur einem Treatment zugeordnet werden konnten:

- Vom Mai 2006 (Beginn der Studie) bis zum September 2006 Treatment B (Beratungsgruppe), erster Teil.
- Vom September 2006 bis Dezember 2006 Treatment K (Kontrollgruppe), erster Teil.
- Vom Januar 2007 bis Juni 2007 Treatment B, zweiter und letzter Teil.
- Vom September 2007 bis zum Dezember 2008 Treatment E (EMDR-Traumatherapie), erster Teil.
- Vom Juli 2009 bis Januar 2011 Treatment K, zweiter und letzter Teil.
- Vom November 2011 bis Februar 2012 Treatment E, zweiter und letzter Teil.

Diese Zeiträume ergaben sich aus unterschiedlichen Gründen. Die Treatmentabfolge wurde von mir als Studienleiter und einzigem Psychotherapeuten festgelegt. Begonnen wurde mit der Vergleichsgruppe (Treatment B), um die Zusammenarbeit mit der Kardiologischen Abteilung und die geplante Organisation zu prüfen. Da die PatientInnen in dieser Vergleichsgruppe nur eine deutlich ausführlichere psychokardiologische Beratung erhielten und noch kein neuartiges Vorgehen ausprobiert wurde, erschien diese Reihenfolge sinnvoll.

In der zweiten Jahreshälfte 2006 war ich im Unternehmen Damp mit anderen Aufgaben befasst, so dass ein erster Durchlauf mit der Kontrollgruppe stattfinden konnte. Hier zeigte sich, dass es organisatorische Mängel gab, da die Aufklärung und Fragebogenausgabe allein in der Hand der aufnehmenden ÄrztInnen lag. Fragebögen wurden teilweise nur unvollständig abgegeben und auch das Einsammeln klappte nicht immer. Die Terminierung zur Herzechountersuchung wurde allein den Vorzimmern der Chef- und Oberärzte überlassen, was in einigen Fällen dazu führte, dass T1 und T2 nur wenige Tage auseinander lagen. Auf diese Weise mussten viele Daten wegen Organisationsfehlern wieder ausgesondert werden (vgl. Abschnitt 7.2).

Daher wurde 2007 zunächst das Treatment B (Beratungsgruppe) abgeschlossen und anschließend in der zweiten Jahreshälfte das Treatment E mit EMDR-Traumatherapie begonnen. Dieses Treatment musste wegen verschiedener externer Aufgaben des Therapeuten des Öfteren unterbrochen werden, so dass es zeitlich gestreckt wurde. Des Weiteren kam es im Jahr 2008 zu einer unvorhergesehen

Minderbelegung der Kardiologischen Abteilung mit Patienten, die den Kriterien unseren Vorgaben entsprachen. Der Studienfortschritt verlief sehr schleppend und die Untersuchung stand daher mehrfach vor dem Aus. Ende 2008 kam es zu einem Chefarztwechsel und in deren Folge auch zu einem Oberarztwechsel. Der Oberarzt war jedoch bisher auf ärztlicher Seite die treibende Kraft hinter der Untersuchung gewesen. Somit mussten erst die Bedingungen für eine Fortführung geklärt werden, da neue Mediziner in das Projekt eingebunden werden sollten. Aus diesen Gründen begann der Neustart mit der Kontrollgruppe (Treatment K) erst wieder im Juli 2009. In den 18 Monaten bis Januar 2011 konnte in der Kontrollgruppe ein vergleichbarer Stichprobenumfang wie beim Treatment B nicht erreicht werden. Verantwortlich hierfür war die hohe Arztfluktuation. Hinzu kamen zwei weitere Oberarztwechsel und das Motivierungsproblem, das darin bestand, dass PatientInnen für eine Untersuchung mit Fragebögen gewonnen werden sollten, die für sie selbst keinen überzeugenden Vorteil in Form ausführlicher Einzelberatungen erhielten, wie in den beiden anderen Gruppen (zur Drop-Out-Problematik siehe Abschnitt 7.2).

Ab November 2011 wurde, um die Untersuchung in vertretbarer Zeit abschließen zu können, wieder mit dem Treatment E (EMDR-Traumatherapie) begonnen. Im Februar 2012 wurden die letzten TeilnehmerInnen behandelt und damit die experimentelle Phase beendet.

Während dieser langen Untersuchungsphase wurde genau darauf geachtet, dass es zu keinen zeitlichen Überschneidungen der Treatments kam. Zu keinem Zeitpunkt war es möglich, dass sich TeilnehmerInnen von zwei Treatments zur gleichen Zeit in der Rehaklinik Damp befanden und miteinander über die Studie hätten kommunizieren können. Die Gruppenzuordnung erfolgte nur nach dem zufälligen Zeitpunkt der Erkrankung und der anschließenden Aufnahme in die AHB. Für die zuweisenden ÄrztInnen gab es daher keine Einflussmöglichkeit, einen Teilnehmer entweder in die eine oder andere Gruppe zuzuweisen (Selection Bias).

Da die Zuweisung der StudienteilnehmerInnen und die Studiendurchführung zudem nicht in einer Hand lagen, kann man m. E. hier von einer quasirandomisierten kontrollierten Studie sprechen. Ein quasi-experimenteller Versuchsplan liegt auf jeden Fall vor (vgl. Faller et al. 2000).

6.3.5 Studienleiter, Therapeut und Auswerter: mögliche Störeinflüsse durch Rollenüberschneidung

An dieser Stelle muss ich noch einmal explizit auf die verschiedenen Rollen eingehen, die ich in dieser Untersuchung eingenommen habe.

Als Studienleiter habe ich die Untersuchung geplant und die literarischen Vorarbeiten geleistet. Ich hielt den Kontakt zu den beteiligten ÄrztInnen und den TeilnehmerInnen. Bei den Treatments E und B bekam ich die Daten der ersten Befragung T1 und wertete sie aus. Diese Daten gingen in die Behandlung, die ich anschließend durchführte, ein. Die Zweitbefragung und die Katamnese mit Fragebögen wurden von mir initiiert, es wurden von mir für die TeilnehmerInnen jedoch erkennbare Vorkehrungen getroffen, dass ich ihre T2- bzw. T3-Daten nicht zu Gesicht bekam. Dieses Vorgehen wird weiter unten noch genauer beschrieben.

Als Psychotherapeut übernahm ich alle Therapien der EMDR-Gruppe (Treatment E) und der Beratungsgruppe (Treatment B). Dafür qualifiziert mich meine über 20-jährige klinische Erfahrung als Psychologischer Psychotherapeut, sowohl angestellt in der Rehaklinik Damp, als auch niedergelassen in freier Kassenpraxis. Meine psychotherapeutische Ausbildung wird in Abschnitt 6.3 beschrieben. Mein psychotherapeutisches Vorgehen in dieser Untersuchung wird in den Abschnitten 6.4.1 und 6.4.2 erläutert.

Als Auswerter von Fragebögen trat ich nur bei den T1-Fragebögen der beiden Behandlungstreatments auf. Alle späteren Auswertungen erfolgen über Dritte. Die TeilnehmerInnen wurden zu Beginn der Therapie und auch zur Übergabe der T2-Fragebögen am Ende der Behandlung darüber aufgeklärt, dass die Auswertung nicht durch mich, den Therapeuten und auch nicht durch Mitarbeiter der Rehaklinik Damp erfolgt, damit sich niemand bei der Beantwortung eingeschränkt fühlte.

Wie wurde dafür gesorgt, dass die Fragebögen einer Person für die Endauswertung wieder zusammengeführt werden konnten?

Zum Zeitpunkt T2 am Ende der AHB erhielten die Teilnehmer ihren T1-Fragebogensatz und verschlossen ihn zusammen mit ihren T2-Daten in einen Umschlag, adressiert an die Universität Flensburg, Sekretariat des Psychologischen Institutes. Die Fragebögen wurden zuvor von den PatientInnen mit einem Code versehen, den sie auch zu T3 ein halbes Jahr später wieder einfach generieren konnte (siehe Anhang 4).

Die TeilnehmerInnen der Kontrollgruppe hatten während der AHB keinerlei Kontakt zu mir.

Alle TeilnehmerInnen wurden zum Zeitpunkt T3, mindestens ein halbes Jahr nach der AHB von mir, dem Studienleiter, telefonisch kontaktiert. Ihnen wurde die Zusendung eines weiteren Fragebogensatzes angekündigt, der dann, ausgefüllt im Freiumschlag, an die Uni Flensburg gesandt werden sollte. Auf diese Weise sollte noch einmal deutlich gemacht werden, dass Studiendurchführung und Auswertung personell strikt getrennt waren.

Allen TeilnehmerInnen wurde ein Abschlussgespräch mit dem Studienleiter in Damp angeboten, was von den meisten auch wahrgenommen wurde. Dieser

Termin diente dazu, eine dritte und letzte Herzechountersuchung bei den KardiologInnen durchzuführen. Dies war der einzige Zeitpunkt, an dem sich auch die PatientInnen der Kontrollgruppe mit mir trafen. So hatte ich auch Gelegenheit, persönliche Informationen zur Krankheitsgeschichte von diesen PatientInnen zu erfahren. Auch diese nicht strukturierten Interviewdaten gehen in Form einiger Fallgeschichten in Kapitel 9 in die Auswertung ein. Eine Zusammenführung dieser Informationen mit den Fragebogendaten blieb ausgeschlossen.

Die Vereinigung verschiedener Rollen in einer Person bei einer wissenschaftlichen Studie muss natürlich gut hinterfragt und begründet werden. Mein Handeln in den Einzeltherapien könnte (un-)bewusst hypothesen- oder interessengeleitet sein. Das könnte sich letztlich auf die Ergebnisse und deren Interpretation auswirken (Rosenthal-Effekt). Dem kann hier nur mit selbstkritischer Distanz zum eigenen Handeln und Bewerten entgegengewirkt werden. Ich meine, in den beiden Treatments E und B verantwortungsvolle Vorgehensweisen vor dem Hintergrund meiner klinischen Erfahrung entwickelt zu haben. Die Neugier, ob mit dem Einsatz einer innovativen Technik wie EMDR ein messbarer Zusatznutzen für die RehabilitandInnen entsteht, kann ich jedoch nicht leugnen. Andererseits rechnete ich aber auch damit, dass das konventionelle Vorgehen in der Beratungsgruppe genauso effizient sein könnte, wenn sich herausstellen sollte, dass die Traumatisierung durch den Infarkt die Krankheitsverarbeitung nicht entscheidend überlagert. Mit der Hinzuziehung der Kontrollgruppe wäre aber auch vorstellbar, dass die einzeltherapeutischen Bemühungen sich nicht wirklich als Zusatznutzen gegenüber der Standardbehandlung in der kardiologischen AHB auswirken. Das wäre ein Beleg für die derzeit ausreichende Nutzung personeller Ressourcen von Psychologen und Psychotherapeuten in der kardiologischen AHB.

Die Therapie beider Treatments „aus einer Hand" bietet Vorteile gegenüber den vielen Therapiestudien, in denen man versuchte, über weitgehende Manualisierung eines so komplexen Geschehens wie Psychotherapie die Varianz des Therapeutenhandelns einzugrenzen, was wiederum die kaum lösbare Optimierungsproblematik mit der internen vs. externen Validität der Studie mit sich bringt. Hinzu kommt, dass bei vielen Großstudien Psychotherapieanfänger eingesetzt wurden (z. B. bei der ENRICHD-Studie in Abschnitt 2.4.2). Mein Therapiestil ist über Jahrzehnte geübt und daher eine Garantie, dass alle StudienteilnehmerInnen der Treatments E und B gleich qualifiziert behandelt wurden. Das Studienergebnis könnte daher einen Hinweis geben, ob bei geübten Psychotherapeuten klar umschriebene technische Abwandlungen oder methodische Ergänzungen zu signifikantem therapeutischem Outcomeunterschied führen könnte.

Insgesamt kommt die gewählte Vorgehensweise der externen Validität der Studie zugute (siehe hierzu Abschnitt 5.1).

6.3.6 Weitere Störvariablen

Gab es weitere Störeinflüsse, die zu systematischer Beeinflussung der Studienergebnisse führen könnten und die Validität infrage stellen könnten?

Die therapeutische Intensität (Therapiedauer und Therapiefrequenz) von Treatment E und B hinsichtlich der Reflexion konkreter Problematiken sollte ähnlich sein, wobei das EMDR mit seinem Protokollvorgehen (vgl. Abschnitt 6.4.1) etwas zeitaufwändiger ist als die Beratung in Treatment B. Die Kontrollgruppe stellt den Gegenpart ohne Einzeltherapie.

Die Gefahr von Gefälligkeitsantworten (i. S. von sozialer Erwünschtheit) in den Fragebögen als Reaktion auf die Bemühungen des Psychotherapeuten sollten durch das Anonymisierungsprozedere und die schriftliche sowie mündliche Versicherung, dass die Auswertung durch unbeteiligte Dritte erfolgt, deutlich vermindert werden (siehe Anhang 2). Es wurde bei der Herausgabe der Fragebögen jedes Mal darauf hingewiesen, dass eine offene und realistische Selbsteinschätzung im Sinne der Wissenschaftlichkeit der Untersuchung notwendig sei (siehe Anhang 4 und 5: Patienteninformation).

Weitere mögliche Störeinflüsse wie Reifung, Spontanremission oder auch die statistische Regression betreffen alle drei Gruppen gleichsam und können die Ergebnisse daher nicht einseitig verzerren.

Eine spezielle Selektion der TeilnehmerInnen hinsichtlich spezieller Charakteristika, außer jener in Abschnitt 6.3.2, erfolgte nicht.

6.3.7 Organisation der Datenerhebung und -auswertung

Besonders anfällig für nicht geplante Einflüsse auf das Studienergebnis ist die Datenerhebung per Fragebogenverfahren. Wie sind die Gütekriterien der Instrumente? Passen sie zu den theoretischen Konstrukten? Sind sie verständlich für die TeilnehmerInnen oder bedürfen sie einer längeren Einführung? Und wie schaffe ich bei den Befragten das Vertrauen, dass die Daten wirklich nur dem beschriebenen wissenschaftlichen Zweck dienen?

Der Umfang der Datenerhebung sollte auf eine Ausfüllzeit von ca. einer halben Stunde begrenzt sein, da angenommen wird, dass ein intensiverer Aufwand die StudienteilnehmerInnen eher dazu verleiten würde, die Fragebögen nicht zurückzusenden (T3) oder sie eher nachlässig auszufüllen (T2 und T3). Bei der Auswahl der Instrumente wurde besonders auf statistische Veränderungssensitivität und hohe Reliabilität geachtet. Als Kriterium galt auch, ob die eingesetzten Verfahren häufig bei vergleichbaren Studien Verwendung fanden (z.B. Abschnitt 2.4).

Tabelle 6-2: Aufgabenzuordnung in der Studie

	T1			T2		T3		
Treatment-gruppe E und B	Patienteninfo I (B,E) und Fbg. ADS-L und SCL-90	Fbg. SWG-Kontr., IES und Einverständniser klärung	Kardiologische Messung 1	Pat.-info II (B,E), Fbg. SWG-Kontr., ADS-L, IES, SCL-90	Kardiologische Messung 2	Tel. Termin-absprache	Pat.-info II (B,E), Fbg. SWG-Kontr., ADS-L, IES, SCL-90 und Abschlußfbg. (B,E)	Kardiologische Messung 3
aushändigen	Aufnahmearzt (Zeitbedarf: 20 min.)	Therapeut		Therapeut				
durchführen			Oberarzt OA (20)		OA (20)	StL		OA (20)
zusenden							StL	
auswerten	Studienleiter StL	StL	OA	Uni	OA		Uni	OA

Kontroll-gruppe K	Pat.-info I mit Einverständniser kl. und Pat.-info II (K), Fbg. IES, SCL-90		Kardiologische Messung 1	Pat.-info II (K) und Fbg. IES, SCL-90	Kardiologische Messung 2	Tel. Termin-absprache	Pat.-info II (K), IES, SCL-90 und Abschlußfbg. (K)	Kardiologische Messung 3
aushändigen	Aufnahmearzt (20)			Aufnahmearzt (20)				
durchführen			OA (20)		OA (20)	StL		OA (20)
zusenden							StL	
auswerten	StL		OA	Uni	OA		Uni	OA

In Tabelle 6-2 wird ersichtlich, dass schon der Arzt/die Ärztin nach der Kurzinformation über die Studie, dem/r Patienten/in für Treatment E und B einen Teil des Fragebogensatzes aushändigte. Im Erstgespräch mit dem Psychotherapeuten gaben die PatientInnen bei ihm die ersten Daten ab und erhielten noch zwei weitere Fragebögen, die sie in seiner Anwesenheit beantworteten. Diese T1-Ergebnisse wurden im Zweitgespräch mit dem Patienten besprochen. Dieses Vorgehen garantierte, dass alle für die Therapie und Untersuchung notwendigen T1-Daten rechtzeitig vorlagen und die PatientInnen mit den Instrumenten vertraut wurden.

Zum Zeitpunkt T2 (Reha-Ende) bekamen die PatientInnen im zweitletzten Termin alle Fragebögen von mir, vom Psychotherapeuten, ausgehändigt. Im Abschlussgespräch bekamen sie ihre T1-Fragebögen zurück und verschlossen sie gemeinsam mit ihren T2-Fragebögen in einem Umschlag, adressiert an die Universität Flensburg. Zuvor versahen die PatientInnen ihre Fragebögen mit einem Code, der nach dem Muster in Anhang 4 oder 5 erstellt wurde.

Dieser Code konnte nach gleichem Muster erneut bei den T3-Fragebögen generiert werden. Auf diese Weise konnten die Daten von Dritten anhand des Codes zum Zweck der Auswertung wieder zusammengeführt werden. Zum Zeitpunkt T3 bekamen die TeilnehmerInnen nach einer telefonischen Vorankündigung die Fragebögen, die um den Abschlussfragebogen erweitert wurden (Anhang 7), mit einem Freiumschlag an die Uni Flensburg zugesandt.

Die TeilnehmerInnen der Kontrollgruppe hatten in der Zeit der Reha keinen Kontakt zum Psychotherapeuten. Sie erhielten die T1- und T2-Fragebögen nur über ihren behandelnden Arzt oder ihre Ärztin. Erst die Zusendung der T3-Fragebögen erfolgte wieder mit telefonischer Vorankündigung über den Studienleiter.

Alle TeilnehmerInnen wurden zu allen drei Zeitpunkten einer speziellen Herzecho-Untersuchung unterzogen. Auch diese Daten fließen in die Untersuchungsergebnisse ein. Die Messungen wurden von den jeweiligen Chef- und OberärztInnen durchgeführt. Hierzu war es jedoch nötig, dass die TeilnehmerInnen zu einem letzten Termin wieder in die Rehaklinik Damp kamen. Diese T3-Herzecho-Untersuchung wurde dann immer mit einem persönlichen Nachgespräch mit dem jeweiligen Kardiologen und anschließend dem Studienleiter genutzt. Die Nachuntersuchung in Damp wurde von den meisten PatientInnen wahrgenommen, obgleich keine Fahrtkostenerstattung gezahlt werden konnte. Die Gelegenheit, eine gesonderte kardiologische Untersuchung und Beratung und ein anschließendes Gespräch beim Psychotherapeuten zu erhalten, erschien den meisten PatientInnen so attraktiv, dass einige sogar Urlaubstage dafür nahmen.

Die Zuordnung der Herzechodaten zu den jeweiligen psychologischen Daten war organisatorisch anspruchsvoll. Erste Versuche, das oben beschriebene Code-System zu übertragen, scheiterten am straffen Stationsplan in der kardiologischen Abteilung. Den beteiligten ÄrztInnen war es daher zeitlich nicht zuzumuten, dieses Vorgehen den TeilnehmerInnen ausführlich zu erläutern. MedizinerInnen und Studienleiter verabredeten daraufhin, die Herzecho-Daten mit den drei Termindaten an den Studienleiter weiterzuleiten. Bei der Auswertung durch Dritte war es anhand der T3-Rücklauftermine relativ einfach, die richtigen Daten wieder zusammenzuführen, ohne das Prinzip der Anonymität zu verletzen. Dazu wurden die Kardiologischen Messungen nur mit Datum versehen und den Briefen zugeordnet, die in zeitlich regelhafter Abfolge im Geschäftszimmer des Psychologischen Instituts der Universität Flensburg eingingen und datiert wurden.

Es war zunächst geplant, die Auswertung durch Studierende der Uni Flensburg durchführen zu lassen. Von diesem Plan musste jedoch abgewichen werden, weil es praktisch nicht umsetzbar war. Der Datenrücklauf über fünf Jahre war schließlich zu lang und man hätte ständig neue Auswerter für relativ wenig Arbeitszeit einarbeiten müssen. Daher wurde die Auswertung von einer neutralen dritten Person im familiären Umfeld des Studienleiters übernommen. Entscheidend war hier letztlich die Tatsache, dass Wissen über die PatientInnen nicht mit den codierten Daten in Verbindung gebracht werden konnte und somit Rückschluss auf individuelles Antwortverhalten in den Fragebögen möglich wurde. Eine Re-Anonymisierung war ausgeschlossen. Die Auswerterin bekam eine Einarbeitung in die Fragebogenauswertung und ein Manual mit Beispielen, welches eine reliable Auswertung garantierte.

6.4 Die unabhängige Variable: Beschreibung der psychologischen Interventionsmethodik

Kern der Studie sind drei voneinander abgrenzbare Interventionsformen, die im Folgenden inhaltlich beschrieben werden. Führen diese methodischen Unterschiede schließlich auch zu verschiedenen Ergebnissen?

6.4.1 Treatment E, EMDR-Traumatherapie

Eye Movement Desensitization and Reprocessing EMDR wird in Kapitel 4 beschrieben. Das Standardprotokoll (siehe Abschnitt 4.1) gilt als Manual für zertifizierte EMDR-Therapeuten bei Trauma-Typ-1-Erkrankungen, die als Belastungsreaktion oder PTBS nach einer singulären Belastungserfahrung auftreten. Dieses genormte Vorgehen dient dazu, einen von den nationalen EMDR-Gesellschaften (hier EMDRIA-Deutschland e.V.) vorgegebenen hohen Qualitätsstandard aufrechtzuerhalten und in der Forschung zu evaluieren. Seit den 1990er Jahren geht der Forschungstrend dahin, immer weitere Indikationsbereiche für EMDR zu erschließen und wissenschaftlich zu prüfen (Shapiro 1998; Hofmann 2006; Lamprecht 2006).

Die HerzinfarktpatientInnen dieser Studie, die ca. zehn bis 20 Tage nach erlebtem Infarktereignis und anschließender Akutbehandlung in die Rehaklinik kamen, hatten keine Posttraumatische Belastungsstörung nach DSM oder ICD, da das Zeitkriterium (ein Monat bzw. sechs Monate) nicht erfüllt war. Bei Vorliegen von traumatypischer Symptomatik (insbesondere Intrusionen) können wir daher diagnostisch nur von „akuter Belastungsreaktion" ausgehen. Die Diagnosenmanuale sind hinsichtlich dieser Diagnose aber nicht in Deckung (Wöller et al. 2004). Während die ICD-10 die akute Belastungsreaktion nur bis zwei Tage als Diagnose gelten lässt, definiert sie die DSM IV für einen Zeitraum von 48 Stunden bis maximal vier Wochen, bis dann definitorisch die PTBS an die Stelle tritt. In der ICD-10 wären nahezu sechs Monate nur mit der symptomatisch weniger klar abgegrenzten Diagnose „Anpassungsstörung" korrekt zu überbrücken.

Wie stark Traumasymptome zu Tage treten, hängt zum einen von der Art, Intensität und Dauer eines belastenden Ereignisses ab und zum anderen von der Vulnerabilität des Opfers (vgl. Abschnitt 3.2 und Tab. 3-2). Im ersten halben Jahr kann mit hohen Raten an Spontanremission gerechnet werden, daher auch die vorsichtige ICD-Diagnostik. Rothbaum und Foa (1993) ermittelten z. B. bei Vergewaltigungsopfern eine Remissionskurve: Von zu Beginn 94% Traumafolgestörungen über 41% nach sechs Monaten und dann über Jahrzehnte nur noch gering abfallend. Bei Herzinfarkten mögen diese Kurven etwas flacher ausfallen, aber auch hier sind in einigen Studien bis zu 25% PTBS-Residuen über lange Zeit festgestellt worden (Jordan und Barde 2005).

Lempa und Sack (2006) und auch Hofmann (2006) empfehlen daher auch bei Eintritt von unerwartet schweren Erkrankungen einen frühzeitigen Einsatz von EMDR-Traumatherapie, um zum einen der Entwicklung zum Vollbild einer PTBS entgegenzuwirken, aber auch um die frühe Bereitschaft zu fördern, sich auf Präventionsmaßnahmen einzulassen (siehe Abschnitt 6.1).

Sie schlagen vor, in dieser frühen Phase mit einer leichten Abwandlung des EMDR-Standardprotokolls zu arbeiten, welches ich als Grundlage für dieses Treatment wähle, dem „EMDR-Akutprotokoll". Es geht davon aus, „dass die einzelnen Fragmente einer traumatischen Erinnerung bei akut Traumatisierten häufig noch nicht in dem Maß in einem strukturierten Traumanetzwerk oder Traumaschema integriert sind, wie dies bei Traumatisierten der Fall ist, bei denen das Ereignis mehrere Jahre zurückliegt." (Hofmann 2006, S. 111). Und „die Unterschiede gegenüber dem Standardprotokoll sind nur gering, aber dennoch von Bedeutung. Der Modifikation vom Standardprotokoll liegt die Annahme zugrunde, dass das akute Trauma noch relativ unorganisiert ist und sich noch nicht auf die Repräsentanz eines schlimmsten Teils eines Ereignisses verdichtet hat. Es wird daher davon ausgegangen, dass mehrere Aspekte des Traumas quasi nebeneinander vorhanden sind." (Lempa und Sack 2006, S. 164)

Das „Akut-Protokoll" ist mit den Phasen 1 und 2 des „Standardprotokolls" (Anamnese, Behandlungsplanung und Stabilisierung) identisch (vgl. Abschnitt 4.1). Die Änderungen beginnen bei Phase 3, wo die belastenden Erinnerungen nicht mehr nach Bedrohlichkeit hierarchisiert werden, sondern in der zeitlichen Abfolge als so genannten „Hot Spots" der Erinnerungsmatrix abgearbeitet werden. Aber auch hier wird dann die Belastung mittels SUD von 0 bis 10 erfragt, dann die begleitenden Körpersymptome und nach Möglichkeit auch die negativen Kognitionen und Wunschkognitionen. Es wird mit schnellen Augenbewegungen gearbeitet, um den SUD in Richtung 1 oder 0 zu senken – was i.d.R. auch gelingt – um dann die erarbeiteten positiven Wunschkognitionen oder erinnerte ältere positive Erfahrungen mittels langsamer Augenbewegungen zu „verankern". Zum Abschluss sollten dann alle bearbeiteten Erfahrungen in der zeitlichen Abfolge wie ein „Erinnerungsvideo" ohne Erregung und körperliche Symptomatik angeschaut werden können. Der Transfer in zukünftigen kritischen Situationen sollte mit Zuversicht angenommen werden können.

An dieser Stelle sollen einige konkrete Erfahrungen aus der Studie vorweggenommen werden:

- Bei vielen PatientInnen konnten die belastendsten Bilder klar identifiziert und dann mittels Standardprotokolls bzw. Akutprotokolls bearbeitet werden. Z. B. „ich liege auf dem Boden und bekomme keine Luft mehr. Mir wird schwarz vor Augen."
- Bei einem kleineren Teil der PatientInnen ist die Bedrohlichkeit des Erlebten diffus und wird erst in der Therapie mit EMDR konkreter, weil neue klare Bilder auftauchen, die dann bearbeitet werden können.
- Bei den meisten PatientInnen konnten die „Hot Spots" im Sinne des Akutprotokolls am Ende der Therapie als sozusagen vergangenes Erleben relativ distanziert und weniger emotional betrachtet werden.
- Nicht immer war es möglich, im vorgegebenen Zeitrahmen alle auftauchenden belastenden Erlebnisse protokollgerecht abzuarbeiten. Es blieben Reste und somit in der EMDR-Sprache „inkomplette" Prozesse. Dann wurde eine weitere Behandlung am Heimatort empfohlen und aus dem Internet Adressen zertifizierter EMDR-TherapeutInnen herausgesucht.
- Relativ häufig traten belastende Vergangenheitsbilder schnell in den Hintergrund gegenüber Zukunftsängsten, wie Rezidivangst, Angst vor weiteren Eingriffen usw. Dann wurde mit anderen EMDR- Protokollen gearbeitet (siehe unten).

Zusammenfassend muss deutlich gemacht werden, dass in der Studie nicht nur nach einem EMDR-Protokoll gearbeitet werden konnte, sondern verschiedene Varianten zum Einsatz kamen. Allen Therapien gemein ist jedoch, dass bei durchschnittlich elf Therapiestunden mindesten zwei bis drei Stunden mit den typischen angeleiteten Augenbewegungen gearbeitet wurde. Ein Ergebnis der Metaanalyse von Wagner (2004) ist, dass auch kurze EMDR-Therapien mit durchschnittlich fünf Sitzungen zu signifikanten Verbesserungen der Symptomatik führen.

Muthny und Bengel (2009, S. 358) zählen folgende potenzielle Belastungen chronisch (Herz-)Kranker auf, die als Themen auch bei vielen meiner PatientInnen genannt wurden:

- „Irreversibilität und/oder Progredienz,
- subjektive und/oder objektive Lebensbedrohung,
- reduzierte körperliche Leistungsfähigkeit,
- bedrohte körperliche Integrität und bedrohtes Selbstbild,
- stigmatisierende Reaktion des Umfelds,
- Bedrohung von sozialen Beziehungen,
- chronische Schmerzen,
- aversiv erlebte therapeutische Maßnahmen,
- Abhängigkeit vom medizinischen System,
- (temporäre) Hospitalisierung,
- Unvorhersehbarkeit des Krankheitsverlaufs,
- begrenzte Lebensplanung und Zukunftsperspektive."

Alle diese Themen konnten in dem EMDR-Treatment, situativ konkretisiert auf Bilder, innere Sätze, Emotionen und Körperempfindungen mittels EMDR-Techniken behandelt werden.

Nun schien die bilaterale Stimulation nicht nur neurophysiologische Verarbeitungsprozesse anzuregen, die die belastenden Erinnerungen am Ende als weniger „schlimm" erscheinen ließen, sondern es tauchten in fortgeschrittenen Phasen häufig auch positive Eindrücke (zumeist bildhafte Erinnerungen oder Pläne) auf, wie man einfacher, geschickter oder erfolgreicher mit den Problemen umgehen konnte oder könnte. Die meisten PatientInnen fanden mit etwas Unterstützung relativ schnell Zugang zu früheren Erfahrungen der eigenen Kompetenz. Dies wurde dann, ähnlich wie in der Klinischen Hypnose, mit dem sogenannten „EMDR-Ressourcen-Protokoll" unterstützt.

In der „Absorptionstechnik" des EMDR sucht man gemeinsam mit dem Patienten nach Erinnerungen von positiver Bewältigung, die ähnlich oder auch nur entfernt ähnlich sein können, wie das bevorstehende Hindernis oder Problem. Es wird dann nach Attributen bzw. konkret benennbaren Eigenschaften des Patienten gesucht, die bei solch einer Herausforderung schon einmal geholfen haben (z. B. mutig sein, Geduld, Neugier, Selbstberuhigung, Disziplin). Diese Eigenschaften werden mittels weniger, langsamer Augenbewegungen (6- bis 10-mal) verstärkt. Hilfreich dabei ist es, wenn der Patient therapiebegleitend die Erfahrung macht, dass unangenehme vegetative Körpersymptome sich abmildern. Aus diesem „Ressource-State“ heraus wird der Patient mental in die von ihm gefürchtete Situation geleitet, die dann oft als weniger bedrohlich erlebt wird. Diese Technik ist nach Ebner und Rost (2006) sehr hilfreich beim Aufbau von Affekttoleranz. Beispiele für den Einsatz in dieser Untersuchung:

- Angst vor der nächsten Katheteruntersuchung
- Angst davor, allein Segeln zu gehen
- Angst vor dem Rückkehrergespräch beim Arbeitgeber.

Da die StudienteilnehmerInnen keine primär neurotisch gestörten Personen waren, hatten sie zumeist genügend Ressourcenerinnerungen, die bei den Transfersitzungen mittels EMDR genutzt werden konnten.

6.4.2 Treatment B, Vergleichsgruppe: Beratung mit psychoedukativen Inhalten für Koronarpatienten

Diese Behandlungsform wurde geschaffen, um als Vergleichsgruppe zur EMDR-Behandlung einen ähnlichen Zeitaufwand und vergleichbare Intensität an Psychotherapie zu gewährleisten. Wenn EMDR als herausgehobene Psychotherapietechnik einen besonderen Effekt im Sinne der o. g. Hypothesen schafft, sollte ausgeschlossen sein, dass dies auf psychotherapeutische Intensität, persönliche Zuwendung und Zeitaufwand zurückgeführt werden könnte. Die Therapie in der Beratungsgruppe ist explizit nicht traumafokussiert wie in der EMDR-Gruppe.

Das therapeutische Setting der Beratungsgruppe sah vor:

- mindestens fünf Einzelgespräche
- eine detaillierte Erhebung und persönliche Gewichtung von psychologisch beeinflussbaren Risikofaktoren
- eine ausführliche Bewertung von Lösungsmöglichkeiten zur Minderung von erkanntem Risikoverhalten und zur stärkeren Wahrnehmung von Schutzverhalten
- das realistische Erkennen von Umsetzungsbarrieren
- eine zusammenfassende, möglichst an den subjektiven Bedürfnissen orientierte, psychologische Handlungsanweisung für die Zeit nach der Reha.

Die technische Vorgehensweise bei der Beratung war integrativ und entspricht meinem Ausbildungshintergrund. Die Beziehungsgestaltung ist mir am Anfang sehr wichtig. In der Beratungsgruppe nahm ich mir etwas mehr Zeit für die Anamnese der Risikofaktoren und Schutzfaktoren als bei der EMDR-Gruppe, wo am Anfang die Stabilisierung und Identifizierung der Traumaerlebnisse im Vordergrund stand. Die Bearbeitung von Risikofaktoren stand in der EMDR-Gruppe erst am Ende der Behandlung, wenn der konkrete Transfer in den Alltag erarbeitet wird.

In der Beratungsgruppe ging es primär um Motivationsaufbau und Problemlösung hinsichtlich einer notwendigen Verhaltensänderung. Hier kamen auch je nach Bedarf verhaltenstherapeutische Methoden zum Einsatz wie

- die verhaltensmedizinische Psychoedukation anhand eines biopsychosozialen Modells
- die Vermittlung eines kognitiven Modells der Entstehung von Emotionen (z. B. bei häufigem Ärger). Der Fokus liegt bei Koronarpatienten besonders auf der Selbstwertproblematik in Verbindung mit geringer Frustrationstoleranz.
- das Herausarbeiten von maladaptiven Grundüberzeugungen mittels sokratischer Dialoge nach Stavemann (2005). Z.B. „Ich muss mich immer aufs Neue beweisen, sonst bin ich abgeschrieben."
- das Entwickeln und Einüben neuer „herzgesunder" Kognitionen, z. B. „Ich lebe langsamer und achtsamer."
- das Problemlösetraining sensu D'Zurilla und Goldfried (1971) bei schwierigen Entscheidungen
- das Rollenspiel zur Antizipierung schwieriger Gespräche
- das Stressbewältigungstraining nach Kaluza (2004).

Angesichts der verhältnismäßig kurzen Zeit, die in der AHB zur Verfügung steht, und der vielen Aufgaben, die durch die Versicherungsträger aufgetragen sind, war es wichtig, schnell therapeutische Kernthemen zu identifizieren, um sie in der Beratung zu vertiefen. Andere Entwicklungsaufgaben, die wahrgenommen aber nicht behandelt werden konnten, sollten zumindest deutlich benannt werden. Hier bot es sich an, dem/r Patienten/in ambulante Anlaufadressen mitzugeben (siehe Anhang 9). Das gilt indes für Abschlüsse beider Treatments.

6.4.3 Treatment K, Kontrollgruppe: Psychologische Standardberatung

Ohne Kontrollgruppe ist der spezifische Effekt einer therapeutischen Intervention empirisch kaum nachzuweisen. Sie stellt quasi die Nicht-Intervention dar. Die Zuordnung eines Patienten in einer Studie zur Kontrollgruppe oder gar einer Placebogruppe ist für die zuweisenden Ärzte immer ein moralisches Problem. So ist ihnen bewusst, dass ihrem Patienten eine möglicherweise wirkungsvolle Therapie vorenthalten werden könnte. In der Pharmaforschung wird dieser Gewissenskonflikt über die Doppelblindarrangements entschärft, die den Ärzten weder Einblick in die erwartete Wirkung noch in die Zuordnung zu den Studiengruppen gewähren.

In psychotherapeutischen Therapievergleichsstudien ist das nicht möglich. Daher werden Kontrollgruppenteilnehmer, wenn möglich in Wartezeiten (einige Wochen oder Monate) untersucht und erhalten danach eine Behandlung wie die Teilnehmer einer Treatmentgruppe. Diese „Warteschleife" ist in der stationären Rehabilitation nicht realisierbar, denn die Aufenthaltszeit ist zu kurz und eine kurzfristige Wiederholung einer erfolgten Reha aus Kostengründen nicht vorgesehen.

Da die Behandlung der Koronarpatienten in der AHB klaren Vorgaben folgt, konnte das methodisch-ethische Problem folgendermaßen gelöst werden: PatientInnen wurden dann in die Kontrollgruppe aufgenommen, wenn der Psychotherapeut längere Zeiträume (in 2009 bis 2010) mit anderen Aufgaben befasst war und keine Koronarpatienten behandeln konnte (siehe Abschnitt 6.3.3). Die StudienteilnehmerInnen erhielten dann genau die gleiche modulare Behandlung durch Reha-PsychologInnen wie alle kardiologischen AHB-Rehabilitanden. Hierzu gehört die Teilnahme an einem Entspannungstraining (Progressive Muskelentspannung nach Jacobson), an einem Stressvermeidungsseminar und an einer sechsstündigen themenzentrierten Koronargesprächsgruppe.

Dabei zeigte sich bald nach Beginn der Kontrollgruppenphase, dass die ÄrztInnen Schwierigkeiten hatten, die PatientInnen zur Teilnahme an der Untersuchung zu motivieren, denn es mussten zu Beginn und zum Ende der AHB umfangreiche Fragebogensätze ausgegeben und wieder eingesammelt werden. Dabei kam es zu bedauerlichen „Datenverlusten" durch Vergessen der Zweituntersuchung, Falscharchivierung der ausgefüllten Fragebögen durch die Arztvorzimmer und der „Verlegung" von Daten auf verschiedenen Datenträgern, die anschließend nicht wiedergefunden wurden.

Als Studienleiter und einziger Psychotherapeut war es mir nicht möglich, mit den PatientInnen in Kontakt zu treten und die Fragebögen selbst auszugeben und wieder einzusammeln wie bei den beiden Treatmentgruppen (siehe Abschnitt 6.3.5).

Die Lösung bestand schließlich in einer leichten „Aufweichung" des Kontrollgruppensettings. Die PatientInnen, die sich bereit erklärten, die Fragebögen auszufüllen, erhielten die verbindliche Zusage eines psychologischen Einzelberatungstermins von einer Stunde bei einer Psychologin der Rehaklinik, jedoch nicht bei mir, dem Studientherapeuten. Mit diesem Arrangement wurde methodisch riskiert, dass sich das Setting der Kontrollgruppe durch eine einzeltherapeutische Intervention denen der beiden Interventionsgruppen annäherte. Bei einem Teilnehmer aus der Kontrollgruppe wurde hinterher sogar festgestellt, dass er hochfrequent tiefenpsychologisch orientierte Gespräche in der psychosomatischen Abteilung erhielt. Er war privatversichert. Er wurde in der Kontrollgruppe belassen, weil zum einen sein Datensatz wegen der Anonymisierung nicht mehr gefunden werden konnte und zum anderen auch diese Option zur normalen AHB dazugehört. Die Einzelberatung erfolgte in Kurzform nach klaren Vorgaben, die in Anlage 9 aufgeführt sind und an der sich auch die Beratung in Treatment B orientierte.

6.4.4 Überblick über die drei Behandlungsformen

In Tab. 6-3 werden die Vorgehensweisen der drei Behandlungsvarianten gegenübergestellt. Auch die Behandlung der EMDR-PatientInnen umfasst etwas Edukation, ihre Therapie ist jedoch eindeutiger auf das Traumaerleben fokussiert. Die psychologische Standardberatung erhalten alle PatientInnen der drei Gruppen. Redundante Information kann in der Einzelberatung identifiziert und bei Bedarf vertieft werden. Ab 2009 erhalten die TeilnehmerInnen der Kontrollgruppe das verbindliche Angebot eines Termins für Einzelberatung bei einer Rehapsychologin.

Tabelle 6-3: Übersicht der Treatmentinhalte

<table>
<tr><th>Therapeutischer Fokus</th><th>Gruppe E; EMDR</th><th>Gruppe B; Beratung</th><th>Gruppe K; Kontrollgruppe</th></tr>
<tr><td>Traumaverarbeitung</td><td>EMDR</td><td></td><td rowspan="11">Psy. Reha-Standardberatung in Gruppen und Seminaren:
Seminar Stressbewältigung
Koronar-Gesprächsgruppe
Nichtrauchertraining
Muskelentspannungstraining</td></tr>
<tr><td>Ängste, Depressivität</td><td>EMDR</td><td>Beratung</td></tr>
<tr><td>Selbstwertproblematik</td><td>EMDR</td><td>Beratung</td></tr>
<tr><td>Dysfunktionale Kognitionen zu geringer Selbstwirksamkeit und ext.-fatalist. Kontrollüberzeugung</td><td>EMDR</td><td></td></tr>
<tr><td>Umgang mit negativem Stress und psychologische Ressourcenaktivierung</td><td>EMDR und ...</td><td>Beratung und ...</td></tr>
<tr><td>Lösung von interpersonellen Konflikten</td><td>... Problemlösungstraining</td><td>... Konfliktlösetraining</td></tr>
<tr><td>Gewichtsreduktion</td><td>... Edukation</td><td>... Edukation</td></tr>
<tr><td>Ernährungsumstellung</td><td>... Edukation</td><td>... Edukation</td></tr>
<tr><td>Nikotinentwöhnung</td><td>... Edukation</td><td>... Edukation</td></tr>
<tr><td>Bewegungsförderung</td><td>... Edukation</td><td>... Edukation</td></tr>
<tr><td>Teilnahme an einer ambulanten Herzgruppe</td><td>... Edukation</td><td>... Edukation</td></tr>
</table>

6.5 Die abhängigen Variablen: Auswahl der Instrumente

Der Auswahl der Messinstrumente kommt besondere Bedeutung zu, denn der Aufwand für die Teilnehmer soll zum einen möglichst gering sein, damit motivationale Probleme nicht den Drop Out fördern, andererseits sind die in der Koronarforschung diskutierten psychosozialen Risikofaktoren und somit auch die abgeleiteten Hypothesen zahlreich.

Eine Reihe von Fragebögen sind speziell für die Rehabilitation entwickelt worden, um die zur Verfügung stehende Zeit effektiv mit verzahnter Diagnostik und Intervention zu nutzen (zu entsprechend treatmentorientierter Diagnostik siehe Jäger und Krieger 1994). Leider erfüllen die meisten dieser Verfahren nicht unsere Anforderungen nach kurzer Bearbeitungsdauer oder Veränderungssensitivität. So stimmt zwar die inhaltliche Zielrichtung des „Fragebogen zur Erfassung des Gesundheitsverhaltens FEG“ von Dlugosch und Krieger (1995), aber die Frageformulierung lässt die wiederholte Bearbeitung mit Ausschluss eines möglichen Trainingseffektes nicht zu. Mit den „Trierer Skalen zur Krankheitsbewältigung TSK“ von Klauer und Filipp (1992) ist es möglich, ein genaues Bild der bevorzugten Coping-Strategien eines Rehabilitanden zu erheben (Rumination, Suche nach sozialer Einbindung, Bedrohungsabwehr, Suche nach Information und Erfahrungsaustausch, Suche nach Halt in der Religion). Jedoch ist der Bearbeitungs- und Auswertungsaufwand für den Zweck dieser Untersuchung zu groß und bei T2 und T3 hätten die Antworten einer Nachbearbeitung mit den PatientInnen bedurft, was in diesem Fall nicht möglich war.

Die Entscheidungskriterien für die Verfahren, die schließlich zum Einsatz kamen, orientierten sich an Gütekriterien gängiger Assessmentverfahren für die Rehabilitation (Biefang et al. 1999) und einer eigenen Analyse der in der Koronarforschung und Therapieevaluationsforschung am häufigsten zum Einsatz kommenden Verfahren. Bei der Durchsicht von Metaanalysen, die hier referiert werden, gibt es deutliche Übereinstimmungen (vgl. Abschnitt 2.4).

Zwei Skalen zu negativen Selbstwertkognitionen und external-fatalistischer Kontrollüberzeugung sind Eigenkreationen, die auf Grundlage ähnlicher Verfahren entstanden (vgl. Abschnitte 6.5.4 und 6.5.5). Zu ihnen gibt es daher keine Gütekriterien.

6.5.1 Traumatisierung (Impact of Event Scale IES)

Die IES (Horowitz et al. 1979, deutsch von Ferring und Filipp 1991, deutsche Normierung von Hütter und Fischer 1997) ist die älteste und noch heute am häufigsten verwendete Skala zur Erhebung von psychischer Belastung nach

Traumata. Sie enthält acht Items zu der Symptomgruppe Vermeidung/Betäubung und sieben Items zu Intrusionen. Neben der IES ist in Deutschland auch noch die IES-R gebräuchlich. R steht hier für Revised, denn die Skala wird noch um das Symptom der Übererregung (Hyperarousal) mit sieben Items erweitert (Weiss und Mamar 1996, deutsch von Maercker und Schützwohl 1998). Die Reliabilität und Validität werden bei beiden Skalenformen als sehr gut bewertet (Gast et al. 2004, Schützwohl und Haase 2009), wobei lediglich kritisiert wird, dass die Items nicht exakt mit den Diagnosekriterien von ICD und DSM in Deckung sind. Trotzdem liegt der Kappa-Koeffizient bei der Übereinstimmung mit der Diagnosestellung von erfahrenen Klinikern bei $\kappa = 0,93$. Mit der IES lassen sich 81,2% der PTBS-Diagnosen richtig zuordnen.

Ähnliche Verfahren wie die Post Traumatic Stress Scale-10 PTSS-10 (Raphael et al. 1989) oder die Posttraumatic Diagnostic Scale von Foa et al. (1996) sind ebenfalls ins Deutsche übersetzt und haben hohe Gütewerte. Sie haben jedoch gegenüber der IES keine Vorteile und werden bei internationalen Studien weniger häufig eingesetzt. Daher fällt die Wahl in dieser Studie auf die IES mit 15 Items.

In den Erstgesprächen mit den RehabilitandInnen wurden neben allgemeiner Motivation auch zusätzliche Bedingungen für die Aufnahme in die Studie abgeprüft. Nicht in die Untersuchung hineingenommen wurden Personen,

- die einen IES-Rohwert unter 9 angaben, was laut Testhandbuch als klinisch irrelevant gilt
- die berichteten, dass bei ihnen schwere weitere Traumatisierungen vorlagen und daher eine komplexe PTBS nicht ausgeschlossen werden konnte
- die von intensiven Dissoziationserlebnissen (ohne Medikamenteneinfluss) berichteten. Auch hier wurde komplexe PTBS in der Vorgeschichte vermutet. Dissoziation kann zwar mit entsprechenden Verfahren abgeprüft werden, was aber den Rahmen der Untersuchung gesprengt hätte.

Teilnehmen konnten alle motivierten PatientInnen, bei denen festgestellt wurde, dass eine Anpassungsstörung, mit dem IES-Wert von 9 und größer, deutlich dem Erleben des eigenen Herzinfarkts oder damit verbundener Situationen zugeordnet werden konnte.

6.5.2 Depressivität (Allgemeine Depressions-Skala ADS-L)

Depressionen stellen unter den psychosozialen Risikofaktoren der Koronaren Herzkrankheit das erwiesenermaßen größte Risiko dar (vgl. Abschnitt 2.3.3). Daher ist eine therapeutische Einflussnahme bei KHK-Patienten besonders wichtig.

Die Wahl fällt bei dieser Studie auf die Allgemeine Depressions-Skala ADS von Hautzinger und Bailer (1993). Sie wurde in der amerikanischen Originalform CES-D gezielt für den Einsatz von epidemiologischen und evaluativen Studien entwickelt (hierzu genauer Reuter und Härter 2007). Die ADS ist ein relativ verbreitetes Verfahren zur Messung von depressiven Störungen. Die innere Konsistenz ist $\alpha = .89$ und Reliabilität $r = .81$. Das sind gute Testwerte für ein Verfahren mit einer Bearbeitungszeit von ca. 5 min.

Die Wahl muss trotzdem genauer begründet werden, da aus den zitierten Metastudien hervorgeht, dass für die Messung von Depressivität meistens das Beck Depression Inventory BDI (deutsch von Hautzinger et al. 1995) zum Einsatz kommt. BDI und ADS korrelieren zu $r = .90$. Meine Erfahrung in der Praxis zeigt jedoch, dass es bei dem BDI häufig zu Unsicherheit bei den Patienten kommt, weil mehrere Antworten zu jedem der 21 Items möglich sind, was nur in der Einzelberatung aufgeklärt werden kann. Die Bearbeitung des BDI wird auf 15 min. geschätzt. Als Praktiker habe ich Zweifel an der Reliabilität und Objektivität des Verfahrens im Rahmen einer Untersuchung wie dieser. Ich halte die ADS auch hinsichtlich der Diagnosekonformität mit der ICD für das geeignetere Verfahren. Die ADS bietet weiterhin den Vorzug, dass durch Skalenumpolung leichter unmotivierte Scheinantworten identifiziert und ggf. ausgesondert werden können. Zum Einsatz kam hier die ADS-L, die mit 20 Items nur unwesentlich länger ist als die Kurzform ADS-K mit 15 Items. Als klinisch auffällig gilt bei ihr ein Wert von über 23 Rohpunkten.

Die Depressivität wurde in dieser Untersuchung zusätzlich noch mit einer Subskala der SCL-90 (siehe unten) erfasst und somit kann ein Ergebnisabgleich dieses besonders wichtigen Risikofaktors erfolgen.

6.5.3 Psychische Belastung: Die Symptom-Check-Liste (SCL-90-R)

Neben der Depressivität sind hinsichtlich der Herzkrankheit noch weitere psychische Syndrome, die auch gleichzeitig Risikofaktoren darstellen, interessant. Ein sehr gängiges Erhebungsinstrument bietet hier die Gelegenheit, gleich mehrere dieser Störungen zu Screeningzwecken abzufragen: Die Symptom-Check-Liste von Derogatis in der revidierten Fassung (hier in der deutschen Fassung von Franke 1995).

Die SCL-90-R wird bei internationalen Psychotherapieevaluationsstudien häufig eingesetzt. Das spricht für ökonomische Handhabung, aber auch für die wissenschaftlich begründete Erwartung, dass diese Skala veränderungssensitiv ist.

Die SCL-90-R hat insgesamt 90 Items und besteht aus neun Skalen, die immer eingeleitet werden mit der Frage „Wie sehr litten Sie in den letzten sieben Tagen unter …?“:

- Skala 1: Somatisierung (12 Items, z.B. „… Kopfschmerzen“)
- Skala 2: Zwanghaftigkeit (10 Items, z.B. „… immer wieder auftauchende unangenehme Gedanken, Worte oder Ideen, die einem nicht mehr aus dem Kopf gehen.“)
- Skala 3: Unsicherheit im Sozialkontakt (9 Items, z. B. „… allzu kritische Einstellung gegenüber anderen“)
- Skala 4: Depressivität (13 Items, z.B. „… Gedanken sich das Leben zu nehmen.“)
- Skala 5: Ängstlichkeit (10 Items, z.B. „… plötzlichem Erschrecken ohne Grund“)
- Skala 6: Aggressivität/Feindseligkeit (6 Items, z.B. „… dem Gefühl, leicht reizbar oder verärgerbar zu sein“)
- Skala 7: Phobische Angst (7 Items, z.B. „… der Furcht auf offenen Plätzen oder der Straße“)
- Skala 8: Paranoides Denken (6 Items, z.B. „… dem Gefühl, dass man den meisten Menschen nicht trauen kann.“)
- Skala 9: Psychotizismus (10 Items, z.B. „… der Idee, dass irgendjemand Macht über Ihre Gedanken hat.“)

Hinzu kommen sieben unspezifischere Zusatzitems. Durch Verrechnungsalgorithmen können drei sogenannte Globale Kennwerte gebildet werden, die anhand großer Standardstichproben (N > 1.000 Gesunde und N > 5.000 PsychotherapiepatientInnen) repräsentative Aussagen über die allgemeine Symptombelastung in der deutschen Bevölkerung machen.

Die Antwortratings sind fünfstellig von 0 = überhaupt nicht bis 4 = sehr stark.

Die Bearbeitungszeit wird auf 15 min. geschätzt und die Re-Test-Reliabilität liegt zwischen .73 und .89, was für einen klinischen Fragebogen als befriedigend bewertet werden kann. Die Konstruktvalidität und diskriminative Validität wurde an klinischen Personengruppen getestet. Sie gilt als gut. Die Interkorrelationen der meisten SCL-Skalen liegen im mittleren Bereich.

Für die vorliegende Untersuchung wurden fünf Skalen ausgewählt: Somatisierung, Unsicherheit im Sozialkontakt, Depressivität, Ängstlichkeit und Aggressivität. Berechnet werden konnte mit diesen Daten auch der „Global Severity Index“ GSI, als Maß für Distress-Belastung. Insgesamt mussten die Teilnehmer nur 50 SCL-Items beantworten und daher konnte die Beantwortungszeit auf ca. zehn bis 15 Minuten begrenzt werden.

Ausgeschlossen wurden die Skalen, die nicht von direktem Interesse für die Risikobewertung von KHK-PatientInnen sind. Zwanghaftigkeit, Phobische Angst, Paranoides Denken oder Psychotizismus sind relativ seltene Phänomene und die Items könnten die StudienteilnehmerInnen eher verstören.

6.5.3.1 Skala Somatisierung (SCL-90-R)

Die erste ausgewählte Skala „Somatisierung“ zählt typische psychovegetative Belastungssymptome, aber auch psychosomatische Beschwerden auf: Ohnmachts- oder Schwindelgefühle, Kreuzschmerzen, Übelkeit und Magenverstimmungen usw. Von besonderem Interesse sind hier die Symptome, die auch bei einer Herzerkrankung häufig auftreten, wie Herz- oder Brustschmerzen, Schwierigkeit beim Atmen oder Schwächegefühl in einzelnen Körperteilen. Diese Skala ähnelt anderen Beschwerdelisten. Hinter vielen der benannten Symptome verbirgt sich auch Ängstlichkeit oder Depressivität, die von Patienten so nicht direkt wahrgenommen oder genannt wird.

6.5.3.2 Skala Unsicherheit im Sozialkontakt (SCL-90-R)

Die zweite ausgewählte Skala „Unsicherheit im Sozialkontakt“ beschreibt in ihren Items Momente der Schüchternheit, Befangenheit oder Unzulänglichkeit im Vergleich zu anderen. Die damit verbundene Tendenz zum sozialen Rückzug und Vernachlässigung des eigenen sozialen Netzes ist auch ein bekannter Risikofaktor bei Herzinfarktpatienten. Männer sind hier anscheinend stärker betroffen als Frauen (siehe Abschnitt 2.3).

6.5.3.3 Skala Depressivität (SCL-90-R)

Diese Skala wurde in der Auswertung belassen, da Depressivität als psychosozialer Risikofaktor bei KHK besonders gewichtet wird. Die Skala enthält fast alle Depressionssymptome der ICD wie auch die ADS-L, jedoch in anderer Formulierung. Demnach müssten im Ergebnis beide hier verwendeten Depressionsskalen hoch korrelieren.

6.5.3.4 Ängstlichkeit (SCL-90)

Die Items beschreiben körperlich spürbare Nervosität („Zittern“, „Herzklopfen oder Herzjagen“) bis hin zu „Schreck- und Panikanfällen“. Sie ist in hoher Ausprägung Ausdruck für eine tiefe Verunsicherung des Patienten gegenüber seinem Körper, seiner Umwelt und seiner Zukunft. Diese Skala korreliert nach Handbuch mittel bis hoch mit anderen gängigen Angstverfahren.

6.5.3.5 Aggressivität/Feindseligkeit (SCL-90)

Diese Skala ist mit sechs Items leider sehr klein, trotzdem beschreiben sie Aggressivität in unterschiedlichen Stadien von Unausgeglichenheit, Reizbarkeit, Verärgerbarkeit bis hin zu starker Feindseligkeit gegen andere und auch das Bedürfnis nach Gewaltausübung.

Oben wurde ausgeführt, dass die jahrzehntelange Überprüfung des Typ-A-Risikoverhaltensmusters schließlich in seinem Bedrohungspotential auf die Persönlichkeitseigenschaft der überdauernde Feindseligkeit (engl. Hostility) reduziert werden konnte (siehe Abschnitt 2.4.2). Genau das repräsentieren die Items in dieser Skala der SCL.

Als Alternative böte sich im deutschen Sprachraum nur die Übersetzung der Cook-Medley Hostility Scale (Ho-Scale) von Mittag et al. (1997; 1998) an, die aus dem umfangreichen amerikanischen Persönlichkeitsfragebogen MMPI stammt. Sie zerfällt jedoch wiederum in zwei Subskalen (zusammen 36 Items) und hat nur eine kleine deutsche Referenzstichprobe.

Bei der Skalenauswahl bestand die Hoffnung, dass diese SCL-Skala genügend valide und veränderungssensitiv ist.

6.5.3.6 Allgemeine psychische Belastung (SCL-90); Globaler Kennwert GSI

Der Global Severity Index (GSI) ergibt sich rechnerisch aus der Aufsummierung aller Skalenwerte der SCL-90-R und der Division durch die Anzahl der Items (90). Er steht nach Testhandbuch für die allgemeine psychische Belastung eines Getesteten, ist also eine Operationalisierung für Distress-Belastung. Der GSI gilt laut Handbuch als besonders änderungssensitiv und wird daher für Veränderungsmessungen im Rahmen wissenschaftlicher Studien empfohlen.

Da in unserer Studie nicht alle SCL-Skalen vorgelegt wurden, wurde der GSI mit veränderter Formel (Division mit 50) berechnet und konnte bei den Standardwerten wieder in T-Werte umgerechnet werden. So ergab sich bei den T1-Werten, die in die Therapie einflossen, ein Hinweis auf die Distress-Belastung des/r Patienten/in. Bei der Veränderungsmessung in der Studie fällt diese Umrechnung fort, weil allein die Rohwerte zur Verrechnung herangezogen wurden.

Das Testhandbuch informiert ausführlich über Korrelationen mit anderen Testverfahren. So korreliert der GSI z.B. negativ mit der Skala Lebenszufriedenheit, sowie positiv mit den Skalen Beanspruchung und Neurotizismus im Freiburger Persönlichkeitsinventar FPI (Fahrenberg et al. 1984). Der GSI korreliert ebenfalls hoch mit der Beschwerdeliste (v. Zerssen 1986a) und der Depressivitäts-Skala (v. Zerssen 1986b).

6.5.4 Generalisierte negative Selbstwertkognitionen

In dem von mir erweiterten HAPA-Modell von Schwarzer (Abbildung 6-1) finden sich vier Konstrukte die Selbstwahrnehmung betreffend: die Selbstwirksamkeit aus dem Originalmodell und zusätzlich die drei Identitätsvariablen von Haußer (1995): Selbstkonzept, Selbstwertgefühl und Kontrollüberzeugung.

In dem Modell stellt Selbstwirksamkeit ein zeitlich wie räumlich übergreifendes Attributionsmuster dar. Es kann mit einer kurzen Skala, der „Self-Efficacy-Scale" erfasst werden (Schwarzer und Jerusalem 1995; 1999). Die Items sind jedoch alle sehr positiv und optimistisch formuliert, was zu der Befürchtung Anlass gibt, dass Patienten sie kurz nach einem für sie traumatischen Ereignis für sich als unpassend bewerten könnten. Des Weiteren halte ich es für schwierig, das Konstrukt der Selbstwirksamkeit als generalisierte Erwartung inhaltlich klar von der eher spezifischen Handlungs-Ergebnis-Erwartung differenzieren zu können.

In Bezug auf die Effekte von Psychotherapie teile ich trotzdem die optimistische Annahme Stavemanns (2003; 2011), dass Individuen ihre (auch durch Traumata) erworbenen verzerrten und pauschal-negativen kognitiven Bewertungen hinsichtlich des eigenen Selbstwertes bewusst und funktional verändern können (B_{neu} = neue erarbeitete Bewertungen). Diese und die nachfolgend beschriebene Kontrollüberzeugung wirken wiederum auf die Selbstwirksamkeit ein, die dann indirekt oder direkt mit der „gesundheitserhaltenden physiologischen Reaktion verbunden ist" (Weber 1994, S.192).

Es wurden jedoch keine Instrumente gefunden, die für den Zweck dieser Untersuchung ökonomisch vertretbar waren und inhaltlich passende Items boten. Schütz hat in ihrer Habilitationsschrift (2000) Selbstkonzept- und Selbstwertskalen einer Prüfung unterzogen und kommt zu dem Ergebnis, dass es keine Skalen gibt, die allgemein akzeptiert diese Konstrukte valide zu erfassen vermögen. Eine gewisse wissenschaftliche Akzeptanz findet aber nach Sellin (2003) immer noch die Self-Esteem-Scale SES von Rosenberg (1965), trotz ihres Alters. Von Collani und Herzberg (2003) prüften ihre interne Struktur und fanden zwei Faktoren, die sie Selbstabwertung und Selbstakzeptanz benennen. Sie fanden Validitätshinweise für einen einheitlichen übergeordneten Faktor Selbstwertgefühl. Da die Diagnostik des Selbstwertgefühls in dieser Untersuchung nicht personalisiert von Bedeutung ist, sondern nur der Veränderungsmessung dient, kann die SES m. E. hier gut genutzt werden, um passende Items für den Fragebogen zu finden.

Aus der Originalversion, die zur Verwendung frei zur Verfügung gestellt wird (www.wwnorten.com/psychsci/media/rosenberg.htm), habe ich vier der fünf Items mit der größten Trennschärfe für die Untersuchung ins Deutsche übersetzt (siehe auch Anhang 6):

	Stimmt nicht	Stimmt kaum	Stimmt eher	Stimmt genau
1. Alles in allem habe ich das Gefühl, ein Versager zu sein	o	o	o	o
2. Ich wünschte, dass ich mich mehr achten könnte	o	o	o	o
3. Ich fühle mich oft ziemlich nutzlos	o	o	o	o
4. Ich habe nicht viel, auf das ich stolz bin	o	o	o	o

Hier wird, entsprechend der SES, „stimmt nicht" mit 0 Punkten bewertet und „stimmt genau" mit drei Punkten, so dass der Gesamtpunktwert für einen Teilnehmer zwischen 0 (eine positive Selbstbewertung) und 12 Punkten (ein sehr negativer Selbstwert) liegen kann und daher eine für die Verrechnung ausreichende Differenzierung bietet.

An dieser Stelle möchte ich anmerken, dass ich die deutsche Übersetzung von Self-Esteem in Selbstwertgefühl etwas ungenau finde, da es sich genau betrachtet um Bewertungen des Selbst, also Kognitionen und nicht Emotionen handelt. Dies schmälert jedoch nicht die Brauchbarkeit des Konstrukts für die Zwecke der Studie.

6.5.5 Externale (fatalistische) Kontrollüberzeugung

Generalisierte Kontrollerwartungen über verschiedene Lebensbereiche hinweg sind als moderierende kognitive Einstellungsmuster für den Prozess der Krankheitsverarbeitung von besonderer Bedeutung (siehe Modell von Schwarzer, Abb. 5-1). Als eindimensionales Konstrukt fußen sie in der Sozialen Lerntheorie von Rotter (1966). Einflüsse dieses Motivationsmodells finden sich wieder in

- dem Modell der erlernten Hilflosigkeit von Seligman (deutsch 1999)
- dem Depressionsmodell in der Kognitiven Therapie von Beck et al. (deutsch 1986)
- und der Selbstwirksamkeitstheorie von Bandura (1997).

Krampen (1981; 1991) hat die Diagnostik mit einem dreiskaligen Konzept mit Items zu „Internalität", „sozialer Externalität" und „fatalistischer Externalität" der generalisierten Kontrollzuschreibung ins Deutsche übertragen. Lohaus und Schmitt (1989) entwickelten für den klinischen Bereich den „Fragebogen zur Erhebung von Kontrollüberzeugungen zu Krankheit und Gesundheit KKG".

Interessant für meine therapeutische Absicht und daher auch für die Untersuchung sind die Items zur fatalistischen Kontrollüberzeugung. Patienten, die dazu neigen, sind wahrscheinlich kaum bereit, aktiv an der Bewältigung ihrer Erkrankung mitzuarbeiten. In dem von mir ergänzten HAPA-Modell in Abbildung 6-1 wird angenommen, dass die Traumatisierung durch die belastenden Umstände des Herzinfarktes einen lähmenden Einfluss auf die Handlungs-Ergebniserwartungen hat. Da alle oben genannten Fragebögen zu Kontrollerwartungen zu umfangreich für den Einsatz in dieser Studie sind, wurden die vier Items aus den beiden externalen KKG-Skalen mit den höchsten Trennschärfewerten ausgewählt und in leicht verkürzter Formulierung in den Fragebogen aufgenommen (Anhang 6):

	Stimmt nicht	**Stimmt kaum**	**Stimmt eher**	**Stimmt genau**
5. Wenn ich genese, verdanke ich das dem Schicksal	o	o	o	o
6. Mein Leben liegt letztlich in der Hand von Fachleuten	o	o	o	o
7. Mein Gesundheitszustand ist eher von Zufall und Glück abhängig	o	o	o	o
8. Mein Wohlbefinden hängt sehr von der Hilfe anderer ab	o	o	o	o

Die Punktezuordnung ist die gleiche wie bei negativem Selbstwertgefühl (s. o.) und daher kann der Wert zwischen 0 Punkten (keine external-fatalistische Kontrollüberzeugung) und 12 (sehr hohe external-fatalistische Kontrollüberzeugung) liegen. Ein Manko dieser Skala ist jedoch, dass Kontrollüberzeugung nur in seiner negativen Form abgefragt wird. In der klinischen Praxis sind die negativen Kognitionen aber auch die besonders schwierigen therapeutischen Hürden bei der Krankheitsverarbeitung.

6.5.6 Körperliche Belastbarkeit (maximale Wattzahl) auf dem Ergometer

In den Fragebogen (Anhang 6) aufgenommen wurde auch die Frage nach der vom behandelnden Arzt maximal zugelassenen Belastung auf einem Ergometer, angegeben in Watt. Diese Kennzahl hat bei Rehabilitanden in der AHB stets eine große Bedeutung, gibt sie ihnen doch verständlich quantifizierte Rückmeldung über die Einschätzung der Ärzte zu ihrer kardialen Belastbarkeit.

6.5.7 Abschlussfragebogen zu T3

Der Abschlussfragebogen (Anhang 7) wurde sechs Monate nach der AHB mit dem Fragebogensatz zum Zeitpunkt T3 zugesandt. Hier erfolgte die Veränderungsmessung direkt, d. h. die Teilnehmer stuften die von ihnen wahrgenommenen Veränderungen selbst ein (zu Kriterien der direkten Veränderungsmessung siehe Stieglitz und Baumann 1994). Diese Daten sollen abschließend einen Vergleich zu der indirekten Veränderungsmessung mittels der oben beschriebenen Fragebögen von T1 bis T3 ermöglichen.

Der Abschlussfragebogen gliedert sich nach folgenden Themen:

- zur gesundheitlichen Situation, mit Fragen nach dem allgemeinen und dem konkreten auf die Herzerkrankung bezogenem Befinden
- zur körperlichen Fitness mit Herzgruppenteilnahme und anderen körperlichen Aktivitäten
- zur Praktizierung von systematischem Entspannungstraining
- zur Medikamenten-Compliance
- zum beruflichen Status (Return to Work)
- zur Bewertung von Psychotherapie auf die Krankheitsverarbeitung im Rückblick und Ausblick.

Die Beantwortung der Fragen erfolgt mittels verschiedener Ratings (vom dichotomen „ja-nein" bis zur 4-stufigen Likertskala) und Multiple-Choice-Alternativen. Die Antworten können einzeln in die Verrechnung eingehen oder als aggregierte Daten durch Summation thematisch zusammengehöriger Antworten, so genannten EMEKs (Einmalig erfasste multiple Ergebniskriterien), die von Nübling und Schmidt (2000, S. 340) als „geeignete Kriterien zur längerfristigen Bewertung von medizinischen Rehabilitationsbehandlungen" vorgeschlagen und eingesetzt wurden.

Es muss einschränkend eingestanden werden, dass Behandlungsmotivation, Präventionsbemühungen und Medikamentencompliance als subjektive Aussagen der Betroffenen nur begrenzte Gültigkeit zugesprochen werden kann. Speziell bei der Medikamentencompliance wurde festgestellt, dass nur 50-65% der ambulanten Patienten den Empfehlungen ihrer Ärzte in vollem Umfang folgen (Dahn et al. 2007). Hier bedarf es gezielter Studien mit Fremdbeurteilungsdaten, was jedoch in dieser Studie methodisch nicht realisierbar war.

Die Förderung der Rückkehr an den Arbeitsplatz wird in der aktuellen deutschen Rehabilitationsmedizin als Behandlungsziel deutlich höher bewertet als noch Ende des letzten Jahrhunderts. Eine sozialmedizinische Neugewichtung geht hier einher mit einer politischen Umbewertung, ausgelöst durch knappere

Rentenkassen und demographisch drohenden Fachkräftemangel. Berufstätigkeit wird heute i. d. R. weniger als Risiko für chronische Erkrankungen gesehen, sondern eher als Schutzfaktor, der die gesellschaftliche Teilhabe ermöglicht. Dennoch muss das Thema Belastung durch Arbeit differenziert betrachtet werden: unsichere Arbeitsverhältnisse, geringe Verdienste, Schichtarbeit, Leiharbeit, Mobbing sind nur einige Stichworte, die deutlich machen, wie viel psychosoziales Anspannungspotenzial im Erwerbsleben steckt (vgl. Zielke, 2000). Die früher rein medizinische Zielausrichtung der Reha wird heute immer stärker ergänzt um Seminar- und Beratungsangebote zur beruflichen Re-Integration, der Medizinisch-beruflich orientierten Rehabilitation (MBOR) (siehe Hillert et al. 2007). Somit darf die abhängige Variable „Rückkehr an den Arbeitsplatz" bzw. „Return to Work" als Zielkriterium in der modernen Rehabilitationsforschung nicht fehlen.

Natürlich interessiert der Rückblick der TeilnehmerInnen auf die psychotherapeutische Behandlung bzw. Beratung. Deren Einschätzung kann möglicherweise von den anderen Evaluationsdaten abweichen und auch zwischen den Gruppe B und E mit intensiverer Betreuung differieren.

6.5.8 Die Herzpumpfunktion; Kardiologische Variablen

In der Kardiologischen Abteilung der Rehaklinik Damp gab es von Anfang an ein großes Interesse an der Untersuchung und von Seiten eines früheren Oberarztes wurde der Wunsch geäußert, auch parallel zu den psychologischen Daten kardiologische Werte zu erheben. Es bestand Einigkeit darin, dass die Studie einen deutlichen Mehrwert dadurch bekäme, wenn die psychotherapeutischen Effekte eventuell auch mit „harten" physiologischen Daten untermauert werden könnten.

Für die Organisation des Studienablaufs hatte diese Entscheidung große Konsequenzen:

a) Wäre eine rein psychologische Datenerhebung zu T3 ohne Schwierigkeiten telefonisch und postalisch zu realisieren gewesen, so mussten die TeilnehmerInnen für eine kardiologische Nachuntersuchung noch einmal wieder in die Rehaklinik kommen. Es wurde entschieden, dass der Studienleiter zum Katamnesezeitpunkt alle TeilnehmerInnen kontaktiert und ihnen eine kostenfreie kardiologische Untersuchung mit Beratung und eine psychologische Abschlussberatung anbietet. Dieses Vorgehen versprach, dass der Zusatzaufwand sowohl den PatientInnen zu Gute käme, als auch noch weitere Informationen über die Krankheitsverarbeitung bringen würde, die über die anonymen Fragebogendaten hinausgingen.

b) Problematisch erschien aber die Zusammenführung der anonymisierten Daten, denn es zeigte sich bald, dass die Datenerhebung deutlich länger brauchte als ursprünglich geplant. Hinzu kamen einige Arztwechsel, die die Datenerhebung zusätzlich erschwerten (vgl. Abschnitt 6.3.7). Die Lösung bestand darin, dass die kardiologischen Daten nicht mit dem Teilnehmercode versehen wurden, sondern von den Auswertern über den Abgleich von Rücklaufdaten der drei Untersuchungen mit den zugehörigen psychologischen Antworten wieder in Verbindung gebracht werden konnten.
c) Des Weiteren lag die kardiologische Datenerhebung nicht in der Hand des Studienleiters, was leider zu erheblichem Drop out führte. Die normalerweise effiziente arbeitsteilige Struktur einer großen Station wirkte sich hier nachteilig aus. Seltene Vorgänge werden in der Alltagsroutine zuweilen übersehen.
d) Der Organisationsaufwand für die kardiologischen Nachuntersuchungen war groß, da Termine der PatientInnen, die i.d.R. nach sechs Monaten wieder im Arbeitsprozess standen, mit den engen Zeitplänen von Chef- und OberärztInnen koordiniert werden mussten. Das gelang jedoch mit gutem Willen aller Beteiligten fast immer.

Vom Oberarzt der Kardiologie wurden 2006 kardiologische Variablen vorgeschlagen, die nach seiner Annahme in der Lage wären, einen Zusammenhang zwischen psychischer Distressbelastung und der Veränderung von Herzwandbewegungen nachzuweisen. Mehrere Parameter, gemessen an echokardiographischen Aufnahmen, könnten in einem Algorithmus verrechnet werden und die stressbedingte systolische Herzwandbewegung umfassend beschreiben. Dieses Verfahren ist unter der Bezeichnung Centerline-Methode in die Kardiologie eingeführt worden (vgl. Sheehan et al. 1986; Hoffmann 1998). Diese Methode ist sehr zeitaufwändig, weil der Kardiologe mehrere Herzechoaufnahmen manuell nachbearbeiten muss, was pro Messung ca. 25 min. in Anspruch nimmt. Deswegen wird sie in der Echokardiographie nicht routinemäßig durchgeführt.

Nach dem Wechsel in der Oberarzt- und Chefarztposition Ende 2009 konnte diese Datenerhebung leider nicht fortgeführt werden. Mit dem neuen Chefarzt wurde bei der Neuaufnahme der Untersuchung, die Fortführung der kardiologischen Datenerhebung verabredet, jedoch unter Begrenzung auf drei kardiologische Funktionsvariablen, die auch schon zuvor regelhaft bei der Echokardiographie erhoben wurden:

- der Ejektionsfraktion
- dem E/A-Wellen-Verhältnisses beim Mitraleinstrom
- und der Dezelerationszeit der E-Welle.

Wir erhoben somit schließlich Parameter, die im Vergleich zur Centerline-Methode nur noch relativ grob auf die diastolische oder systolische „Herzschwäche“ hinzuweisen in der Lage waren. Es blieb aber für die Mediziner von Interesse, ob Zusammenhänge zwischen diesen Herzfunktionsdaten und der psychischen Befindlichkeit erkennbar würden.

Erläuterung zu den kardiologischen Variablen:

Die Ejektionsfraktion (EF) oder auf Deutsch Auswurffraktion ist definiert durch die Menge des vom Herzen ausgeworfenen arteriellen Blutes bei einem Herzschlag im Verhältnis zum Volumen der linken Herzkammer. Werte von über oder gleich 55% gelten nach übereinstimmenden amerikanischen und europäischen Referenzwerten als normal. 45-54% gelten als leichtgradig, 30-44% als mittelgradig und unter 30% als hochgradig eingeschränkt (Lang et al. 2005). Die Ejektionsfraktion korreliert negativ mit der diastolischer Herzinsuffizienz und Herzdysfunktion.

Bei dem E/F-Verhältnis geht um die Geschwindigkeit der ersten systolischen Füllung der linken Herzkammer (E-Welle) im Vergleich mit der nachfolgenden diastolischen Restfüllung (A-Welle). Bei einem gesunden Herzen soll der erste Wert über dem zweiten liegen. Es ergibt sich dann ein Wert größer 1. Werte unter 1 deuten auf eine systolische Herzinsuffizienz hin.

Die Dezelerationszeit der E-Welle ist der Zeitraum vom maximalen Einströmvolumen des Blutes in die linke Herzkammer bis zum Wiedererreichen der Basislinie. Hier gilt ein Wert von unter 220 ms für Erwachsene als normal. Deutliche Werte darüber sind demnach systolisch verzögert.

E/F-Verhältnis und Dezelerationszeit der E-Welle sind also Indikatoren für die Füllgeschwindigkeit der linken Herzkammer und sie geben Hinweise auf die Kraft des Herzmuskels und die Funktionstüchtigkeit der Mitralklappen (vgl. www.echobasics.de/diastole.html).

6.5.9 Interviews anlässlich des T3-Herzechos

Für die letzte Herzechomessung mussten alle StudienteilnehmerInnen wieder in die Rehaklinik Damp kommen. Im Anschluss an die T3-Herzecho-Messung wurden sie zum Abschlussgespräch zu mir als ehemaligem Psychotherapeuten (Treatment E und B) bzw. als zuständigem Studienleiter (Kontrollgruppe) geladen. Das Gespräch orientierte sich bei den PatientInnen der beiden Interventionsgruppen grob strukturiert an den identifizierten Risikofaktoren, die am Anfang der Behandlung erhoben wurden. Die PatientInnen der Gruppe E wurden zudem zum Umgang mit den traumatischen Erinnerungen befragt. Diese Interviewdaten waren nicht für eine Kodierung und systematische Auswertung vorgesehen, gehen aber teilweise in die Fallbeschreibungen in Kapitel 9 ein. Die Informationen konnten jedoch nicht wieder mit den Fragebogendaten in Verbindung gebracht werden und gestatten daher keine weitere Verrechnung.

6.6 Das Studien-Design mit Messinstrumenten und Zellenbelegung (N)

Bortz und Döring (2003) empfehlen bei quasiexperimentellen Versuchsplänen mehrfaktorielle Designs, wobei der Faktor A (die Treatments) möglichst mit einer Kontrollgruppe versehen werden sollte und der Faktor B (der Zeitverlauf) mindestens drei Messzeitpunkte umfassen sollte. Diese sollten idealerweise untereinander die gleichen Abstände haben. Letzteres ist in diesem Fall nicht sinnvoll, da die ersten beiden Zeitpunkte durch die AHB-Zeit definiert sind. Der optimale Stichprobenumfang ergibt sich nach Bortz und Döring aus der Relation von Signifikanzniveau, Teststärke und Effektstärke. Für einen zweifaktoriellen 3x3-Versuchsplan (drei Treatments und drei Messzeitpunkte) wird für ein 1%-Signifikanzniveau und gewünschter mittlerer Effektstärke von $d = 0,5$ eine Zellenbesetzung von $N = 20$ vorgeschlagen. Dies habe ich zunächst zur Grundlage meiner Versuchsplanung gemacht.

Bei einer angestrebten großen Effektstärke von $d > 0,8$ würde auch eine Zellenbesetzung von $N = 9$ für eine signifikantes Ergebnis ausreichend sein. Bei geringerem Anspruch an das Signifikanzniveau ($\alpha = 5\%$) wäre eine Zellenbesetzung von $N = 12$ bei mittlerem Effekt ausreichend und $N = 6$ würde bei großen Differenzen zwischen den Mittelwerten ($d > 0,8$) hinreichend groß sein.

Die Zellenbelegungen bei geringen Effektstärken von $0,2 < d < 0,5$ habe ich jetzt außer Acht gelassen, da sie für Signifikanzen bei einer Therapievergleichsstudie unrealistisch groß wären. Das N müsste dann zwischen 68 ($\alpha = 5\%$) und 94 ($\alpha = 1\%$) liegen. Das ist mit vertretbarem Zeitaufwand in einer Rehaklinik nicht zu erreichen.

Tabelle 6-4 stellt den vollständigen und idealen Versuchsplan mit allen unabhängigen und abhängigen Variablen, sowie deren Messinstrumenten dar:

Tabelle 6-4: Versuchsplan mit idealer Zellenbesetzung

		EMDR-Gruppe			Beratungsgruppe			Kontrollgruppe				
Instrument	Bereich	T1	T2	T3	T1	T2	T3	T1	T2	T3	Rohwerte	Skalenniv.
SWG	neg. Selbstwert	20	20	20	20	20	20	20	20	20	(0-12)	interv./ordinal
KÜ	ext. Kontrollüberz.	20	20	20	20	20	20	20	20	20	(0-12)	interv./ordinal
IES-R	Traumabelastung	20	20	20	20	20	20	20	20	20	(0 - 75)	intervallsk.
ADS-L	Depression	20	20	20	20	20	20	20	20	20	(0 - 60)	intervallsk.
SCL-90, 1	Somatisierung	20	20	20	20	20	20	20	20	20	(0 - 52)	intervallsk.
SCL-90, 3	soz. Unsicherheit	20	20	20	20	20	20	20	20	20	(0 - 36)	intervallsk.
SCL-90, 4	Depressivität	20	20	20	20	20	20	20	20	20	(0 - 40)	intervallsk.
SCL-90, 5	Ängstlichkeit	20	20	20	20	20	20	20	20	20	(0 - 24)	intervallsk.
SCL-90, 6	Aggr./Feinds.	20	20	20	20	20	20	20	20	20	(0 - 48)	intervallsk.
SCL-90, GSI	Allg. ps. Belastung	20	20	20	20	20	20	20	20	20	(0 - 200)	intervallsk.
Herzecho 1	Ejektionsfraktion	20	20	20	20	20	20	20	20	20	in %	intervallsk.
Herzecho 2	E/A-Verhältnis	20	20	20	20	20	20	20	20	20		intervallsk.
Herzecho 3	Dezeleration E-Welle	20	20	20	20	20	20	20	20	20	in msec	intervallsk.
Abschluß-Fgb.	Gesundheitsempfind.			20			20			20	(0 - 6)	nom./ordinal
Abschluß-Fgb.	Herzgruppe			20			20			20	(0;1)	nominal
Abschluß-Fgb.	Sport			20			20			20	(0;1)	nominal
Abschluß-Fgb.	Entspannung			20			20			20	(0 - 2)	nominal
Abschluß-Fgb.	Ernährungsumst.			20			20			20	(0;1)	nominal
Abschluß-Fgb.	Raucherentwöhnung			20			20			20	(0;1)	nominal
Abschluß-Fgb.	Medikamentencompl.			20			20			20	(0;1)	nominal
Abschluß-Fgb.	Risikomind. Ges			20			20			20	(0 - 7)	nom./ordinal
Abschluß-Fgb.	Return to Work			20			20			20	(0;1)	nominal
Abschluß-Fgb.	PT hilfreich			20			20			20	(0 - 4)	nom./ordinal
Abschluß-Fgb.	PT-wunsch			20			20			20	(0;1)	nominal
Abschluß-Fgb.	Psychotherapie ges.			20			20			20	(0 - 5)	nom./ordinal
	Datenfelder			1060			1060			1060		
	gesamt									3180		

6.7 Auswahl der Prüfverfahren und Prüfschritte

Alle nachfolgenden Datenverrechnungen dieser Untersuchung erfolgten mit dem IBM-Programm Statistical Package for the Social Sciences SPSS 20©, Grad Pack 20 for Windows.

6.7.1 Wirksamkeitsvergleiche mit Veränderungsmessung

Die Untersuchung ist als Längsschnittstudie konzipiert. Die meisten Variablen haben metrisches Skalenniveau und wurden über drei Messzeitpunkte erhoben, d. h. die gleichen Messinstrumente wurden den Probanden wiederholt vorgegeben. Bei dieser sogenannten indirekten Veränderungsmessung müssten sich bei vielen Mitgliedern einer vergleichsweise kleinen Untersuchungsgruppe, wie in dieser Studie, bei den Messwiederholungen deutliche und ähnlich gerichtete Abweichungen bei einer Variable ergeben, damit die Veränderung der Gruppenmittelwerte statistisch aussagekräftig nachgewiesen werden kann. Statistische Prüfverfahren der Wahl sind daher Varianzanalysen (ANOVA) zum Vergleich der jeweiligen Mittelwertdifferenzen.

Die Prüfung mittels Varianzanalyse ist an Voraussetzungen gebunden, die jeweils zuvor geprüft wurde: Normalverteilung der Daten, Verhältnis- oder Intervallskalierung, Varianzhomogenität bzw. Sphärizität (bei Messwiederholung).

Varianzanalysen prüfen die Nullhypothese, die besagt, dass alle Gruppenmittelwerte zu den jeweiligen Messzeitpunkten der gleichen Grundgesamtheit entstammen. Hierzu wird die Gesamtvarianz der abhängigen Variable in Teilvarianzen zerlegt, die den unabhängigen Variablen, also hier den Faktoren Treatment und Zeit, zugeordnet werden kann. Diese Teilvarianzen ergeben sich durch die systematische Beeinflussung der abhängigen Variablen durch die Versuchsbedingungen. Sie sind also systematische Varianzen. Systematische Effekte eines Experiments können statistisch errechnet werden, indem die systematische Varianz mit der Residualvarianz (in SPSS Fehlervarianz genannt) ins Verhältnis gesetzt wird. In SPSS wird nach dem allgemeinen linearen Modell die Signifikanz einer Abweichung und die Stärke des Effekts (partielle Effektstärke η^2 als Maß für den Anteil aufgeklärter Varianz) berechnet.

In der vorliegenden Arbeit werden folgende Signifikanzwerte berücksichtigt:

$p < 1\%$ entspricht $p < .01$; hochsignifikant
$p < 5\%$ entspricht $p < .05$; signifikant

im Einzelfall, z. B. bei nennenswerter Effektstärke, wird auch die grenzwertige Signifikanz $p < 10\%$ entspricht $p = .1$ zur Analyse herangezogen.

Für die Bewertung der partiellen Effektstärke orientiere ich mich an der gängigen Konvention, die von Cohen (1988) formuliert wurde:

$\eta^2 > .01$ entspricht einem kleinen Effekt
$\eta^2 > .06$ entspricht einem mittleren Effekt
$\eta^2 > .14$ entspricht einem großen Effekt.

In der Therapieevaluationsforschung, wo häufig mit kleinen Stichproben geforscht wird, werden hohe Effektstärken i. S. einer „klinischen Signifikanz" interpretiert. Sie stellt keinen Ersatz für statistische Signifikanz dar, weist aber auf bedeutsame Ergebnisse, die einer weiteren Überprüfung bedürfen.

Je größer die Stichprobe, je besser das Signifikanzniveau und je größer der Anteil eines Effekts an der Gesamtvarianz, desto größer ist die Teststärke.

Es werden in dieser Studie univariate zweifaktorielle Varianzanalysen nach dem allgemeinen linearen Modell berechnet, deren einer Faktor der Zeitverlauf, also die Messwiederholung (T1, T2, T3) einer Variable ist und deren zweiter Faktor stets die drei Treatments E (EMDR), B (psychoedukative Beratung) und K (Kontrollgruppe) umfasst.

Zu jeder abhängigen Variable werden zunächst die Haupteffekte der Faktoren Treatment und Zeit geprüft, sowie deren Wechselwirkung aus gegenseitiger Beeinflussung. Bei statistischen Hinweisen auf eine Wechselwirkung (Signifikanz und mittlere oder hohe Effektstärke) wird dieser Effekt mittels Tukey-Test post hoc mit paarweisen Vergleichen zwischen den einzelnen Messzeitpunkten und/oder Treatments analysiert. Mit dieser Detailanalyse kann gezeigt werden, welches Treatment zu welchem Zeitpunkt bei welcher abhängigen Variablen bedeutsame systematische Wirkung zeigt.

6.7.2 Veränderungsmessung mit Ordinalskalen

Den Skalen zu generalisierten negativen Selbstwertkognitionen und zu externalfatalistischer Kontrollüberzeugung kann nur Rangskalenniveau zugebilligt werden. Hier kann nicht mit der ANOVA geprüft werden, weil die o. g. Voraussetzungen nicht vorliegen.

Als nichtparametrische Alternative für eine univariate Varianzanalyse ohne Messwiederholung bietet sich hier der Kruskal-Wallis-H-Test an. Er prüft anhand von Rangplatzzuordnung der einzelnen Werte die Nullhypothese einer gleichmäßigen Verteilung über alle Gruppen. Hiermit können die verschiedenen Treatments gegeneinander geprüft werden, um festzustellen, ob die Gruppen zur gleichen Grundgesamtheit gehören oder systematisch verschieden sind.

Die Wirkung jeweils eines Treatments über mehrere Messzeitpunkte kann mit dem Friedman-Test für verbundene Stichproben geprüft werden.

Nachteil beider Verfahren ist eine geringere Teststärke gegenüber der Varianzanalyse ohne/mit Messwiederholung und die Kumulierung des α-Fehlers durch wiederholte Testungen.

6.7.3 Gruppenvergleiche mit nonparametrischen Verfahren

Die Katamnesedaten aus dem Abschlussfragebogen sind überwiegend kategorial (ja – nein). Einige Items basieren auf Likertskalen und haben Rangskalenniveau. Im Gegensatz zur Mehrpunktmessung wird hier direkt aus rückblickender Sicht nach Änderung der Risikoverhaltens gefragt.

Bei Rangdaten kann wieder der Kruskal-Wallis-H-Test für unverbundene Stichproben zwecks eines Treatmentvergleichs zur Anwendung kommen. Die Nominaldaten aus dem Abschlussfragebogen werden mit ihrer Verteilungshäufigkeit in Kreuztabellen über die Treatments verrechnet und mit Chi^2 getestet.

7. Ergebnisse

Am 27.07.2012 endete die Datenerhebung, die im Mai 2006 begonnen hatte. Der reale Versuchsplan (Tab. 7-1) weicht in seinen Zellenbelegungen vom Idealplan in Tab. 6-4 ab, bleibt jedoch innerhalb der Mindestanforderungen von Bortz und Döring (2003), wie in Abschnitt 6.6 erläutert.

Der Wissenschaftliche Beirat Psychotherapie (WBP), der gemäß §11 des PsychThG über die Wissenschaftlichkeit psychotherapeutischer Verfahren in Deutschland zu befinden hat, legt im Anhang seines neuesten Methodenpapiers Version 2.8 vom September 2010 fest, dass die Stichprobengrößen zwischen zehn und 30 Teilnehmern pro einbezogener Gruppe betragen sollten (Gütestufe 2 von drei möglichen Stufen) und die Katamnesezeit mindestens sechs Monate umfassen sollte (Wissenschaftlicher Beirat Psychotherapie 2010). Diese in Deutschland weitgehend konsensuellen Kriterien sind in der vorliegenden Untersuchung erfüllt.

Insgesamt kann die Qualität dieser Studie nach diesen und den weiteren Kriterien des Wissenschaftlichen Beirates als mittelmäßig bis gut bewertet werden. Zwar entspricht sie nicht vollständig dem „Goldstandard“ der Cochrane-Kriterien auf Stufe I (vgl. Abschnitt 5.1), aber hinsichtlich des vorhandenen N, des Drop-Outs (siehe Abschnitt 7.2), der Reliabilität der Instrumente, der Quasirandomisierung, der Therapiemanualisierung, des Ausbildungsstandes und der klinischen Erfahrung des Studientherapeuten stellt sie einen guten Kompromiss in der Gewichtung zwischen interner Validität (experimentelle Reinheit = Efficacy) und externer Validität (klinische Brauchbarkeit = Effectiveness; siehe Tab. 5-1) dar.

Tabelle 7-1: Versuchsplan mit realer Zellenbesetzung am 27.07.2012

		EMDR-Gruppe			Beratungsgruppe			Kontrollgruppe				
Instrument	Bereich	T1	T2	T3	T1	T2	T3	T1	T2	T3	Rohwerte	Skalenniv.
SWG	neg. Selbstwert	16	16	13	18	18	18	13	12	11	(0-12)	interv./ordinal
KÜ	ext. Kontrollüberz.	16	16	13	18	18	18	13	12	11	(0-12)	interv./ordinal
IES-R	Traumabelastung	16	16	13	18	18	18	17	13	14	(0 - 75)	intervallsk.
ADS-L	Depression	16	16	13	18	18	18	13	12	11	(0 - 60)	intervallsk.
SCL-90, 1	Somatisierung	16	16	13	18	18	18	15	14	14	(0 - 52)	intervallsk.
SCL-90, 3	soz. Unsicherheit	16	16	13	18	18	18	15	14	14	(0 - 36)	intervallsk.
SCL-90, 4	Depressivität	16	16	13	18	18	18	15	14	14	(0 - 40)	intervallsk.
SCL-90, 5	Ängstlichkeit	16	16	13	18	18	18	15	14	14	(0 - 24)	intervallsk.
SCL-90, 6	Aggr./Feinds.	16	16	13	18	18	18	15	14	14	(0 - 48)	intervallsk.
SCL-90, GSI	Allg. ps. Belastung	16	16	13	18	18	18	15	14	14	(0 - 200)	intervallsk.
Herzecho 1	Ejektionsfraktion	16	15	15	14	15	12	17	15	13	in %	intervallsk.
Herzecho 2	E/A-Verhältnis	16	15	15	14	15	12	17	15	13		intervallsk.
Herzecho 3	Dezeleration E-Welle	16	15	15	14	15	12	17	15	13	in msec	intervallsk.
Abschluß-Fgb.	Gesundheitsempfind.			13			18			11	(0 - 6)	nom./ordinal
Abschluß-Fgb.	Herzgruppe			13			18			11	(0;1)	nominal
Abschluß-Fgb.	Sport			13			18			11	(0;1)	nominal
Abschluß-Fgb.	Entspannung			13			18			11	(0 - 2)	nominal
Abschluß-Fgb.	Ernährungsumst.			13			18			11	(0;1)	nominal
Abschluß-Fgb.	Raucherentwöhnung			13			18			11	(0;1)	nominal
Abschluß-Fgb.	Medikamentencompl.			13			18			11	(0;1)	nominal
Abschluß-Fgb.	Risikomind. Ges			13			18			11	(0 - 7)	nom./ordinal
Abschluß-Fgb.	Return to Work			13			18			11	(0;1)	nominal
Abschluß-Fgb.	PT hilfreich			13			18			11	(0 - 4)	nom./ordinal
Abschluß-Fgb.	PT-wunsch			13			18			11	(0;1)	nominal
Abschluß-Fgb.	Psychotherapie ges.			13			18			11	(0 - 5)	nom./ordinal
	Datenfelder			744			879			677		
	gesamt									2250		

7.1 Stichprobendaten

In diesem Abschnitt werden die TeilnehmerInnen der drei Gruppen anhand von ausgewählten Personenkennzahlen vorgestellt. Es soll dann geprüft werden, ob sich die Gruppen hinsichtlich einiger Merkmale signifikant unterscheiden. Die aufgeführten personenbezogenen Daten in den drei folgenden Tabellen sind aus Gründen des Datenschutzes leicht verändert.

In der Tabelle 7-2, Beratungsgruppe, erscheinen noch fünf TeilnehmerInnen, die nicht in die Auswertung mit hinein genommen werden, da sie zwei Selektionskriterien nicht erfüllen. Eine Teilnehmerin, hier R.H., Nr. 18, ist Rentnerin und somit nicht mehr berufstätig. Vier TeilnehmerInnen haben zum Untersuchungszeitpunkt T1 einen Wert in der Traumaskala IES von weniger als neun Rohpunkten. Nach IES-Handbuch sind sie damit sehr wahrscheinlich nicht psychotraumatisch belastet. Diese Personen wurden in der Beratungsgruppe zu Beginn der Studie noch genauso intensiv behandelt, wie die anderen TeilnehmerInnen. Sie werden bei der anonymisierten Auswertung aus dem Datensatz genommen und können daher in dieser Tabelle nicht mehr reanonymisiert werden. In der Tab. 7-2 erscheinen daher alle PatientInnen, die i.S. der Beschreibung in Abschnitt 6.4.2 beraten wurden. In der später begonnenen EMDR-Gruppe wurden PatientInnen mit einem IES-Wert unter 9 nicht mehr traumatherapeutisch behandelt und auch nicht mehr in die Auswertung genommen. Sie bekamen auf Wunsch dennoch Beratungsgespräche außerhalb dieser Untersuchung.

Mit der Beratungsgruppe wurde die Untersuchung im Mai 2006 begonnen (siehe Abschnitt 6.3.4). Sie lief zunächst ein halbes Jahr und wurde im letzten Quartal aus arbeitsorganisatorischen Gründen seitens des Studienleiters und Therapeuten unterbrochen, um dann zu Beginn 2007 bis Mitte 2007 fortgesetzt zu werden. Absprachegemäß wurden in den Unterbrechungszeiten die PatientInnen der Kontrollgruppe zugewiesen. Auf diese Weise sollten systematische Auswahleinflüsse vermieden werden und es wurde damit auch das ethische Dilemma der bewussten Nichtzuweisung zur Traumatherapie trotz erkennbarer Belastung gelöst (vgl. Abschnitt 6.3.3).

Tabelle 7-2: Beratungsgruppe, Gruppe B

Teilnehmer	Nr.	Geschlecht	Alter	Herzinf. am	Stand	Beruf	Kinder	Rehazeit	T1	T2	T3	Anz. Gespr.	3. Echo in Damp
A. P.	1	m	49	04.04.06	verh.	Dipl.Ing., GF int. Konzern	3 erw.	Mai 06	08.05.06	26.05.06	46. KW 06	6	13.02.2007
R. J.	2	m	38	11.05.06	verh.	IT-Kfm	2 (13;6)	Mai, Juni 06	30.05.06	22.06.06	50. KW 06	10	11.01.2007
T. S.	3	m	39	17.05.06	verh.	Facharb.	0	Mai, Juni 06	14.06.06	08.07.06	52. KW 06	7	13.02.2007
S. R.	4	w	42	31.05.06	verh.	Hausfrau	3 erw.	Mai, Juni 06	20.06.06	06.07.06	52. KW 06	7	keine Zeit
T. B.	5	m	33	19.07.06	verh.	IT-Kfm, Umsch.	0	Aug, Sep 06	20.07.06	05.09.06	09. KW 07	7	19.04.2007
M. B.	6	m	46	08.08.06	verh.	Dipl.-Ing. ET	2 (17;13)	Aug, Sep 06	24.08.06	18.09.06	12. KW 07	7	27.03.2007
E. H.	7	w	47	17.08.06	verh.	SteuerFA	2 erw.	Aug, Sep 06	29.08.06	21.09.06	12. KW 07	7	10.05.2007
J. C.	8	m	53	20.08.06	verh.	Bankkfm.	2 erw.	Sept. 06	07.09.06	22.09.06	12. KW 07	4	zu weit
T. K.	9	m	43	Still. Inf.	led.	Telekombe.	0	Sept., Okt.06	15.09.06	05.10.06	14. KW 07	6	11.05.2007
M. F.	10	m	45	23.08.06	verh.	Küchenleiter Fortb. z. HP	2 erw., 1 (5)	Sept., Okt.06	20.09.06	05.10.06	14. KW 07	6	24.04.2007
K. H.	11	w	50	07.09.06	verh.	Spark.-Ang.	0	Sept., Okt.06	22.09.06	13.10.06	15. KW 07	7	23.05.2007
V. S.	12	w	49	04.12.06	verh.	Hausfrau	3 erw.	Jan. 07	29.12.06	22.01.07	31. KW 07	7	13.09.2007
N. H.	13	m	50	01.12.06	verh.	Meister Schiffbau	2 (15,13)	Jan. 07	04.01.07	17.01.07	31. KW 07	7	23.08.2007
A.T.	14	m	43	27.01.07	verh.	Verw.ang.	2 (10,8)	Feb./Mrz 07	15.02.07	05.03.07	36. KW 07	7	keine Zeit
H. F.	15	m	59	01.02.07	gesch	Verw.ang.	2 (36,17)	Feb./Mrz 07	15.02.07	05.03.07	36. KW 07	5	keine Zeit
C. G.	16	w	51	07.02.07	verh.	Fußpfl.,Hausfrau	2 (25,17)	Feb./Mrz 07	23.02.07	08.06.07	37. KW 07	5	10.10.2007
H. B.	17	m	58	Nov. 06 AP	verh.	Bote, Werkschutz	2 (34,31)	März 07	06.03.07	19.03.05	38. KW 07	4	01.11.2007
R. H.	18	w	66	AP 09.03.07	led.	Rentnerin	0	Mrz/April 07	20.03.07	05.04.07	40. KW 07	4	10.10.2007
I. D.	19	w	48	15.04.07	verh.	Verkäuferin	2 erw.	Mai 07	10.05.07	29.05.07	45.KW 07	6	21.11.2007
E. P.	20	w	43	23.02.07	verh.	HW-Mei-sterin, LW	3(20,17,15)	Juni 07	05.06.07	28.06.07	01. KW 08	6	29.01.2008
M. W.	21	w	55	18.05.07	verh.	Reno-FA	1 erw.	Juni 07	07.06.07	27.06.07	01. KW 08	5	23.01.2008
M. P.	22	m	34	20.05.07 St. Inf.	led.	Servicetechniker	2(7,0)	Juni 07	11.06.07	22.06.07	01. KW 08	4	07.02.2008
J.W.	23	m	47	22.05.07	led.	Polizist	1 (15)	Juni 07	20.06.07	12.07.07	02. KW 08	7	keine Zeit
Durchschnitt:			49 Jahre									6,13 Stunden	
Frauen		39%											
Männer		61%											

Tabelle 7-3: Kontrollgruppe, Gruppe K

Teil-nehmer	Nr.	Ge-schlecht	Alter	Herzinf. am	Stand	Beruf	Kinder	Rehazeit	T1	T2	T3	Anz. Gespr.	3. Echo in Damp
V.K.	1	m	46	Nov. 06	unbekannt	Kfm. Angestellter	nicht erfragt	Dez. 06	11.02.06	29.12.06	24. KW 07	keine	11.07.07
R.S.	2	w	57	Jan. 08	unbekannt	Krankenschwester	nicht erfragt	Jan.-Febr. 08	28.01.08	15.02.08	33. KW 08	keine	11.09.08
B.F.	3	m	40	Juli 08	unbekannt	?	nicht erfragt	Juli 08	12.07.08	22.07.08	05. KW. 09	keine	Datenverlust? Anm.1
G.K.	4	w	47	Sept. 08	unbekannt	?	nicht erfragt	Sept.-Okt. 08	29.09.08	09.10.08	15. KW 09	keine	keine Rückmel.
R.H.	5	m	48	Sept. 09	unbekannt	?	nicht erfragt	Sept.-Okt. 09	25.09.09	13.10.09	16. KW 09	keine	nicht erschienen
U.P.	6	m	50	Okt. 09	unbekannt	IT-Fachmann	nicht erfragt	Nov. 09	03.11.09	22.11.09	23. KW 10	keine	25.06.10
M.E.	7	m	51	Nov. 09	unbekannt	Beamter Finanzamt	nicht erfragt	Nov. 09	14.11.09	27.11.09	23. KW 10	Anm. 2	29.06.10
J.D.	8	m	34	Febr. 10	unbekannt	Meister Landmasch.	nicht erfragt	Febr.-März.10	11.02.10	07.03.10	36. KW 10	Beratung 1x	16.09.10
H.M.	9	m	51	Mai 10	unbekannt	Bankkfm.	nicht erfragt	Mai-Juni 10	20.05.10	09.06.10	50. KW 10	keine	09.02.11
V.M.	10	m	55	Juni 10	unbekannt	Berufskraftfahrer	nicht erfragt	Juni-Juli 10	30.06.10	20.07.10	03. KW 11	keine	21.01.11
J.G.	11	w	39	Mai 10	unbekannt	Polizeibeamtin	nicht erfragt	Juni-Juli 10	02.06.10	30.06.10	03. KW 11	Beratung 1x	keine Zeit
M.G.	12	m	56	Juni 10	unbekannt	Hausmeister	nicht erfragt	Juli-Aug.10	08.07.10	02.08.10	05. KW 11	Beratung 1x	11.04.11
S.M.	13	w	43	Okt. 10	unbekannt	Verkäuferin	nicht erfragt	Okt.-Nov.10	13.10.10	03.11.10	17. KW 11	Beratung 2x	keine Zeit
R.E.	14	m	52	Okt.10	unbekannt	Flugsicherung	nicht erfragt	Okt.-Nov.10	19.10.10	04.11.10	15. KW 11	keine	06.05.11
O.C.	15	m	51	Okt. 10	unbekannt	Versicherungs-makler	nicht erfragt	Okt.-Nov.10	28.10.10	26.11.10	22. KW 11	Beratung 1x	03.06.11
H.B.	16	m	48	Okt. 10	unbekannt	Industriemstr.	nicht erfragt	Okt.-Nov.10	21.10.10	01.11.10	16. KW 11	keine	03.06.11
H.P.	17	m	41	Okt.10	unbekannt	selbst. Geb-reiniger	nicht erfragt	Okt.-Nov.10	14.10.10	28.10.10	15. KW 11	Beratung 1x	06.05.11
M.K.	18	w	62	Dez. 10	unbekannt	Verkäuferin	nicht erfragt	Jan. 11	05.01.11	21.01.11	30. KW 11	keine	24.08.11

Durchschnitt: 48 Jahre
Frauen: 28%
Männer: 72%

Anmerkungen: 1= Erhobene Daten wurden falsch gespeichert; 2= erhielt als Privatpatient tiefenps. Termine in der Psychosomatik

In der Chronologie der Untersuchung startete als nächstes die Kontrollgruppe im Herbst 2006 und wurde dann mit längeren Unterbrechungen von Juli 2009 bis Januar 2011 fortgeführt. Die Unterbrechungen entstanden,

a) weil aus ethischen Erwägungen keine Kontrollgruppenzuweisung erfolgen sollte, wenn bei Verdacht auf Traumabelastung durch das Infarktgeschehen fachgerechte Hilfe durch den Studientherapeuten möglich gewesen wäre und
b) weil es in der kardiologischen Abteilung personelle Wechsel gab, die die Untersuchung insgesamt für längere Zeit unterbrachen. In diesen Phasen wurden kardiologischen PatientInnen natürlich weiterhin nach den normalen Vorgaben der Rentenversicherungsträger behandelt.

Ein dritter Unterbrechungsabschnitt war der erste Durchlauf der EMDR-Gruppe vom Spätsommer 2007 bis Ende 2008.

Aus der Tab. 7-3 kann ersehen werden, dass ab Anfang 2009 TeilnehmerInnen der Kontrollgruppe bevorzugt ein psychologisches Beratungsgespräch bekamen. Das machte es den behandelnden ÄrztInnen leichter, die PatientInnen zur Teilnahme an der Untersuchung zu bewegen, da die TeilnehmerInnen andernfalls aus subjektiver Sicht sonst nur Pflichten (Ausfüllen der Fragebögen), aber keine erkennbaren Vorteile hätten. Bei einem Teilnehmer (M.E., Nr. 7) wurde im Abschlussgespräch zur T3-Echo-Untersuchung festgestellt, dass er während der AHB als Privatpatient beim Chefarzt der Psychosomatik in Behandlung war. Seine Daten mussten jedoch im Datensatz belassen werden, da eine Re-Anonymisierung seiner Fragebogenantworten methodisch ausgeschlossen war.

Tabelle 7-4: EMDR-Gruppe, Gruppe E

Teilnehmer	Nr.	Geschlecht	Alter	Herzinf. am	Stand	Beruf	Kinder	Rehazeit	T1	T2	T3	Anz. Gespr.	3. Echo in Damp
M.G.	1	m	46	18.08.07	led.	GW-Inst.	1 Stiefsohn 16 J.	Sept. 07	10.09.07	25.09.07	13. KW 08	10	23.04.2008
E.I.	2	m	53	27.10.07	verh.	Verw.-Ang.		Nov.-Dez.07	21.11.07	13.12.07	24. KW 08	15	30.06.2008
J.R.	3	m	47	13.08.07	verh.	Fernfahrer		Dez. 07	07.12.07	27.12.07	26. KW 08	12	15.09.2008
R.D.	4	m	37	30.12.07	led.	KFZ-Verk./alo.		Jan.-Febr. 08	12.01.08	07.02.08	32. KW 08	16	02.09.2008
O.I.	5	m	41	26.12.07	gesch.	Maler-Lack., selbst.	3 Töchter, 19,17,3J.	Jan.-Febr. 08	22.01.08	01.02.08	32. KW 08	8	01.10.2008
J.H.	6	m	55	24.03.08	verh.	Fachpfleger	Tochter 19, Sohn 17	Apr.-Mai 08	17.04.08	07.05.08	45. KW 08	12	keine Zeit
D.A.	7	m	54	12.04.08	gesch.	Handwerker	1 erw. To.	Apr.-Mai 08	28.04.08	15.05.08	47. KW 08	9	25.11.2008
H.P.	8	m	34	05.05.08	led.	Abt.-leiter QS		Mai-Juni 08	27.05.08	12.06.08	50. KW 08	9	20.01.2009
A.J.	9	m	43	23.05.08	verh.	Polizeibeamter	Sohn, 3 J.	Juni-Juli 08	20.06.08	03.07.08	1. KW 09	7	keine Zeit
G.S.	10	w	51	29.10.08	verh.	Sekretärin arbeitslos	2 erw. Söhne	Nov.-Dez.08	18.11.08	12.12.08	24. KW 08	13	10.07.2009
J.B.	11	m	41	07.10.11	verh.	KPH	3 Tö., 1 So.	Okt.-Nov. 11	25.10.11	25.11.11	22. KW 12	14	15.06.2012
H.S.	12	m	59	07.10.11	verh.	Dipl.-Ing. ET	1 erw. To.	Nov.-Dez. 11	09.11.11	01.12.11	23. KW 12	9	15.06.2012
C.D.	13	w	58	28.10.11	verh.	Einzelh-kffr. Supermarkt	1 erw. So.	Nov.-Dez. 11	16.11.11	09.12.11	24. KW 12	10	15.06.2012
S.D.	14	m	47	29.12.11	led.	kfm. Angest.		Jan.-Febr. 12	16.01.12	02.02.12	32. KW 12	10	27.07.2012
H.D.	15	m	50	06.01.12	led.	Maurer	1 Sohn, 14	Jan.-Febr. 12	30.01.12	14.02.12	33. KW 12	9	27.07.2012
M.G.	16	m	57	14.01.12	verh.	Bankkfm.	2 erw. Kinder, So+To	Febr. 12	03.02.12	20.02.12	34. KW 12	9	23.07.2012
Durchschnitt:			48,31 Jahre									10,75	Stunden
Frauen:		12,5%											
Männer:		87,5%											

Als letztes Treatment wurde mit der EMDR-Gruppe (Tab. 7-4) begonnen. Diese Gruppe startete 2007, wurde 2009 und 2010 wegen anderweitiger Verpflichtungen des Studientherapeuten unterbrochen und erst wieder im Oktober 2011 fortgeführt. Der letzte Patient, der in die Studie aufgenommen werden konnte, wurde im Februar 2012 behandelt, die letzte Katamnese erfolgte Ende Juli 2012. Sie wurde drei Wochen vorgezogen, weil ein erneuter Kardiologenwechsel bevorstand.

Der gesamte Untersuchungszeitraum incl. Datenerhebung umfasst demnach sechs Jahre, von Mai 2006 bis Juli 2012.

Das Geschlechterverhältnis in den Treatments unterscheidet sich. Während in der Beratungsgruppe noch 33% der TeilnehmerInnen weiblich sind, erscheinen in der Kontrollgruppe 28% und schließlich in der EMDR-Gruppe nur noch 12,5% Frauen (Tab. 7-5a).

Tabelle 7-5a: Geschlecht * Treatment Kreuztabelle

			Treatment			
			EMDR	**Beratung**	**Kontrollgruppe**	**Gesamt**
Geschlecht	Männlich	Anzahl	14	12	13	39
		% innerhalb von Treatment	87,5%	66,7%	72,2%	75,0%
	Weiblich	Anzahl	2	6	5	13
		% innerhalb von Treatment	12,5%	33,3%	27,8%	25,0%
Gesamt		Anzahl	16	18	18	52
		% innerhalb von Treatment	100,0%	100,0%	100,0%	100,0%

Tabelle 7-5b: Chi-Quadrat-Tests

	Wert	**df**	**Asymptotische Signifikanz (zweiseitig)**
Chi-Quadrat nach Pearson	2,074[a]	2	,355
Likelihood-Quotient	2,241	2	,326
Zusammenhang linear-mit-linear	,964	1	,326
Anzahl der gültigen Fälle	52		

[a] Drei Zellen (50,0%) haben eine erwartete Häufigkeit kleiner 5. Die minimale erwartete Häufigkeit ist 4,00.

Die Verteilungstendenz ist nicht signifikant (Tab. 7-5b). In Tab. 1-1 ist die Morbidität der Frauen in dem hier errechneten Durchschnittsalter der UntersuchungsteilnehmerInnen vier- bis fünfmal geringer als jene der Männer. Daher wäre eine

Quote von 25% Frauen zu erwarten gewesen, was aber auch innerhalb der Streubreite der hier vorgefundenen Geschlechterrelationen der drei Gruppen liegt.

Der Altersdurchschnitt ist hingegen bei allen drei Treatments auffallend ähnlich zwischen 48 und 49 Jahren. Die Altersangaben wurden in einer dichotomen Variable (< 49 Jahre, > 50 Jahre; Tab. 7-6a) verrechnet. Die Häufigkeiten zwischen den drei Gruppen unterscheiden sich nicht signifikant (Tab. 7-6b).

Tabelle 7-6a: Alter * Treatment Kreuztabelle

			Treatment			
			EMDR	**Beratung**	**Kontrollgruppe**	**Gesamt**
Alter	unter 50	Anzahl	9	12	11	32
		% innerhalb von Treatment	56,2%	66,7%	61,1%	61,5%
	über 50	Anzahl	7	6	7	20
		% innerhalb von Treatment	43,8%	33,3%	38,9%	38,5%
Gesamt		Anzahl	16	16	18	18
		% innerhalb von Treatment	100,0%	100,0%	100,0%	100,0%

Tabelle 7-6b: Chi-Quadrat-Tests

	Wert	**df**	**Asymptotische Signifikanz (zweiseitig)**
Chi-Quadrat nach Pearson	,390[a]	2	,823
Likelihood-Quotient	,391	2	,822
Zusammenhang linear-mit-linear	,072	1	,788
Anzahl der gültigen Fälle	52		

[a] 0 Zellen (0,0%) haben eine erwartete Häufigkeit kleiner 5. Die minimale erwartete Häufigkeit ist 6,15.

Die Berufsausbildungen der TeilnehmerInnen zeigen ein breites Spektrum in allen drei Treatments, wobei die Berufstätigkeit nur in der Beratungs- und EMDR-Gruppe konkret erfragt wurde, da sie zur Identifizierung psychosozialer Risiken therapeutisch relevant war. Bei der Kontrollgruppe wurden diese Daten vom Studienleiter erst im katamnestischen Abschlussgespräch erfragt, d. h. diese Daten stehen nur bei den TeilnehmerInnen zur Verfügung, die entweder telefonisch befragt wurden oder die bei der T3-Echokardiographie in Damp auch das angebotene psychologische Nachgespräch in Anspruch nahmen. Einige Berufe tauchen in den Tabellen etwas häufiger auf wie Bankkaufmann oder -frau, Verkäufer/-in, Polizeibeamter/in oder Krankenpfleger/-in. Die Stichprobe ist jedoch zu klein, so dass auf systematische Abweichungen hinsichtlich der Grundgesamtheit keine Rückschlüsse gezogen werden können.

Die Anzahl der therapeutischen Stunden unterscheiden sich augenscheinlich zwischen der Beratungs- und der EMDR-Gruppe (6,13 versus 10,75 Stunden). Bei der EMDR-Behandlung wurden aus methodischen Gründen mehrere doppelstündigen Termine angesetzt, da das Bearbeiten eines erlebten Traumas wie das Erleben des Herzinfarkts und der anschließenden notfallmedizinischen Behandlung, mittels EMDR mindestens zwei Stunden erforderte.

Zusammenfassend kann an dieser Stelle festgestellt werden, dass sich die Gruppen hinsichtlich wesentlicher Personendaten wie Alter und Geschlecht nicht signifikant unterscheiden. Der Personenstand (verheiratet oder nicht), die Anzahl der Kinder oder die Berufsklasse wurden zwar erhoben, erschienen aber nicht bedeutsam für eine Auswertung.

7.2 Fallausschlüsse und Drop Out

Die Kriterien für den Ausschluss aus einer Gruppe vor der Verrechnung der Daten orientierten sich an den Kriterien für die Studienteilnahme (siehe Abschnitt 6.3.2): erster Akuter Myokardinfarkt, Traumabelastung durch das Infarktgeschehen (IES-Wert > 9), Berufstätigkeit vor dem Infarkt bzw. keine vorliegende Erwerbs- oder Berufsunfähigkeit. Arbeitslosigkeit oder längere Arbeitsunfähigkeit sind hingegen keine Ausschlussgründe.

Trotz des klaren Kriteriums Traumabelastung wurden in der Gruppe B zu Beginn Personen aufgenommen, die einen geringeren IES-Wert hatten, da Beratung oder eingehendere Exploration der psychischen Belastung trotzdem indiziert war. Es wurden anfangs sogar weitere T2 und T3-Erhebungen gemacht. Aus den o. g. grundsätzlichen Erwägungen wurden die Daten dieser TeilnehmerInnen jedoch vor der späteren Verrechnung nachträglich aus der Datenmatrix wieder entfernt. Entsprechend nicht oder gering traumatisierte PatientInnen kamen in den Gruppen E und K nicht mehr in den Datenpool.

Bei der Gruppe K (Kontrollgruppe) lag nicht nur die Anwerbung für die Teilnahme am Projekt, sondern auch die Ausgabe, das Erläutern und wieder Einsammeln der Fragebögen vollkommen in der Hand der betreuenden ÄrztInnen. Das geschah im Laufe der langen Studienzeit unterschiedlich verlässlich. Hier kam es zu Datenverlust aus verschiedenen Gründen, die im Einzelnen im Nachhinein oft nicht mehr genau erfasst werden konnten: Ausgabe oder Rückgabe der Fragebögen vergessen, Verlegen und nicht Wiederfinden von Fragebögen, Ablage in Archivakten oder Abspeichern von Echodaten auf verschiedenen Speichermedien, die nicht wieder auffindbar waren.

Gruppe E (EMDR-Behandlung):

Ausschluss gesamt: 2
Ausschluss wegen nicht eingehaltener Kriterien: 2 (2 x IES < 9)
Ausschluss wegen mangelndem Datenrücklauf: 0
Ausschluss aus anderen Gründen: 0

Gruppe B (Beratung):

Ausschluss gesamt: 5
Ausschluss wegen nicht eingehaltener Kriterien: 5 (1x zu alt, 4x IES< 9)
Ausschluss wegen mangelndem Datenrücklauf: 0
Ausschluss aus anderen Gründen: 0

Gruppe K (Kontrollgruppe)

Ausschluss gesamt: 19
Ausschluss wegen nicht eingehaltener Kriterien: 2 x IES < 9
Ausschluss wegen mangelndem Datenrücklauf: 15 (fehlende T1- oder T2-Daten)
Ausschluss aus anderen Gründen: 2 (1x keine Einverständniserklärung, 1x keine eindeutige Kodierung)

Schließlich kann die (geringe) Motivation zur Teilnahme in einer Gruppe auch daraus erschlossen werden, wie viele TeilnehmerInnen (keine) T3-Daten zurücksenden (Tab.7-7)

Tabelle 7-7: Drop Out: Keine T3-Daten * Treatment

Anzahl

		Treatment			**Gesamt**
		EMDR	**Beratung**	**Kontrollgruppe**	
Keine T3-Daten	Keine Antwort T3	3	0	4	7
	Antwort T3	13	18	14	45
Gesamt		16	18	18	52

Bei 52 TeilnehmerInnen der Gesamtstichprobe senden in der Gruppe E drei von 16 TeilnehmerInnen keine T3-Daten an die Uni Flensburg (das sind 18,8% Drop Out), die TeilnehmerInnen der Gruppe B antworten alle zu T3 (0% Drop Out) und bei den TeilnehmerInnen der Gruppe K liegt der Verlust bei vier Rückantworten (22,2% Drop Out). Der T3-Datenverlust über alle Gruppen liegt also mit sieben Fällen bei 13,5%. Der Unterschied dieser Häufigkeiten zwischen den Treatments ist jedoch nicht signifikant (p = .112).

Der Wissenschaftliche Beirat Psychotherapie (2010) bewertet in seinem Methodenpapier Drop-Out-Quoten von unter 20% mit der Bestnote 1, Quoten von über 20%, aber unter 40%, wie bei der Gruppe K, bekommen immerhin noch die Note 2 von insgesamt drei Gütestufen.

Bewertung: Die Kooperationsbereitschaft scheint bei den TeilnehmerInnen der Gruppe B am höchsten. Die Ausschlussgründe sind hier auf sachlichen Kriterien begründet. Da die Untersuchung 2006 mit dieser Gruppe begann, wurden noch fünf PatientInnen in das komplette Behandlungsprogramm aufgenommen, obwohl sie die Zuweisungskriterien nicht erfüllten. In der Gruppe E wurde hingegen schon gleich zu Anfang darauf geachtet, dass PatientInnen, die bei der Traumatisierung unter einem IES-Wert von 9 lagen, nicht mehr in das EMDR-Behandlungsprogramm aufgenommen wurden. Sie erhielten stattdessen 2-3 Beratungsstunden, wurden jedoch nicht der Beratungsgruppe B zugeordnet. In der Gruppe K wird ein organisatorisches und motivationales Problem deutlich. Viele ÄrztInnen meldeten Patienten für die Gruppe an, konnten dann aber anschließend nicht die Daten liefern. Dieses Problem besserte sich erst, als es im zweiten Durchlauf der Gruppe K in 2010/2011 ermöglicht wurde, dass die ÄrztInnen für die Kooperationsbereitschaft ihrer PatientInnen ein gesichertes psychologisches Beratungsgespräch über die Standardbehandlung hinaus anbieten konnten. Sehr hilfreich war eine neue Oberärztin, die sich deutlich stärker mit der Studie identifizierte und scheinbar auch das Projekt den PatientInnen gegenüber besser erklären konnte. Der Datenschwund schon in der Phase der Zuweisung hat also weniger mit der Motivation der PatientInnen zu tun, sondern eher mit dem Engagement ihrer ÄrztInnen, unter Inkaufnahme einer Zusatzbelastung durch die Untersuchung, die für sie selbst keine relevanten Daten erbrachte. Es kann schließlich als Erfolg verbucht werden, dass der Datenrückfluss zu T3 nicht signifikant geringer war als in den anderen Gruppen. Daher kann eine gravierende Beeinträchtigung der externen Validität dieser Studie ausgeschlossen werden (vgl. hierzu auch Nübling und Schmidt 2000).

7.3 Treatmenteinfluss – Veränderungsmessung

Die Prüfung der Veränderung der abhängigen Variablen über die Messzeitpunkte erfolgt in den Schritten:

1) Prüfung der Haupteffekte der Faktoren und deren Wechselwirkung;
2) Prüfung der Faktoreneffekte, sofern vorhanden, mit paarweisen Mittelwertvergleichen;
3) Prüfung der Wechselwirkung, sofern vorhanden, mit paarweisen Mittelwertvergleichen zwischen den Stufen beider Faktoren;
4) Zusammenfassendes Ergebnis der Hypothesenprüfung.

Die Hypothesen aus dem Abschnitt 6.2 werden hier um die im Kapitel 6 beschriebenen Operationalisierungen konkretisiert.

7.3.1 Traumabelastung (IES)

Hypothese 1: ***Die Traumabelastung, gemessen mit der IES, verändert sich im Verlauf der drei Messzeitpunkte in den drei Treatments unterschiedlich.***

Abbildung 7-1: Geschätztes Randmittel von Trauma

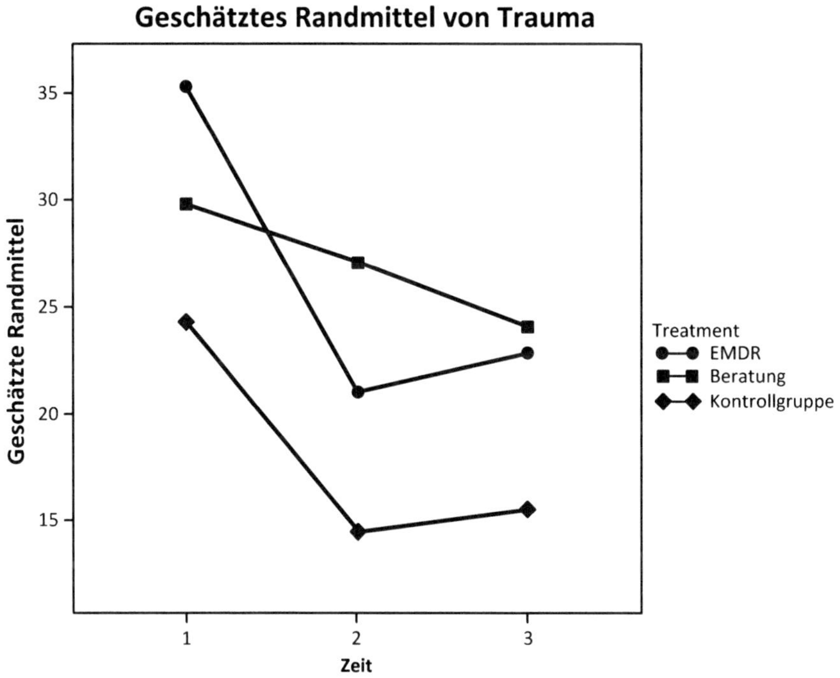

Abb. 7-1 zeigt die durchschnittliche Traumabelastung (= Rohwert in der IES) der Patienten aus den drei Treatmentgruppen und drei Messzeitpunkten (= Zeit: 1- 2- 3). In der nachfolgenden Tab. 7-8a sind die dazugehörigen deskriptiven Kennwerte und die Stichprobengröße ablesbar.

Tabelle 7-8: Deskriptive Statistiken zu Traumabelastung IES

Schätzer Maß: IES						
Treatment	**Zeit**	**Mittelwert**	**Standard-fehler**	**95%-Konfidenzintervall Untergrenze**	**95%-Konfidenzintervall Obergrenze**	**N**
EMDR	1	35,308	3,656	27,931	42,685	13
	2	21,000	3,782	13,367	28,633	
	3	22,846	4,838	13,083	32,609	
Beratung	1	24,278	3,107	18,008	30,547	18
	2	14,556	3,214	8,068	21,043	
	3	15,556	4,111	7,258	23,853	
Kontroll-gruppe	1	30,143	3,523	23,034	37,252	14
	2	27,357	3,645	20,001	34,713	
	3	25,929	4,662	16,521	35,337	
					Gesamt	45

7.3.1.1 Prüfergebnisse zu den Faktoren Zeit und Treatment

Der Faktor Zeit zeigt in Tab. 7-9a einen hochsignifikanten Effekt bei hoher Effektstärke. Der Effekt des Faktors Treatment in Tab. 7-9b ist mit p = .074 hingegen nur tendenziell signifikant, d.h. die Gruppen unterscheiden sich eventuell im Niveau systematisch voneinander. Die Wechselwirkung zwischen den beiden Faktoren (Tab. 7-9a) ist nicht signifikant.

Tabelle 7-9a: Tests der Innersubjekteffekte

Maß: IES							
Quelle		**Quadratsumme vom Typ III**	**df**	**Mittel der Quadrate**	**F**	**Sig.**	**Partielles Eta-Quadrat**
Zeit	Sphärizität angenommen	2233,284	2	1116,642	12,157	,000	,224
	Greenhouse-Geisser	2233,284	1,731	1290,493	12,157	,000	,224
	Huynh-Feldt	2233,284	1,884	1185,272	12,157	,000	,224
	Untergrenze	2233,284	1,000	2233,284	12,157	,001	,224
Zeit * Treatment	Sphärizität angenommen	485,811	4	121,453	1,322	,268	,059
	Greenhouse-Geisser	485,811	3,461	140,362	1,322	,272	,059
	Huynh-Feldt	485,811	3,768	128,917	1,322	,270	,059
	Untergrenze	485,811	2,000	242,905	1,322	,277	,059

Maß: IES							
Quelle		**Quadratsumme vom Typ III**	**df**	**Mittel der Quadrate**	**F**	**Sig.**	**Partielles Eta-Quadrat**
Fehler (Zeit)	Sphärizität angenommen	7715,686	84	91,853			
	Greenhouse-Geisser	7715,686	72,684	106,154			
	Huynh-Feldt	7715,686	79,136	97,499			
	Untergrenze	7715,686	42,000	183,707			

Tabelle 7-9b: Tests der Zwischensubjekteffekte

Maß: IES Transformierte Variable: Mittel						
Quelle	**Quadratsumme vom Typ III**	**df**	**Mittel der Quadrate**	**F**	**Sig.**	**Partielles Eta-Quadrat**
Konstanter Term	76957,470	1	76957,470	160,240	,000	,792
Treatment	2661,860	2	1330,930	2,771	,074	,117
Fehler	20171,133	42	480,265			

Tab. 7-9c fasst die wesentlichen Prüfergebnisse zu Traumabelastung zusammen.

Tabelle 7-9c: Prüfergebnisse im Überblick

ANOVA AV: IES			
Faktoren:	**Zeit**	**Treatment**	**Zeit x Treatment**
df	1,7/72,7	2/42	3,5/72,7
F	12,16	2,77	2,46
p	.000**	.074	.272
η^2	.224	.117	.059

7.3.1.2 Paarweise Vergleiche zu den Faktoren

Prüfung der Mittelwertunterschiede mithilfe des Tukey-Tests (Tab. 7-10a) zwischen den Treatments über alle Zeitpunkte hülfe bei der Interpretation der Detailunterschiede, wenn der Treatmenteffekt signifikant wäre. Die Prüfung erfolgt hier aus explorativen Gründen, weil sich der Treatmenteffekt in Signifikanznähe befindet.

Tabelle 7-10a: Paarweise Vergleiche über die Treatments

Maß: IES (basiert auf den geschätzten Randmitteln)						
(I) Treatment	(J) Treatment	Mittlere Differenz (I-J)	Standard-fehler	Sig.[a]	95% Konfidenzintervall für die Differenz[a]	
					Untergrenze	Obergrenze
EMDR	Beratung	8,255	4,605	,241	-3,229	19,739
	Kontrollgruppe	-1,425	4,873	1,000	-13,577	10,728
Beratung	EMDR	-8,255	4,605	,241	-19,739	3,229
	Kontrollgruppe	-9,680	4,509	,113	-20,923	1,563
Kontroll-gruppe	EMDR	1,425	4,873	1,000	-10,728	13,577
	Beratung	9,680	4,509	,113	-1,563	20,923

[a] Anpassung für Mehrfachvergleiche: Bonferroni

Die Niveauunterschiede zwischen den Treatments über alle Messzeitpunkte sind nicht signifikant.

Die Mittelwertunterschiede über alle Gruppen zu den Messzeitpunkten werden ebenfalls post hoc mit dem Tukey-Test analysiert (Tab. 7-10b).

Tabelle 7-10b: Paarweise Vergleiche über die Messzeitpunkte

Maß: IES						
(I) Zeit	(J) Zeit	Mittlere Differenz (I-J)	Standardfehler	Sig.[b]	95% Konfidenzintervall für die Differenz[b]	
					Untergrenze	Obergrenze
1	2	8,939*	1,771	,000	4,523	13,354
	3	8,466*	2,405	,003	2,468	14,464
2	1	-8,939*	1,771	,000	-13,354	-4,523
	3	-,473	1,888	1,000	-5,181	4,236
3	1	-8,466*	2,405	,003	-14,464	-2,468
	2	,473	1,888	1,000	-4,236	5,181

Basiert auf den geschätzten Randmitteln

* Die mittlere Differenz ist auf dem ,05-Niveau signifikant.

[b] Anpassung für Mehrfachvergleiche: Bonferroni.

Die Verringerung der Traumatisierung über die Messzeitpunkte 1 und 2 und die Messzeitpunkte 1 und 3 ist jeweils hochsignifikant. Die Veränderung zwischen dem Zeitpunkt T2 am Ende der Heilmaßnahme und der Katamnese T3 ist jedoch nicht mehr signifikant.

7.3.1.3 Prüfung der Wechselwirkung

Die Wechselwirkung beider Faktoren ist nicht signifikant (Tab. 7-9a). Sie soll jedoch mit den Post-hoc-Prüfungen bei dieser zentralen Abhängigen Variable untersucht werden, um die Ergebnisse mit späteren Analysen vergleichen zu können. Die relevanten Signifikanzen aus den Tabellen 7-11a und 7-11b werden anschließend in den dazugehörigen Abbildungen 7-2 und 7-3 anschaulich dargestellt.

Die Gruppen E und B unterscheiden sich zu T1, Beginn der Heilmaßnahme, hinsichtlich der Traumabelastung signifikant. Die TeilnehmerInnen der EMDR-Gruppe sind also zu Beginn stärker beeinträchtigt. Zu T2 ist der Abstand zwischen diesen Gruppen nicht mehr signifikant, dafür unterscheidet sich jedoch B von K signifikant, da die IES-Werte der Kontrollgruppe nur wenig absinken (Tab. 7-11a und Abb. 7-2).

Tabelle 7-11a: Paarweise Treatmentvergleiche zum Faktor Zeit

Maß: IES				
			95% Konfidenzintervall für die Differenz	
Zeit	**(I) Treatment**	**(J) Treatment**	**Untergrenze**	**Obergrenze**
1	EMDR	Beratung	1,349*	20,711
		Kontrollgruppe	-5,080	15,410
	Beratung	EMDR	-20,711*	-1,349
		Kontrollgruppe	-15,343	3,613
	Kontrollgruppe	EMDR	-15,410	5,080
		Beratung	-3,613	15,343
2	EMDR	Beratung	-3,573	16,462
		Kontrollgruppe	-16,958	4,243
	Beratung	EMDR	-16,462	3,573
		Kontrollgruppe	-22,609*	-2,994
	Kontrollgruppe	EMDR	-4,243	16,958
		Beratung	2,994*	22,609
3	EMDR	Beratung	-5,522	20,103
		Kontrollgruppe	-16,641	10,476
	Beratung	EMDR	-20,103	5,522
		Kontrollgruppe	-22,917	2,171
	Kontrollgruppe	EMDR	-10,476	16,641
		Beratung	-2,171	22,917

Basiert auf den geschätzten Randmitteln

* Die mittlere Differenz ist auf dem ,05-Niveau signifikant.

[b] Anpassung für Mehrfachvergleiche: Geringste signifikante Differenz (entspricht keinen Anpassungen).

Abbildung 7-2: Die wichtigsten Signifikanzwerte zu den Treatmentunterschieden

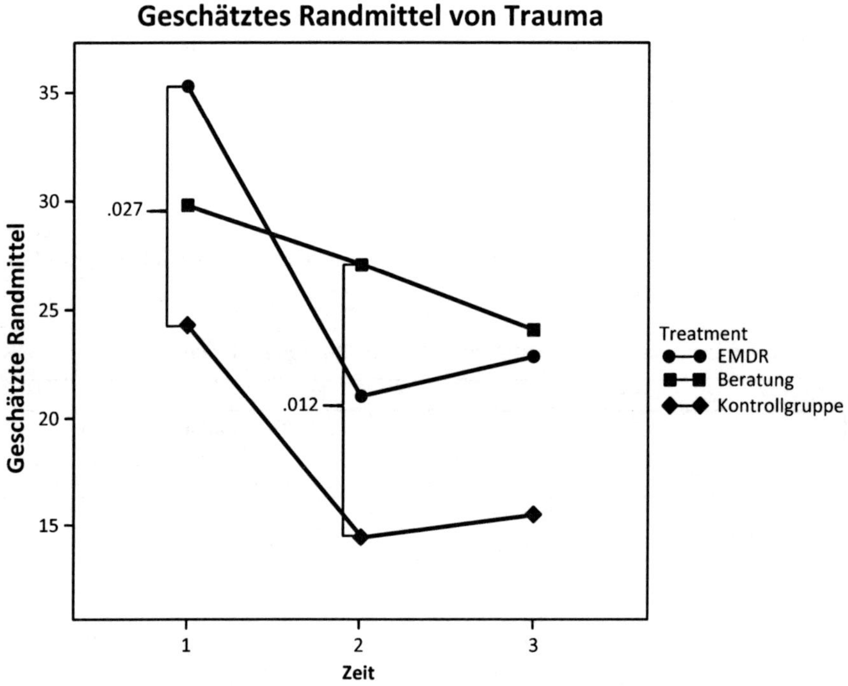

Bei der Kontrollgruppe ergeben sich zur Traumabelastung keine signifikanten Veränderungen über die Zeit. Die Traumabelastung ist aber bei der Katamnese T3 in der EMDR-Gruppe hochsignifikant niedriger und in der Beratungsgruppe signifikant niedriger als zu T1 (Tab. 7-11b und Abb. 7-3).

Tabelle 7-11b: Paarweise Messzeitpunktvergleiche zum Faktor Treatment

Maß: IES							
Treatment	**(I) Zeit**	**(J) Zeit**	**Mittlere Differenz (I-J)**	**Standard-fehler**	**Sig.[b]**	**95% Konfidenzintervall für die Differenz[b]**	
						Untergrenze	**Obergrenze**
EMDR	1	2	14,308*	3,263	,000	7,723	20,892*
		3	12,462*	4,432	,007	3,517	21,406*
	2	1	-14,308*	3,263	,000	-20,892	-7,723*
		3	-1,846	3,479	,598	-8,867	5,175
	3	1	-12,462*	4,432	,007	-21,406	-3,517*
		2	1,846	3,479	,598	-5,175	8,867
Beratung	1	2	9,722*	2,773	,001	4,126	15,318*
		3	8,722*	3,767	,026	1,121	16,323*
	2	1	-9,722*	2,773	,001	-15,318	-4,126*
		3	-1,000	2,957	,737	-6,967	4,967
	3	1	-8,722*	3,767	,026	-16,323	-1,121*
		2	1,000	2,957	,737	-4,967	6,967
Kontroll-gruppe	1	2	2,786	3,144	,381	-3,559	9,131
		3	4,214	4,271	,329	-4,405	12,833
	2	1	-2,786	3,144	,381	-9,131	3,559
		3	1,429	3,353	,672	-5,337	8,194
	3	1	-4,214	4,271	,329	-12,833	4,405
		2	-1,429	3,353	,672	-8,194	5,337

Basiert auf den geschätzten Randmitteln

* Die mittlere Differenz ist auf dem ,05-Niveau signifikant.

b Anpassung für Mehrfachvergleiche. Geringste signifikante Differenz (entspricht keinen Anpassungen).

Abbildung 7-3: Die wichtigsten Signifikanzwerte zu den Messzeitpunkten

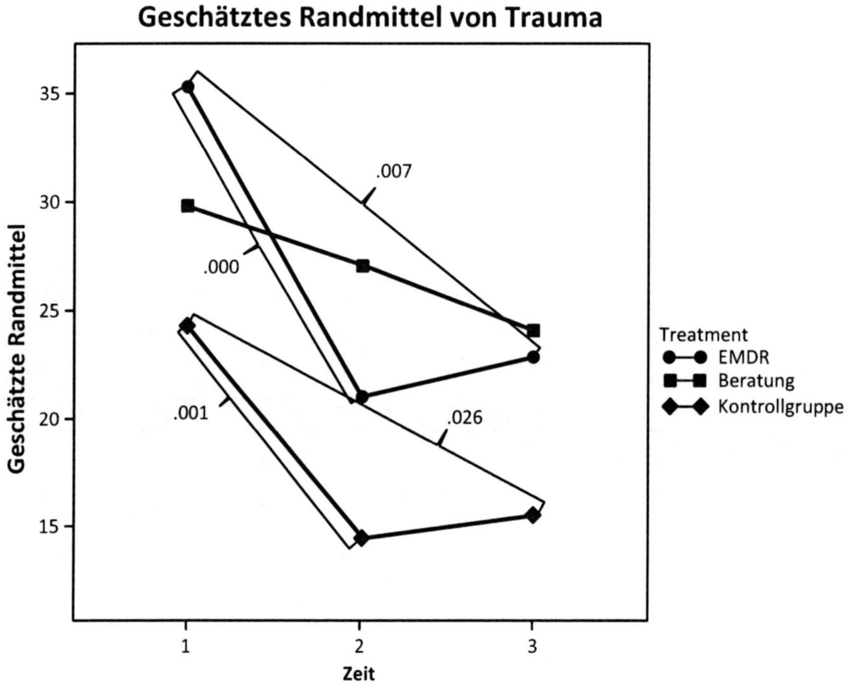

7.3.1.4 Prüfergebnis zu Hypothese 1

Die Traumabelastung, gemessen mit der IES, verändert sich im Verlauf der drei Messzeitpunkte in den drei Treatments unterschiedlich.

Die Hypothese 1 wird verworfen. Die drei Gruppen unterscheiden sich statistisch hinsichtlich der Entwicklung der Werte für Traumatisierung in der IES über die drei Zeitpunkte nicht systematisch.

Anmerkung: Die Post-hoc-Testungen der Mittelwertunterschiede deuten auf mögliche unterschiedliche Verminderung der Traumatisierung bei den drei Interventionen hin, die, wenn auch hier statistisch nicht signifikant, in Abschnitt 7.4 und 7.5 unter neuen Voraussetzungen geprüft werden sollen.

7.3.2 Depression ADS-L

Hypothese 2.1: ***Die Depression, gemessen mit der ADS-L, verändert sich im Verlauf der drei Messzeitpunkte in den drei Treatments unterschiedlich.***

Abbildung 7-4: Geschätztes Randmittel von DepressionADS

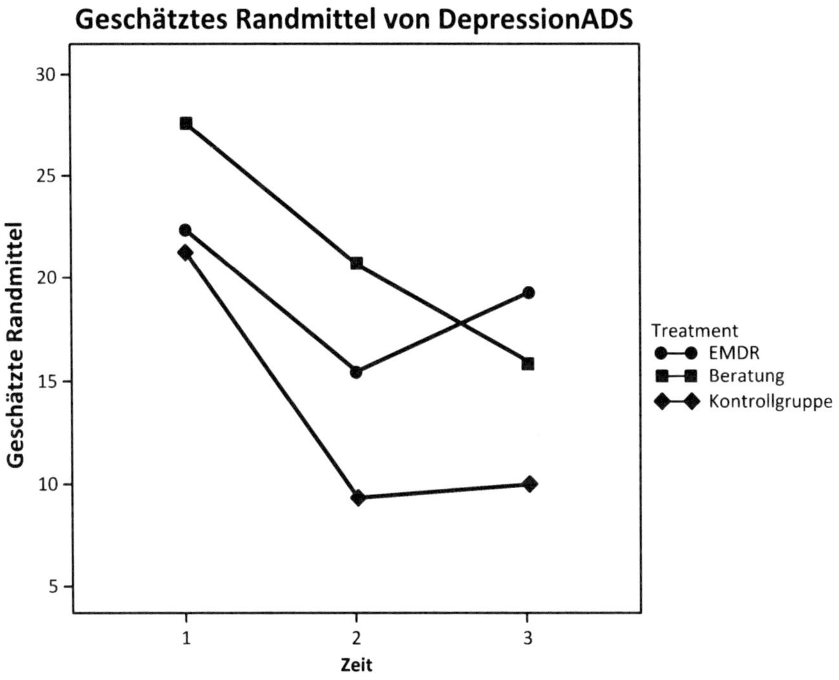

Tabelle 7-12: Deskriptive Statistik zu Depressivität ADS-L

Schätzer Maß: ADS						
				95%-Konfidenzintervall		
Treatment	Zeit	Mittelwert	Standardfehler	Untergrenze	Obergrenze	N
EMDR	1	22,308	3,268	15,697	28,918	13
	2	15,462	3,049	9,294	21,629	
	3	19,308	3,089	13,059	25,556	
Beratung	1	21,278	2,777	15,660	26,896	18
	2	9,333	2,591	4,092	14,575	

Schätzer Maß: ADS						
				95%-Konfidenzintervall		
Treatment	**Zeit**	**Mittelwert**	**Standardfehler**	**Untergrenze**	**Obergrenze**	**N**
	3	10,056	2,625	4,745	15,366	
Kontroll-gruppe	1	27,545	3,553	20,359	34,732	11
	2	20,636	3,315	13,932	27,341	
	3	15,909	3,358	9,116	22,702	
					Gesamt	42

7.3.2.1 Prüfergebnisse zu den Faktoren Zeit und Treatment

Der Faktor Zeit zeigt einen hochsignifikanten Effekt (Tab. 7-13a). Die Prüfung zum Faktor Treatment weist mit $p > .10$ ein nicht signifikantes Ergebnis auf (Tab. 7-13b). Die Gruppen unterscheiden sich wahrscheinlich nicht systematisch voneinander. Die Wechselwirkung zwischen den Faktoren Zeit und Treatment ist mit $p = .053$ fast signifikant (Tab. 7-13a). Hier kann die Effektstärke mit .112 als mittelgroß bewertet werden.

Tabelle 7-13a: Tests der Innersubjekteffekte

Maß: ADS							
Quelle		**Quadrat-summe vom Typ III**	**df**	**Mittel der Quadrate**	**F**	**Sig.**	**Partielles Eta-Quadrat**
Zeit	Sphärizität angenommen	1983,346	2	991,673	21,800	,000	,359
	Greenhouse-Geisser	1983,346	1,810	1096,044	21,800	,000	,359
	Huynh-Feldt	1983,346	1,990	996,763	21,800	,000	,359
	Untergrenze	1983,346	1,000	1983,346	21,800	,000	,359
Zeit * Treat-ment	Sphärizität angenommen	446,803	4	111,701	2,455	,053	,112
	Greenhouse-Geisser	446,803	3,619	123,457	2,455	,059	,112
	Huynh-Feldt	446,803	3,980	112,274	2,455	,053	,112
	Untergrenze	446,803	2,000	223,401	2,455	,099	,112
Fehler (Zeit)	Sphärizität angenommen	3548,229	78	45,490			
	Greenhouse-Geisser	3548,229	70,572	50,278			
	Huynh-Feldt	3548,229	77,602	45,724			
	Untergrenze	3548,229	39,000	90,980			

Tabelle 7-13b: Tests der Zwischensubjekteffekte

Maß: ADS Transformierte Variable: Mittel						
Quelle	**Quadrat-summe vom Typ III**	**df**	**Mittel der Quadrate**	**F**	**Sig.**	**Partielles Eta-Quadrat**
Konstanter Term	39080,639	1	39080,639	133,471	,000	,774
Treatment	1418,191	2	709,095	2,422	,102	,110
Fehler	11419,277	39	292,802			

Tabelle 7-13c: Prüfergebnisse im Überblick

ANOVA AV: ADS-L			
Faktoren:	**Zeit**	**Treatment**	**Zeit x Treatment**
df	1,8/70,6	2/39	3,6/70,6
F	21,8	2,42	2,46
p	.000**	.102	.059 (*)
η^2	.359	.110	.112

7.3.2.2 Paarweise Vergleiche zu den Faktoren

Der Treatmenteffekt liegt knapp über p = .10. Er bedarf wegen späterer Berechnungen einer genauen Betrachtung mit Post-hoc-Testungen. Dabei finden sich im Einzelvergleich keine signifikanten Niveauunterschiede zwischen den Treatments (Tab.7-14a): Die Mittelwertunterschiede zwischen T1 und T2 und T1 und T3 sind jeweils hochsignifikant und erklären damit auch den hochsignifikanten Zeiteffekt bei dieser Variable im Studienverlauf. Die wesentlichen Verbesserungen der Depressionswerte finden zwischen den ersten beiden Messzeitpunkten statt. Der Haupteffekt über die Messzeitpunkte T1 und T2 ist hochsignifikant. Zwischen T2 und T3 ergibt sich keine signifikante Veränderung mehr (Tab. 7-14b).

Tabelle 7-14a: Paarweise Vergleiche über die Treatments

Maß: ADS							
(I) Treatment	**(J) Treatment**	**Mittlere Differenz (I-J)**	**Standard-fehler**	**Sig.[a]**	**95% Konfidenzintervall für die Differenz[a]**	
					Untergrenze	**Obergrenze**
EMDR	Beratung	5,470	3,596	,409	-3,525	14,466
	Kontrollgruppe	-2,338	4,047	1,000	-12,463	7,787
Beratung	EMDR	-5,470	3,596	,409	-14,466	3,525
	Kontrollgruppe	-7,808	3,781	,137	-17,267	1,650
Kontroll-gruppe	EMDR	2,338	4,047	1,000	-7,787	12,463
	Beratung	7,808	3,781	,137	-1,650	17,267

Basiert auf den geschätzten Randmitteln

[a] Anpassung für Mehrfachvergleiche: Bonferroni.

Tabelle 7-14b: Paarweise Vergleiche über die Messzeitpunkte

Maß: ADS						
(I) Zeit	**(J) Zeit**	**Mittlere Differenz (I-J)**	**Standardfehler**	**Sig.[b]**	**95% Konfidenzintervall für die Differenz[b]**	
					Untergrenze	**Obergrenze**
1	2	8,567*	1,256	,000	5,425	11,708
	3	8,620*	1,683	,000	4,410	12,829
2	1	-8,567*	1,256	,000	-11,708	-5,425
	3	,053	1,538	1,000	-3,795	3,901
3	1	-8,620*	1,683	,000	-12,829	-4,410
	2	-,053	1,538	1,000	-3,901	3,795

Basiert auf den geschätzten Randmitteln

* Die mittlere Differenz ist auf dem ,05-Niveau signifikant.

[b] Anpassung für Mehrfachvergleiche: Bonferroni.

7.3.2.3 Prüfung der Wechselwirkung

Die Wechselwirkung liegt nahe an der Signifikanzschwelle (Tab. 7-13a). Daher auch die nachfolgenden Post-hoc-Testungen. Relevante Mittelwertunterschiede erscheinen in den den Tabellen zugeordneten Grafiken.

Zu T1 gibt es keine signifikanten Unterschiede zwischen den Gruppen. Das ändert sich zu T2. Hier zeigen die Probanden der Beratungsgruppe signifikant niedrigere Depressionswerte. Im Follow-up ist der Abstand von der Gruppe B zur Kontrollgruppe nicht mehr signifikant, aber dafür die Differenz zur EMDR-Gruppe, deren Mittelwert wieder angestiegen ist (Tab. 7-15a und Abb. 7-5).

Tabelle 7-15a: Paarweise Treatmentvergleiche zum Faktor Zeit

Maß: ADS							
Zeit	**(I) Treatment**	**(J) Treatment**	**Mittlere Differenz (I-J)**	**Standard-fehler**	**Sig.[b]**	**95% Konfidenzintervall für die Differenz**	
						Untergrenze	**Obergrenze**
1	EMDR	Beratung	1,030	4,289	,811	-7,645	9,705
		Kontrollgruppe	-5,238	4,827	,285	-15,002	4,526
	Beratung	EMDR	-1,030	4,289	,811	-9,705	7,645
		Kontrollgruppe	-6,268	4,510	,172	-15,389	2,854
	Kontroll-gruppe	EMDR	5,238	4,827	,285	-4,526	15,002
		Beratung	6,268	4,510	,172	-2,854	15,389
2	EMDR	Beratung	6,128	4,002	,134	-1,966	14,222
		Kontrollgruppe	-5,175	4,504	,258	-14,285	3,935
	Beratung	EMDR	-6,128	4,002	,134	-14,222	1,966
		Kontrollgruppe	-11,303*	4,207	,011	-19,813*	-2,793
	Kontroll-gruppe	EMDR	5,175	4,504	,258	-3,935	14,285
		Beratung	11,303*	4,207	,011	2,793*	19,813
3	EMDR	Beratung	9,252*	4,054	,028	1,052*	17,452
		Kontrollgruppe	3,399	4,563	,461	-5,831	12,628
	Beratung	EMDR	-9,252*	4,054	,028	-17,452*	-1,052
		Kontrollgruppe	-5,854	4,263	,178	-14,476	2,769
	Kontroll-gruppe	EMDR	-3,399	4,563	,461	-12,628	5,831
		Beratung	5,854	4,263	,178	-2,769	14,476

Basiert auf den geschätzten Randmitteln

* Die mittlere Differenz ist auf dem ,05-Niveau signifikant.

b Anpassung für Mehrfachvergleiche: Geringste signifikante Differenz (entspricht keinen Anpassungen).

Abbildung 7-5: Die wichtigsten Signifikanzwerte zu den Treatmentunterschieden

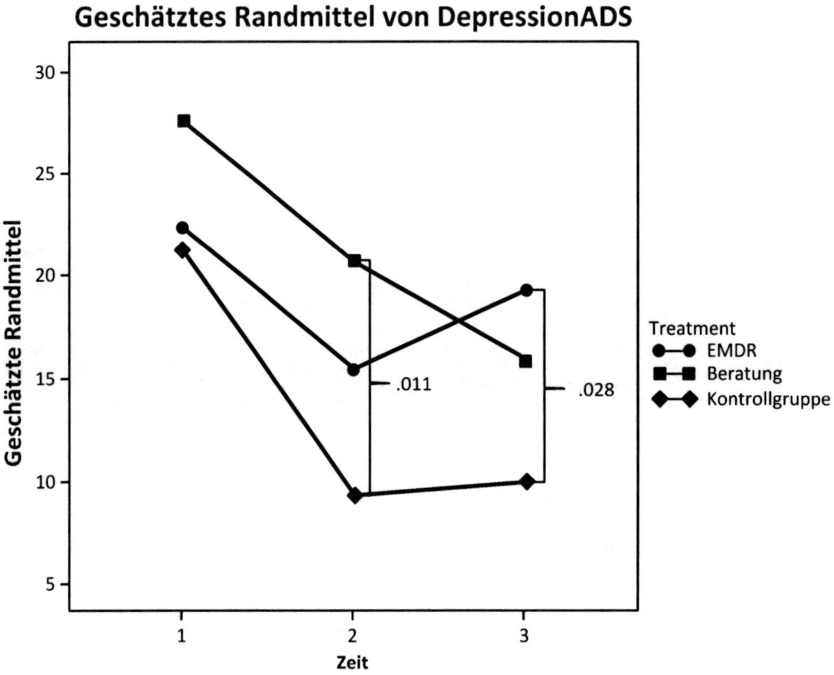

Alle drei Gruppen zeigen zu T2 hochsignifikant niedrigere Depressionswerte. Während die Beratungsgruppe und die Kontrollgruppe dieses Ergebnis halten, bzw. noch einmal verbessern können, steigen die Werte der EMDR-Gruppe wieder an. Die Verschlechterung ist zwar nicht signifikant, aber deutlich im Gegenlauf zu den anderen beiden Gruppen. Die EMDR-Gruppe zeigt als einzige von T1 zu T3 keine signifikante Abnahme von Depression (Tab. 7-15b und Abb. 7-6).

Tabelle 7-15b: Paarweise Messzeitpunktvergleiche zum Faktor Treatment

Maß: ADS							
Treatment	**(I) Zeit**	**(J) Zeit**	**Mittlere Differenz (I-J)**	**Standard-fehler**	**Sig.[b]**	**95% Konfidenzintervall für die Differenz[b]**	
						Untergrenze	**Obergrenze**
EMDR	1	2	6,846*	2,211	,004	2,375	11,317*
		3	3,000	2,963	,317	-2,992	8,992
	2	1	-6,846*	2,211	,004	-11,317	-2,375*
		3	-3,846	2,708	,163	-9,323	1,631
	3	1	-3,000	2,963	,317	-8,992	2,992
		2	3,846	2,708	,163	-1,631	9,323
Beratung	1	2	11,944*	1,879	,000	8,145	15,744*
		3	11,222*	2,518	,000	6,130	16,315*
	2	1	-11,944*	1,879	,000	-15,744	-8,145*
		3	-,722	2,301	,755	-5,377	3,932
	3	1	-11,222*	2,518	,000	-16,315	-6,130*
		2	,722	2,301	,755	-3,932	5,377
Kontroll-gruppe	1	2	6,909*	2,403	,007	2,048	11,770*
		3	11,636*	3,221	,001	5,122	18,151*
	2	1	-6,909*	2,403	,007	-11,770	-2,048*
		3	4,727	2,944	,116	-1,227	10,682
	3	1	-11,636*	3,221	,001	-18,151	-5,122*
		2	-4,727	2,944	,116	-10,682	1,227

Basiert auf den geschätzten Randmitteln

* Die mittlere Differenz ist auf dem ,05-Niveau signifikant.

b Anpassung für Mehrfachvergleiche: Geringste signifikante Differenz (entspricht keinen Anpassungen).

Abbildung 7-6: Die wichtigsten Signifikanzwerte zu den Messzeitpunkten

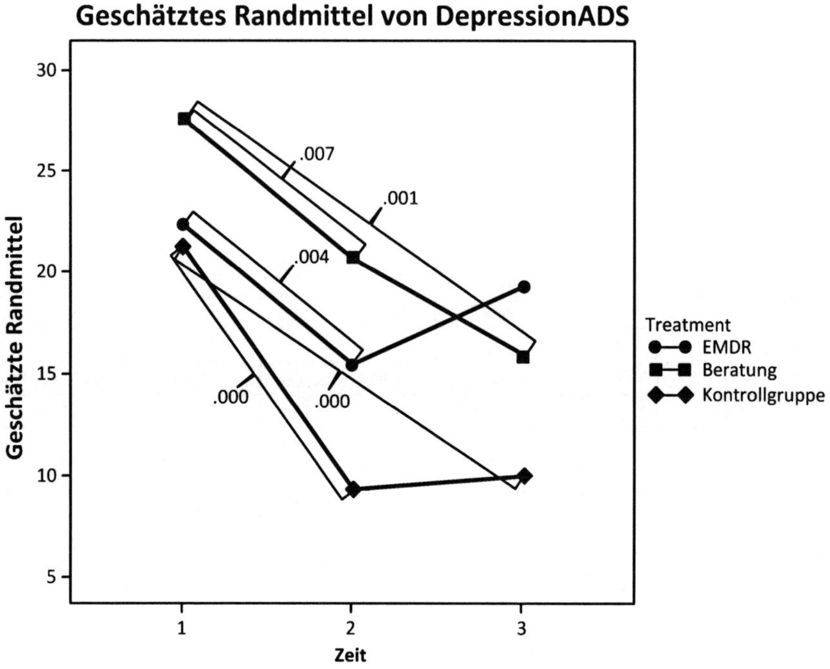

7.3.2.4 Prüfergebnis zu Hypothese 2.1

Die Depression, gemessen mit der ADS-L, verändert sich im Verlauf der drei Messzeitpunkte in den drei Treatments unterschiedlich.

Die Hypothese 2.1 wird verworfen. Die drei Gruppen unterscheiden sich statistisch hinsichtlich der Entwicklung der Werte für Depressivität in der ADS-L über die drei Zeitpunkte nicht systematisch.

Anmerkung: Es liegt eine tendenziell signifikante Wechselwirkung vor und die dazugehörige partielle Effektstärke ist mittelgroß. In der Post-hoc-Testung der Mittelwertunterschiede bei der Beratungsgruppe und der Kontrollgruppe sinken die Depressionswerte hochsignifikant. Bei den PatientInnen der EMDR-Gruppe steigt der durchschnittliche Depressionswert nach der Heilbehandlung fast wieder auf das Ausgangsniveau. Auch diese Auffälligkeit bedarf in den Abschnitten 7.4 und 7.5 weiterer Analyse.

7.3.3 Depressivität (SCL-90)

Hypothese 2.2:* *Die Depression, gemessen mit der Skala Depressivität der SCL-90, verändert sich im Verlauf der drei Messzeitpunkte in den drei Treatments unterschiedlich.

Abbildung 7-7: Geschätztes Randmittel von DepressionSCL

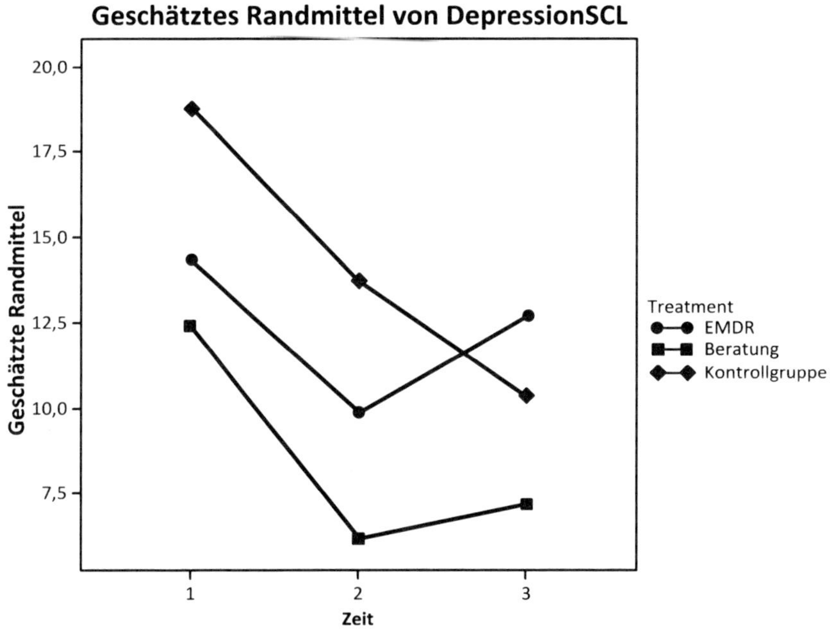

Tabelle 7-16: Deskriptive Statistiken zu Depressivität SCL-90

Schätzer Maß: SCL_DEPR						
				95%-Konfidenzintervall		
Treatment	**Zeit**	**Mittelwert**	**Standardfehler**	**Untergrenze**	**Obergrenze**	**N**
EMDR	1	14,385	3,196	7,934	20,835	13
	2	9,846	2,739	4,318	15,374	
	3	12,692	2,911	6,817	18,568	
Beratung	1	12,389	2,716	6,907	17,871	18
	2	6,111	2,328	1,413	10,809	
	3	7,167	2,474	2,173	12,160	

Schätzer Maß: SCL_DEPR						
				95%-Konfidenzintervall		
Treatment	**Zeit**	**Mittelwert**	**Standardfehler**	**Untergrenze**	**Obergrenze**	**N**
Kontrollgruppe	1	17,571	3,080	11,355	23,788	14
	2	12,429	2,640	7,102	17,756	
	3	10,929	2,806	5,267	16,590	
					Gesamt	45

7.3.3.1 Prüfergebnisse zu den Faktoren Zeit und Treatment

Der Haupteffekt über die Zeit ist wie bei den Depressionsdaten der ADS-L auch hier hochsignifikant bei großer Effektstärke (Tab. 7-17a), jedoch ist bei dieser Depressionsskala die Wechselwirkung zwischen den Faktoren Treatment und Zeit eindeutig nicht signifikant. Es findet sich ebenfalls kein signifikanter Effekt zum Faktor Treatment (Tab. 7-17b). Die zugehörigen Effektstärken sind klein.

Tabelle 7-17a: Tests der Innersubjekteffekte

Maß: SCL_DEPR							
Quelle		**Quadrat-summe vom Typ III**	**df**	**Mittel der Quadrate**	**F**	**Sig.**	**Partielles Eta-Quadrat**
Zeit	Sphärizität angenommen	726,251	2	363,126	12,044	,000	,223
	Greenhouse-Geisser	726,251	1,579	460,051	12,044	,000	,223
	Huynh-Feldt	726,251	1,708	425,214	12,044	,000	,223
	Untergrenze	726,251	1,000	726,251	12,044	,001	,223
Zeit * Treatment	Sphärizität angenommen	109,760	4	27,440	,910	,462	,042
	Greenhouse-Geisser	109,760	3,157	34,764	,910	,445	,042
	Huynh-Feldt	109,760	3,416	32,132	,910	,451	,042
	Untergrenze	109,760	2,000	54,880	,910	,410	,042
Fehler (Zeit)	Sphärizität angenommen	2532,596	84	30,150			
	Greenhouse-Geisser	2532,596	66,303	38,198			
	Huynh-Feldt	2532,596	71,735	35,305			
	Untergrenze	2532,596	42,000	60,300			

Tabelle 7-17b: Tests der Zwischensubjekteffekte

Maß: SCL_DEPR Transformierte Variable: Mittel						
Quelle	**Quadratsumme vom Typ III**	**df**	**Mittel der Quadrate**	**F**	**Sig.**	**Partielles Eta-Quadrat**
Konstanter Term	17517,840	1	17517,840	62,504	,000	,598
Treatment	676,049	2	338,025	1,206	,310	,054
Fehler	11771,284	42	280,269			

Tabelle 7-17c: Prüfergebnisse im Überblick

ANOVA AV: SCL_DEPR			
Faktoren:	**Zeit**	**Treatment**	**Zeit x Treatment**
df	1,6/66,3	2/42	3,16/66,3
F	11,04	1,21	0,91
p	.000**	.301	.445
η^2	.223	.054	.042

7.3.3.2 Paarweiser Vergleich zum Faktor Zeit

Der Haupteffekt über die Messzeitpunkte T1 und T2 sowie T1 und T3 ist jeweils hochsignifikant. Zwischen T2 und T3 ergibt sich hingegen keine signifikante Verbesserung der Depression mehr. Der Zeiteffekt über alle Gruppen resultiert also hauptsächlich aus der Verbesserung der Symptomatik in der Behandlungszeit zwischen der ersten beiden Messzeitpunkten (Tab. 7-18).

Tabelle 7-18: Paarweise Vergleiche über die Messzeitpunkte

Maß: SCL_DEPR						
					95% Konfidenzintervall für die Differenz[b]	
(I) Zeit	**(J) Zeit**	**Mittlere Differenz (I-J)**	**Standardfehler**	**Sig.[b]**	**Untergrenze**	**Obergrenze**
1	2	5,320*	,861	,000	3,172	7,467
	3	4,519*	1,401	,007	1,025	8,013
2	1	-5,320*	,861	,000	-7,467	-3,172
	3	-,801	1,181	1,000	-3,745	2,144
3	1	-4,519*	1,401	,007	-8,013	-1,025
	2	,801	1,181	1,000	-2,144	3,745

Basiert auf den geschätzten Randmitteln

* Die mittlere Differenz ist auf dem ,05-Niveau signifikant.

[b] Anpassung für Mehrfachvergleiche: Bonferroni.

7.3.3.3 Prüfung der Wechselwirkung

Da die Grafik in Abb. 7-7 jener in Abb. 7-4 ähnelt, wo bei der Depression, gemessen mit der ADS-L, die Wechselwirkung zwischen den Zeitpunkten T2 und T3 sehr wohl eine Rolle zu spielen scheint, soll auch hier zum Vergleich die nicht signifikante Wechselwirkung der Faktoren post hoc genauer untersucht werden.

Die Wechselwirkung zwischen den Treatments über die Zeit ist aber auch bei keiner Paarung signifikant (Tab. 7-19a).

Tabelle 7-19a: Paarweise Treatmentvergleiche zum Faktor Zeit

Maß: SCL_DEPR							
						95% Konfidenzintervall für die Differenz	
Zeit	(I) Treatment	(J) Treatment	Mittlere Differenz (I-J)	Standard-fehler	Sig.[a]	Untergrenze	Obergrenze
1	EMDR	Beratung	1,996	4,195	,637	-6,470	10,461
		Kontrollgruppe	-3,187	4,439	,477	-12,145	5,772
	Beratung	EMDR	-1,996	4,195	,637	-10,461	6,470
		Kontrollgruppe	-5,183	4,107	,214	-13,471	3,106
	Kontroll-gruppe	EMDR	3,187	4,439	,477	-5,772	12,145
		Beratung	5,183	4,107	,214	-3,106	13,471
2	EMDR	Beratung	3,735	3,595	,305	-3,520	10,990
		Kontrollgruppe	-2,582	3,804	,501	-10,259	5,095
	Beratung	EMDR	-3,735	3,595	,305	-10,990	3,520
		Kontrollgruppe	-6,317	3,519	,080	-13,420	,785
	Kontroll-gruppe	EMDR	2,582	3,804	,501	-5,095	10,259
		Beratung	6,317	3,519	,080	-,785	13,420
3	EMDR	Beratung	5,526	3,821	,156	-2,185	13,236
		Kontrollgruppe	1,764	4,043	,665	-6,396	9,923
	Beratung	EMDR	-5,526	3,821	,156	-13,236	2,185
		Kontrollgruppe	-3,762	3,741	,320	-11,311	3,787
	Kontroll-gruppe	EMDR	-1,764	4,043	,665	-9,923	6,396
		Beratung	3,762	3,741	,320	-3,787	11,311

Basiert auf den geschätzten Randmitteln

[a] Anpassung für Mehrfachvergleiche: Geringste signifikante Differenz (entspricht keinen Anpassungen).

Alle drei Treatments verbessern sich während der Heilmaßnahme zwischen T1 und T2 hinsichtlich der Depressivität in der SCL-90 hochsignifikant. Zur Katamnese T3 zeigen nur noch die Beratungsgruppe und die Kontrollgruppe signifikante Verbesserungen. Die Gruppe E hat über die Gesamtzeit keine Verbesserung zu verzeichnen, da die Werte zwischen T2 und T3, wenn auch nicht signifikant, wieder ansteigen (Tab. 7-19b und Abb. 7-8). Also auch bei dieser Depressionsskala ergibt sich ein ähnliches Bild wie bei der ADS-L im vorangegangenen Abschnitt.

Tabelle 7-19b: Paarweise Messzeitpunktvergleiche zum Faktor Treatment

Maß: SCL_DEPR							
Treatment	(I) Zeit	(J) Zeit	Mittlere Differenz (I-J)	Standardfehler	Sig.[b]	95% Konfidenzintervall für die Differenz[b] Untergrenze	Obergrenze
EMDR	1	2	4,538*	1,587	,007	1,336	7,740*
		3	1,692	2,582	,516	-3,518	6,902
	2	1	-4,538*	1,587	,007	-7,740	-1,336*
		3	-2,846	2,176	,198	-7,237	1,544
	3	1	-1,692	2,582	,516	-6,902	3,518
		2	2,846	2,176	,198	-1,544	7,237
Beratung	1	2	6,278*	1,348	,000	3,557	8,999*
		3	5,222*	2,194	,022	,795	9,650*
	2	1	-6,278*	1,348	,000	-8,999	-3,557*
		3	-1,056	1,849	,571	-4,787	2,676
	3	1	-5,222*	2,194	,022	-9,650	-,795*
		2	1,056	1,849	,571	-2,676	4,787
Kontrollgruppe	1	2	5,143*	1,529	,002	2,057	8,228*
		3	6,643*	2,488	,011	1,622	11,663*
	2	1	-5,143*	1,529	,002	-8,228	-2,057*
		3	1,500	2,096	,478	-2,731	5,731
	3	1	-6,643*	2,488	,011	-11,663	-1,622*
		2	-1,500	2,096	,478	-5,731	2,731

Basiert auf den geschätzten Randmitteln

* Die mittlere Differenz ist auf dem ,05-Niveau signifikant.

b Anpassung für Mehrfachvergleiche: Geringste signifikante Differenz (entspricht keinen Anpassungen).

Abbildung 7-8: Die wichtigsten Signifikanzwerte zu den Messzeitpunkten

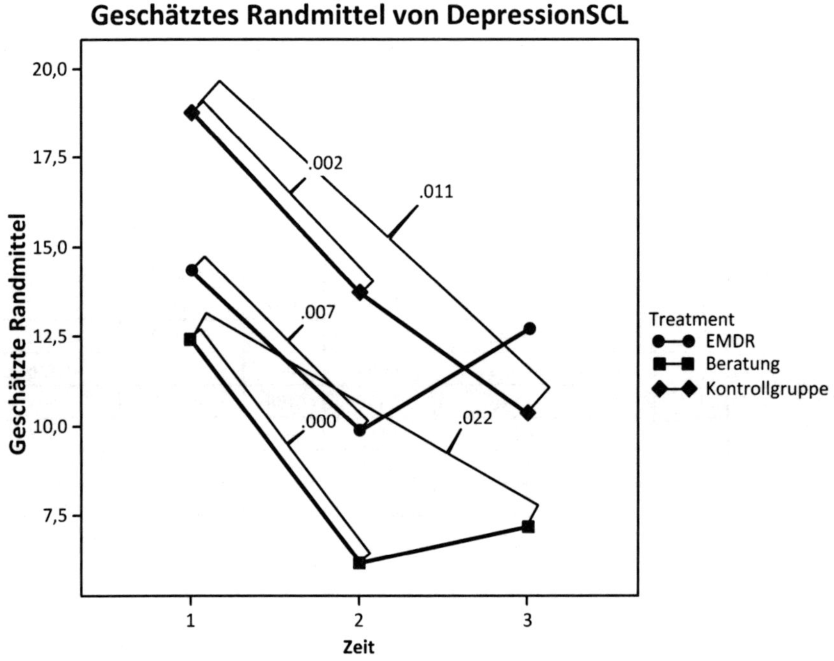

7.3.3.4 Prüfergebnis zu Hypothese 2.2

Die Depression, gemessen mit der Skala Depressivität der SCL-90, verändert sich im Verlauf der drei Messzeitpunkte in den drei Treatments unterschiedlich.

Die Hypothese 2.2 wird verworfen. Die drei Gruppen unterscheiden sich statistisch hinsichtlich der Entwicklung der Werte für Depressivität in der SCL-90 über die drei Zeitpunkte nicht systematisch.

7.3.4 Ängstlichkeit SCL-90

Hypothese 3: ***Die Ängstlichkeit, gemessen mit der Skala Ängstlichkeit der SCL-90, verändert sich im Verlauf der drei Messzeitpunkte in den drei Treatments unterschiedlich.***

Abbildung 7-9: Geschätztes Randmittel von ÄngstlichkeitSCL

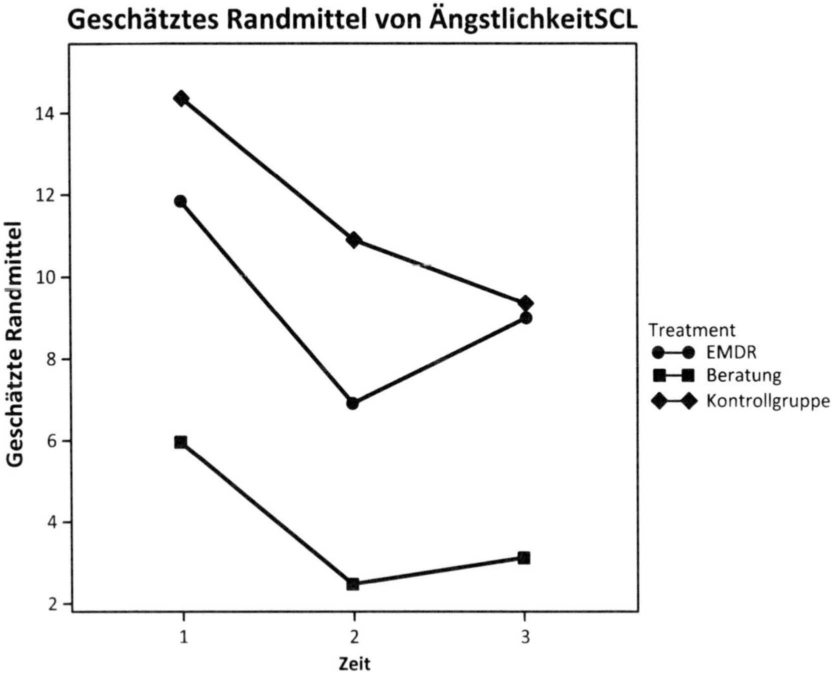

Tabelle 7-20: Deskriptive Statistiken zu Ängstlichkeit SCL-90

Schätzer
Maß: SCL_Äng

Treatment	Zeit	Mittelwert	Standard-fehler	95%-Konfidenzintervall Untergrenze	Obergrenze	N
EMDR	1	11,846	2,380	7,043	16,649	13
	2	6,923	1,981	2,925	10,921	
	3	9,000	2,016	4,932	13,068	
Beratung	1	6,000	2,023	1,918	10,082	18
	2	2,500	1,684	-,897	5,897	
	3	3,167	1,713	-,290	6,624	
Kontroll-gruppe	1	13,429	2,294	8,800	18,057	14
	2	9,643	1,909	5,791	13,495	
	3	9,143	1,942	5,223	13,063	
					Gesamt	45

7.3.4.1 Prüfergebnisse zu den Faktoren Zeit und Treatment

Der Haupteffekt über die Zeit ist hochsignifikant, d.h. die Ängstlichkeit sinkt durchschnittlich über alle Gruppen (Tab. 7-21a). Auch der Effekt auf dem Faktor Treatment ist signifikant (Tab. 7-21b). Beide zugehörigen Effektstärken sind groß. Die Wechselwirkung zwischen Treatment und Ängstlichkeit ist nicht signifikant (Tab. 7-21a).

Tabelle 7-21a: Tests der Innersubjekteffekte

Maß: SCL_Äng			
Quelle		**Sig.**	**Partielles Eta-Quadrat**
Zeit	Sphärizität angenommen	,000	,264
	Greenhouse-Geisser	,000	,264
	Huynh-Feldt	,000	,264
	Untergrenze	,000	,264
Zeit * Treatment	Sphärizität angenommen	,742	,023
	Greenhouse-Geisser	,719	,023
	Huynh-Feldt	,734	,023
	Untergrenze	,615	,023
Fehler (Zeit)	Sphärizität angenommen		
	Greenhouse-Geisser		
	Huynh-Feldt		
	Untergrenze		

Tabelle 7-21b: Tests der Zwischensubjekteffekte

Maß: SCL_Äng Transformierte Variable: Mittel						
Quelle	**Quadrat-summe vom Typ III**	**df**	**Mittel der Quadrate**	**F**	**Sig.**	**Partielles Eta-Quadrat**
Konstanter Term	8392,296	1	8392,296	55,976	,000	,571
Treatment	1264,193	2	632,097	4,216	,021	,167
Fehler	6296,888	42	149,926			

Tabelle 7-21c: Prüfergebnisse im Überblick

ANOVA AV: SCL_ÄNG			
Faktoren:	**Zeit**	**Treatment**	**Zeit x Treatment**
df	1,8/73,9	2/42	3,5/73,9
F	15,04	4,22	0,49
p	.000**	.021*	.719
η^2	.264	.167	.023

7.4.4.2 Paarweise Vergleiche zu den Faktoren

Der signifikante Effekt des Faktors Treatment ist auf den signifikanten Niveauunterschied zwischen den Gruppen B und K zurückzuführen. PatientInnen der Kontrollgruppe sind über alle Zeitpunkte hinweg ängstlicher als die PatientInnen der Beratungsgruppe (Tab. 7-22a).

Tabelle 7-22a: Paarweise Treatmentvergleiche zum Faktor Zeit

Maß: SCL_Äng						
		Mittlere			**95% Konfidenzintervall für die Differenz[b]**	
(I) Treatment	**(J) Treatment**	**Differenz (I-J)**	**Standard-fehler**	**Sig.[b]**	**Untergrenze**	**Obergrenze**
EMDR	Beratung	5,368	2,573	,129	-1,049	11,784
	Kontrollgruppe	-1,482	2,723	1,000	-8,272	5,308
Beratung	EMDR	-5,368	2,573	,129	-11,784	1,049
	Kontrollgruppe	-6,849*	2,519	,028	-13,131	-,567*
Kontroll-gruppe	EMDR	1,482	2,723	1,000	-5,308	8,272
	Beratung	6,849*	2,519	,028	,567	13,131*

Basiert auf den geschätzten Randmitteln

* Die mittlere Differenz ist auf dem ,05-Niveau signifikant.

b Anpassung für Mehrfachvergleiche: Bonferroni.

Alle StudienteilnehmerInnen empfinden sich im Vergleich zum Ausgangszeitpunkt zu T2 und T3 im Mittel hochsignifikant geringer ängstlich. Die Veränderung zwischen T2 und T3 ist jedoch nicht mehr signifikant (Tab. 7-22b). Die wesentliche Verbesserung findet also in der Behandlungszeit statt.

Tabelle 7-22b: Paarweise Messzeitpunktvergleiche zum Faktor Treatment

Maß: SCL_Äng						
(I) Zeit	(J) Zeit	Mittlere Differenz (I-J)	Standardfehler	Sig.[b]	95% Konfidenzintervall für die Differenz[b]	
					Untergrenze	Obergrenze
1	2	4,070*	,649	,000	2,450	5,689
	3	3,322*	,906	,002	1,061	5,582
2	1	-4,070*	,649	,000	-5,689	-2,450
	3	-,748	,793	1,000	-2,726	1,230
3	1	-3,322*	,906	,002	-5,582	-1,061
	2	,748	,793	1,000	-1,230	2,726

Basiert auf den geschätzten Randmitteln

* Die mittlere Differenz ist auf dem ,05-Niveau signifikant.

[b] Anpassung für Mehrfachvergleiche: Bonferroni.

7.3.4.3 Prüfung der Wechselwirkung

Die PatientInnen der Gruppe B beschreiben sich zu allen drei Zeitpunkten signifikant bis hochsignifikant weniger ängstlich als die Kontrollgruppenmitglieder. Zum Zeitpunkt T3 sind auch die PatientInnen der Gruppe E signifikant ängstlicher als jene der Beratungsgruppe (Tab. 7-23a und Abb.7-10).

Tabelle 7-23a: Paarweise Treatmentvergleiche zum Faktor Zeit

Maß: SCL_Äng							
Zeit	(I) Treatment	(J) Treatment	Mittlere Differenz (I-J)	Standard-fehler	Sig.[b]	95% Konfidenzintervall für die Differenz	
						Untergrenze	Obergrenze
1	EMDR	Beratung	5,846	3,124	,068	-,457	12,150
		Kontrollgruppe	-1,582	3,305	,635	-8,253	5,088
	Beratung	EMDR	-5,846	3,124	,068	-12,150	,457
		Kontrollgruppe	-7,429*	3,058	,019	-13,600*	-1,257
	Kontroll-gruppe	EMDR	1,582	3,305	,635	-5,088	8,253
		Beratung	7,429*	3,058	,019	1,257*	13,600
2	EMDR	Beratung	4,423	2,600	,096	-,823	9,669
		Kontrollgruppe	-2,720	2,751	,329	-8,272	2,832
	Beratung	EMDR	-4,423	2,600	,096	-9,669	,823
		Kontrollgruppe	-7,143*	2,545	,008	-12,279*	-2,006
	Kontroll-gruppe	EMDR	2,720	2,751	,329	-2,832	8,272
		Beratung	7,143*	2,545	,008	2,006*	12,279

Maß: SCL_Äng							
Zeit	(I) Treatment	(J) Treatment	Mittlere Differenz (I-J)	Standard-fehler	Sig.[b]	95% Konfidenzintervall für die Differenz	
						Untergrenze	Obergrenze
3	EMDR	Beratung	5,833*	2,645	,033	,495*	11,171
		Kontrollgruppe	-,143	2,799	,960	-5,792	5,506
	Beratung	EMDR	-5,833*	2,645	,033	-11,171*	-,495
		Kontrollgruppe	-5,976*	2,590	,026	-11,202*	-,750
	Kontroll-gruppe	EMDR	,143	2,799	,960	-5,506	5,792
		Beratung	5,976*	2,590	,026	,750*	11,202

Basiert auf den geschätzten Randmitteln

* Die mittlere Differenz ist auf dem ,05-Niveau signifikant.

b Anpassung für Mehrfachvergleiche: Geringste signifikante Differenz (entspricht keinen Anpassungen).

Abbildung 7-10: Die wichtigsten Signifikanzwerte zu den Treatment-unterschieden

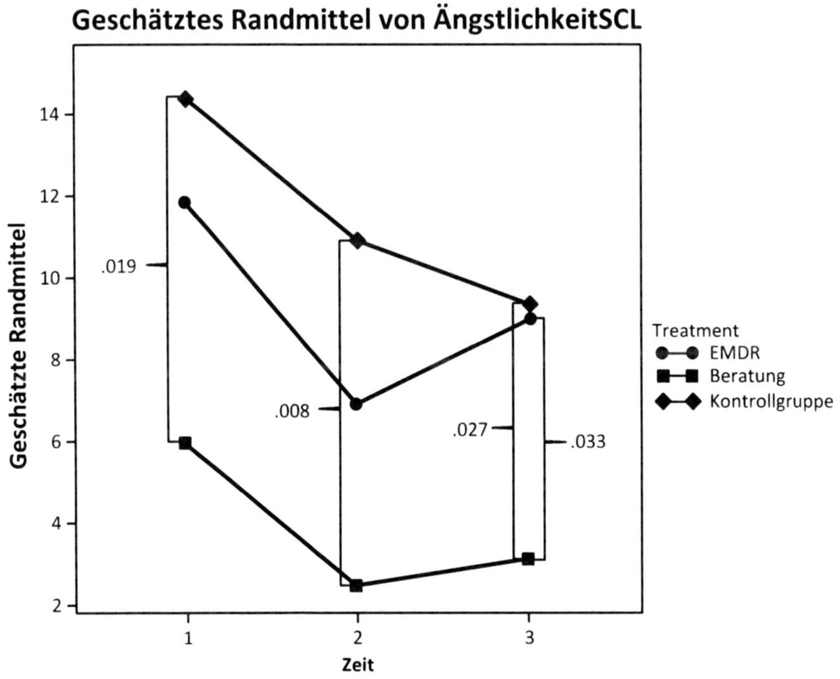

Bei den PatientInnen aller drei Treatments sinken die Ängstlichkeitswerte während der Heilbehandlung hochsignifikant, aber auf unterschiedlichem Niveau (s.o.). Während die Kontrollgruppe über alle drei Zeitpunkte eine signifikante Verbesserung zeigt und die Beratungsgruppe sich noch fast signifikant verbessert, ist bei der EMDR-Gruppe letztlich keine signifikante Verbesserung mehr zu beobachten (Tab.7-23b und Abb. 7-11). Da die Wechselwirkung der Faktoren jedoch insgesamt nicht signifikant ist (Tab. 7-21a), soll auch dieses Detailergebnis nur zum Vergleich mit weiteren Untersuchungen im Abschnitt 7.5 dienen.

Tabelle 7-23b: Paarweise Messzeitpunktvergleiche zum Faktor Treatment

Maß: SCL_Äng							
Treatment	(I) Zeit	(J) Zeit	Mittlere Differenz (I-J)	Standardfehler	Sig.[b]	95% Konfidenzintervall für die Differenz[b] Untergrenze	Obergrenze
EMDR	1	2	4,923*	1,197	,000	2,508	7,338*
		3	2,846	1,670	,096	-,524	6,217
	2	1	-4,923*	1,197	,000	-7,338	-2,508*
		3	-2,077	1,462	,163	-5,027	,873
	3	1	-2,846	1,670	,096	-6,217	,524
		2	2,077	1,462	,163	-,873	5,027
Beratung	1	2	3,500*	1,017	,001	1,448	5,552*
		3	2,833	1,419	,052	-,031	5,698
	2	1	-3,500*	1,017	,001	-5,552	-1,448*
		3	-,667	1,242	,594	-3,173	1,840
	3	1	-2,833	1,419	,052	-5,698	,031
		2	,667	1,242	,594	-1,840	3,173
Kontroll-gruppe	1	2	3,786*	1,153	,002	1,459	6,113*
		3	4,286*	1,609	,011	1,038	7,534*
	2	1	-3,786*	1,153	,002	-6,113	-1,459*
		3	,500	1,408	,724	-2,342	3,342
	3	1	-4,286*	1,609	,011	-7,534	-1,038*
		2	-,500	1,408	,724	-3,342	2,342

Basiert auf den geschätzten Randmitteln

* Die mittlere Differenz ist auf dem ,05-Niveau signifikant.

[b] Anpassung für Mehrfachvergleiche: Geringste signifikante Differenz (entspricht keinen Anpassungen).

Abbildung 7-11: Die wichtigsten Signifikanzwerten zu den Messzeitpunkten

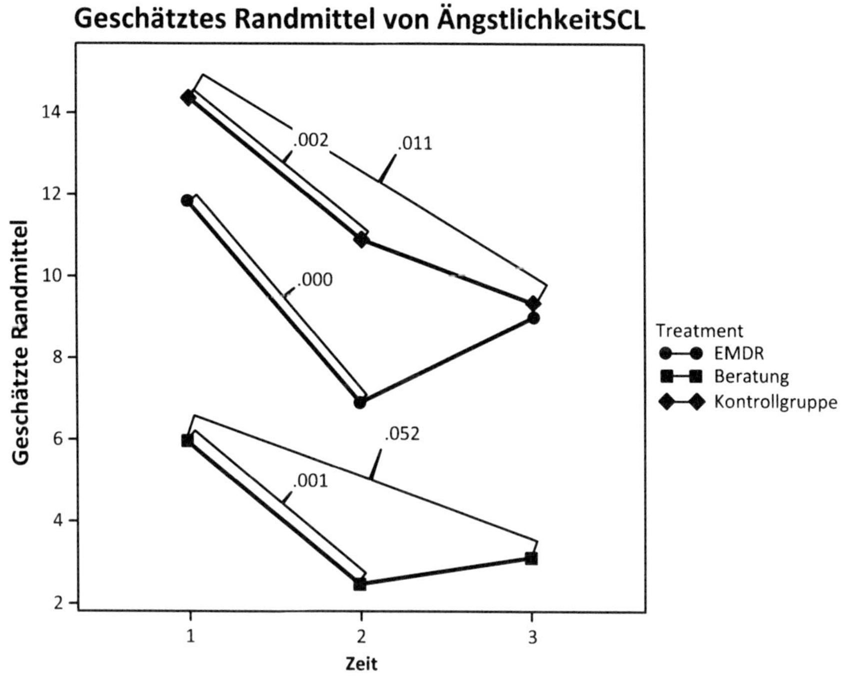

7.3.4.4 Prüfergebnis zu Hypothese 3

Die Ängstlichkeit, gemessen mit der Skala Ängstlichkeit der SCL-90, verändert sich im Verlauf der drei Messzeitpunkte in den drei Treatments unterschiedlich.

Die Hypothese 3 wird verworfen. Die drei Gruppen unterscheiden sich statistisch hinsichtlich der Entwicklung der Ängstlichkeitswerte in der SCL-90 über die drei Zeitpunkte nicht systematisch.

7.3.5 Unsicherheit im Sozialkontakt (SCL-90)

Hypothese 4: ***Die Unsicherheit im Sozialkontakt, gemessen mit der Skala Unsicherheit der SCL-90, verändert sich im Verlauf der drei Messzeitpunkte in den drei Treatments unterschiedlich.***

Abbildung 7-12: Geschätztes Randmittel von UnsicherheitSCL

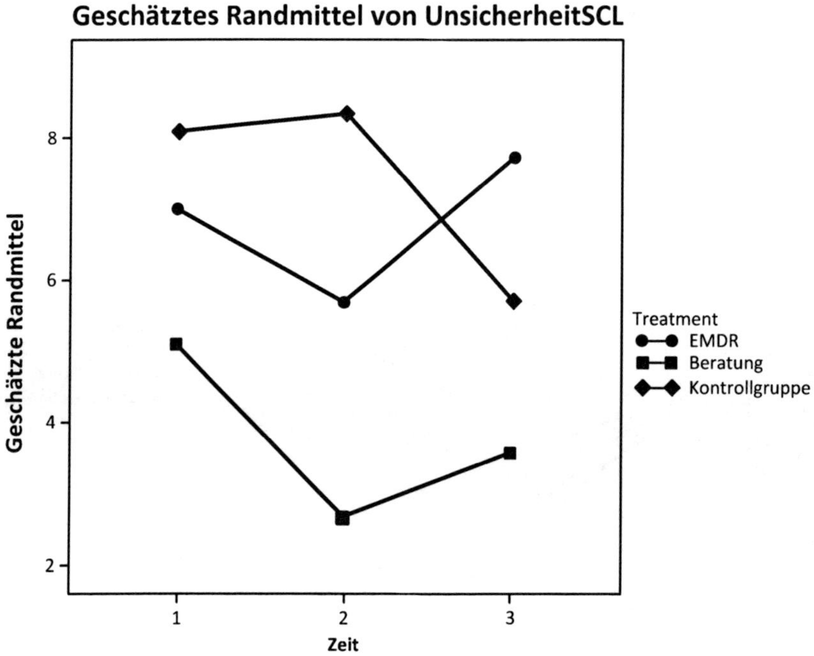

Tabelle 7-24: Deskriptive Statistiken für Unsicherheit im Sozialkontakt SCL-90

Schätzer Maß: SCL_Uns						
				95%-Konfidenzintervall		
Treatment	**Zeit**	**Mittelwert**	**Standardfehler**	**Untergrenze**	**Obergrenze**	**N**
EMDR	1	7,000	1,875	3,217	10,783	13
	2	5,692	1,839	1,981	9,404	
	3	7,692	1,803	4,055	11,330	
Beratung	1	5,278	1,593	2,062	8,493	18
	2	3,167	1,563	,012	6,321	
	3	3,833	1,532	,742	6,925	
Kontroll-gruppe	1	6,571	1,807	2,926	10,217	14
	2	6,857	1,772	3,280	10,434	
	3	5,286	1,737	1,780	8,791	
					Gesamt	45

7.3.5.1 Prüfergebnisse zu den Faktoren Zeit und Treatment

Weder die Haupteffekte der Faktoren noch die Wechselwirkung sind signifikant und tragen zur Varianzaufklärung bei (Tab. 7-25a und 7-25b). Daher sind weitere Prüfungen nicht sinnvoll.

Tabelle 7-25a: Tests der Innersubjekteffekte

Maß: SCL_Uns							
Quelle		**Quadratsumme vom Typ III**	**df**	**Mittel der Quadrate**	**F**	**Sig.**	**Partielles Eta-Quadrat**
Zeit	Sphärizität angenommen	24,797	2	12,398	,929	,399	,022
	Greenhouse-Geisser	24,797	1,480	16,757	,929	,375	,022
	Huynh-Feldt	24,797	1,594	15,557	,929	,381	,022
	Untergrenze	24,797	1,000	24,797	,929	,341	,022
Zeit * Treatment	Sphärizität angenommen	58,128	4	14,532	1,089	,367	,049
	Greenhouse-Geisser	58,128	2,959	19,642	1,089	,360	,049
	Huynh-Feldt	58,128	3,188	18,234	1,089	,362	,049
	Untergrenze	58,128	2,000	29,064	1,089	,346	,049
Fehler (Zeit)	Sphärizität angenommen	1120,968	84	13,345			
	Greenhouse-Geisser	1120,968	62,149	18,037			
	Huynh-Feldt	1120,968	66,947	16,744			
	Untergrenze	1120,968	42,000	26,690			

Tabelle 7-25b: Tests der Zwischensubjekteffekte

Maß: SCL_Uns Transformierte Variable: Mittel						
Quelle	**Quadratsumme vom Typ III**	**df**	**Mittel der Quadrate**	**F**	**Sig.**	**Partielles Eta-Quadrat**
Konstanter Term	4314,974	1	4314,974	41,010	,000	,494
Treatment	195,011	2	97,505	,927	,404	,042
Fehler	4419,182	42	105,219			

Tabelle 7-25c: Prüfergebnisse im Überblick

ANOVA AV: SCL_Uns			
Faktoren:	**Zeit**	**Treatment**	**Zeit x Treatment**
df	1,5/62,1	2/42	3/62,1
F	0,929	0,927	1,089
p	.375	.404	.362
η^2	.022	.042	.049

7.3.5.2 Prüfergebnis zu Hypothese 4

Die Unsicherheit im Sozialkontakt, gemessen mit der Skala Unsicherheit der SCL-90, verändert sich im Verlauf der drei Messzeitpunkte in den drei Treatments unterschiedlich.

Die Hypothese 4 wird verworfen. Die drei Gruppen unterscheiden sich statistisch hinsichtlich der Entwicklung der Werte für Unsicherheit im Sozialkontakt in der SCL-90 über die drei Zeitpunkte nicht systematisch.

7.3.6 Aggressivität/Feindseligkeit (SCL-90)

Hypothese 5: ***Die Aggressivität/Feindseligkeit, gemessen mit der Skala Aggressivität/Feindseligkeit der SCL-90, verändert sich im Verlauf der drei Messzeitpunkte in den drei Treatments unterschiedlich.***

Abbildung 7-13: Geschätztes Randmittel von AggressivitätSCL

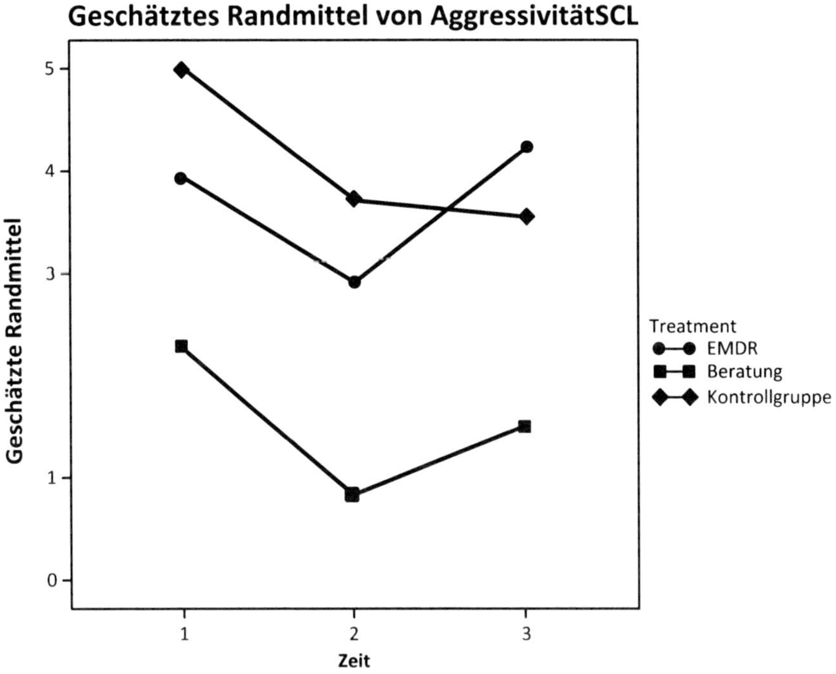

Tabelle 7-26: Deskriptive Statistiken zu Aggressivität/Feindseligkeit SCL-90

Schätzer Maß: SCL_Agg						
				95%-Konfidenzintervall		
Treatment	Zeit	Mittelwert	Standardfehler	Untergrenze	Obergrenze	N
EMDR	1	3,923	1,034	1,837	6,009	13
	2	2,923	,828	1,251	4,595	
	3	4,231	,992	2,228	6,234	
Beratung	1	2,722	,878	,949	4,495	18
	2	1,167	,704	-,254	2,587	
	3	1,611	,843	-,091	3,313	
Kontroll-gruppe	1	4,286	,996	2,276	6,296	14
	2	3,357	,798	1,746	4,968	
	3	3,357	,956	1,427	5,287	
					Gesamt	45

7.3.6.1 Prüfergebnisse zu den Faktoren Zeit und Treatment

Der Haupteffekt des Faktors Zeit ist signifikant. Weder der Faktor Treatment noch die Wechselwirkung haben einen signifikanten Effekt (Tab. 7-27a und 7-27b).

Tabelle 7-27a: Tests der Innersubjekteffekte

Maß: SCL_Agg							
Quelle		**Quadratsumme vom Typ III**	**df**	**Mittel der Quadrate**	**F**	**Sig.**	**Partielles Eta-Quadrat**
Zeit	Sphärizität angenommen	29,767	2	14,883	4,223	,018	,091
	Greenhouse-Geisser	29,767	1,711	17,393	4,223	,024	,091
	Huynh-Feldt	29,767	1,862	15,987	4,223	,020	,091
	Untergrenze	29,767	1,000	29,767	4,223	,046	,091
Zeit * Treatment	Sphärizität angenommen	10,853	4	2,713	,770	,548	,035
	Greenhouse-Geisser	10,853	3,423	3,171	,770	,530	,035
	Huynh-Feldt	10,853	3,724	2,915	,770	,540	,035
	Untergrenze	10,853	2,000	5,427	,770	,469	,035
Fehler (Zeit)	Sphärizität angenommen	296,021	84	3,524			
	Greenhouse-Geisser	296,021	71,880	4,118			
	Huynh-Feldt	296,021	78,201	3,785			
	Untergrenze	296,021	42,000	7,048			

Tabelle 7-27b: Tests der Zwischensubjekteffekte

Maß: SCL_Agg Transformierte Variable: Mittel						
Quelle	**Quadratsumme vom Typ III**	**df**	**Mittel der Quadrate**	**F**	**Sig.**	**Partielles Eta-Quadrat**
Konstanter Term	1243,191	1	1243,191	43,519	,000	,509
Treatment	110,385	2	55,192	1,932	,158	,084
Fehler	1199,808	42	28,567			

Tabelle 7-27c: Prüfungsergebnisse im Überblick

ANOVA AV: SCL_AGG			
Faktoren:	**Zeit**	**Treatment**	**Zeit x Treatment**
df	1,7/71,9	2/42	3,4/71,9
F	4,22	1,93	0,77
p	.024*	.158	.530
η^2	.091	.084	.035

7.3.6.2 Paarweise Vergleiche zum Faktor Zeit

Über alle Gruppen kann zum Messzeitpunkt T2 eine hochsignifikante Verringerung bei der Variable Aggressivität/Feindseligkeit beobachtet werden. Dieses Ergebnis kann jedoch nicht über alle Messzeitpunkte bestätigt werden (Tab. 7-28). Die Aggressionsminderung hält demnach nur während der Heilmaßnahme vor.

Tabelle 7-28: Paarweise Vergleiche über die Messzeitpunkte

Maß: SCL_Agg						
(I) Zeit	**(J) Zeit**	**Mittlere Differenz (I-J)**	**Standardfehler**	**Sig.**[b]	**95% Konfidenzintervall für die Differenz**[b]	
					Untergrenze	**Obergrenze**
1	2	1,161*	,333	,003	,331	1,991
	3	,577	,471	,682	-,598	1,752
2	1	-1,161*	,333	,003	-1,991	-,331
	3	-,584	,382	,403	-1,538	,370
3	1	-,577	,471	,682	-1,752	,598
	2	,584	,382	,403	-,370	1,538

Basiert auf den geschätzten Randmitteln

* Die mittlere Differenz ist auf dem ,05-Niveau signifikant.

[b] Anpassung für Mehrfachvergleiche: Bonferroni.

7.3.6.3 Prüfergebnis zu Hypothese 5

Die Aggressivität/Feindseligkeit, gemessen mit der Skala Aggressivität/Feindseligkeit der SCL-90, verändert sich im Verlauf der drei Messzeitpunkte in den drei Treatments unterschiedlich.

Die Hypothese 5 wird verworfen. Die drei Gruppen unterscheiden sich statistisch hinsichtlich der Entwicklung der Werte für Aggressivität/Feindseligkeit in der SCL-90 über die drei Zeitpunkte nicht systematisch.

7.3.7 Somatisierung (SCL-90)

Hypothese 6: ***Die Somatisierung, gemessen mit der Skala Somatisierung der SCL-90, verändert sich im Verlauf der drei Messzeitpunkte in den drei Treatments unterschiedlich.***

Abbildung 7-14: Geschätztes Randmittel von SomatisierungSCL

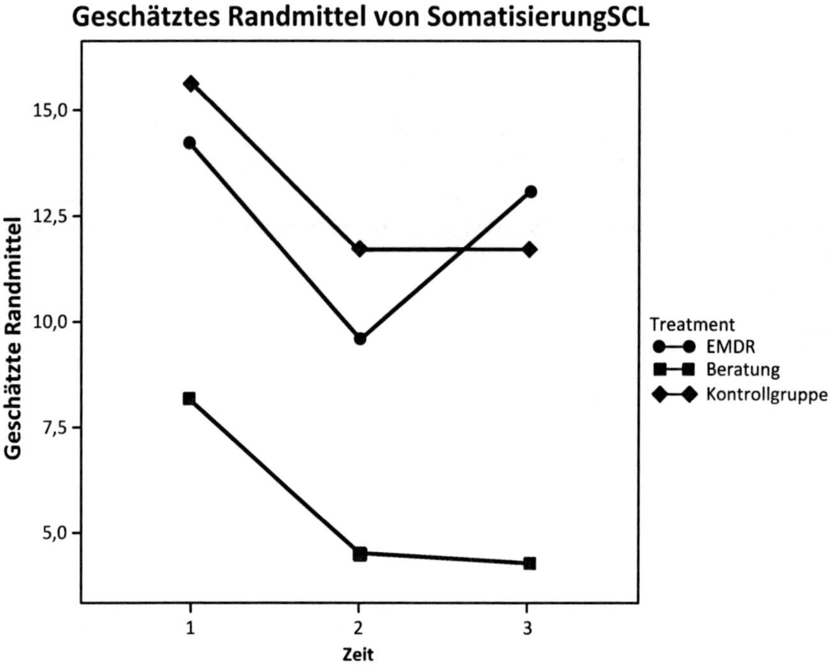

Tabelle 7-29: Deskriptive Statistiken zu Somatisierung SCL-90

Schätzer Maß: SCL_Som						
				95%-Konfidenzintervall		
Treatment	**Zeit**	**Mittelwert**	**Standard-fehler**	**Untergrenze**	**Obergrenze**	**N**
EMDR	1	14,231	2,792	8,597	19,865	13
	2	9,615	2,211	5,154	14,077	
	3	13,077	2,478	8,077	18,077	

Schätzer Maß: SCL_Som						
Treatment	**Zeit**	**Mittelwert**	**Standard-fehler**	**95%-Konfidenzintervall Untergrenze**	**Obergrenze**	**N**
Beratung	1	8,167	2,372	3,379	12,954	18
	2	4,500	1,879	,708	8,292	
	3	4,278	2,105	,029	8,527	
Kontroll-gruppe	1	13,214	2,690	7,785	18,643	14
	2	9,929	2,130	5,629	14,228	
	3	11,714	2,387	6,896	16,532	
					Gesamt	45

7.3.7.1 Prüfergebnisse zu den Faktoren Zeit und Treatment

Der Effekt des Faktors Zeit ist hochsignifikant und der des Faktors Treatment ist signifikant. Die zugehörigen Effektstärken sind groß bzw. fast groß. Die Wechselwirkung ist nicht signifikant (Tab. 7-30a und 7-30b).

Tabelle 7-30a: Tests der Innersubjekteffekte

	Quelle	**Quadratsumme vom Typ III**	**df**	**Mittel der Quadrate**	**F**	**Sig.**	**Partielles Eta-Quadrat**
Zeit	Sphärizität angenommen	330,006	2	165,003	6,926	,002	,142
	Greenhouse-Geisser	330,006	1,767	186,780	6,926	,003	,142
	Huynh-Feldt	330,006	1,926	171,303	6,926	,002	,142
	Untergrenze	330,006	1,000	330,006	6,926	,012	,142
Zeit * Treat-ment	Sphärizität angenommen	62,829	4	15,707	,659	,622	,030
	Greenhouse-Geisser	62,829	3,534	17,780	,659	,604	,030
	Huynh-Feldt	62,829	3,853	16,307	,659	,616	,030
	Untergrenze	62,829	2,000	31,414	,659	,522	,030
Fehler (Zeit)	Sphärizität angenommen	2001,201	84	23,824			
	Greenhouse-Geisser	2001,201	74,206	26,968			
	Huynh-Feldt	2001,201	80,911	24,734			
	Untergrenze	2001,201	42,000	47,648			

Tabelle 7-30b: Tests der Zwischensubjekteffekte

Maß: SCL_Som Transformierte Variable: Mittel						
Quelle	**Quadrat-summe vom Typ III**	**df**	**Mittel der Quadrate**	**F**	**Sig.**	**Partielles Eta-Quadrat**
Konstanter Term	12868,707	1	12868,707	65,324	,000	,609
Treatment	1296,554	2	648,277	3,291	,047	,135
Fehler	8273,861	42	196,997			

Tabelle 7-30c: Prüfergebnisse im Überblick

ANOVA AV: SCL_Som			
Faktoren:	**Zeit**	**Treatment**	**Zeit x Treatment**
df	1,8/74,2	2/42	3,5/74,2
F	6,93	3,29	0,66
p	.003**	.047*	.604
η^2	.142	.135	.030

7.3.7.2 Paarweise Vergleiche zu den Faktoren

Beim paarweisen Vergleich der Faktoreffekte kann keine Signifikanz festgestellt werden. In der Abb. 7-14 fällt jedoch auf, dass die Mitglieder der Gruppe B über alle Messzeitpunkte hinweg niedrigere Somatisierungswerte angeben, als jene der anderen beiden Gruppen (Tab. 7-31a).

Tabelle 7-31a: Paarweise Vergleiche über die Treatments

Maß: SCL_Som						
(I) Treatment	**(J) Treatment**	**Mittlere Differenz (I-J)**	**Standard-fehler**	**Sig.[a]**	**95% Konfidenzintervall für die Differenz[a]**	
					Untergrenze	**Obergrenze**
EMDR	Beratung	6,660	2,949	,088	-,695	14,015
	Kontrollgruppe	,689	3,121	1,000	-7,094	8,472
Beratung	EMDR	-6,660	2,949	,088	-14,015	,695
	Kontrollgruppe	-5,971	2,888	,135	-13,172	1,230
Kontrollgruppe	EMDR	-,689	3,121	1,000	-8,472	7,094
	Beratung	5,971	2,888	,135	-1,230	13,172

Basiert auf den geschätzten Randmitteln

[a] Anpassung für Mehrfachvergleiche: Bonferroni.

Auch bei der Variable Somatisierung ist auffallend, dass die signifikante Verbesserung, ähnlich der Variable Aggressivität (s. o.), nur während der Heilmaßnahme vorhält (Tab. 7-31b).

Eine Analyse der Wechselwirkung macht, dem optischen Eindruck der Abb. 7-14 zum Trotz, wegen der Nichtsignifikanz und der geringen Effektstärke keinen Sinn.

Tabelle 7-31b: Paarweise Vergleiche über die Messzeitpunkte

Maß: SCL_Som						
(I) Zeit	**(J) Zeit**	**Mittlere Differenz (I-J)**	**Standard-fehler**	**Sig.[b]**	**95% Konfidenzintervall für die Differenz[b]**	
					Untergrenze	**Obergrenze**
1	2	3,856*	,862	,000	1,706	6,006
	3	2,181	1,193	,224	-,793	5,155
2	1	-3,856*	,862	,000	-6,006	-1,706
	3	-1,675	1,036	,340	-4,258	,908
3	1	-2,181	1,193	,224	-5,155	,793
	2	1,675	1,036	,340	-,908	4,258

Basiert auf den geschätzten Randmitteln

* Die mittlere Differenz ist auf dem ,05-Niveau signifikant.

[b] Anpassung für Mehrfachvergleiche: Bonferroni.

7.3.7.3 Prüfungsergebnis der Hypothese 6

Die Somatisierung, gemessen mit der Skala Somatisierung der SCL-90, verändert sich im Verlauf der drei Messzeitpunkte in den drei Treatments unterschiedlich.

Die Hypothese 6 wird verworfen. Die drei Gruppen unterscheiden sich statistisch hinsichtlich der Entwicklung der Werte für Somatisierung in der SCL-90 über die drei Zeitpunkte nicht systematisch.

7.3.8 Allgemeine psychische Belastung/Global Severity Index (SCL-90)

Hypothese 7: ***Die psychische Belastung, gemessen mit der Skala Psychische Belastung/Global Severity Index der SCL-90, verändert sich im Verlauf der drei Messzeitpunkte in den drei Treatments unterschiedlich.***

Abbildung 7-15: Geschätztes Randmittel von GlobalindexSCL

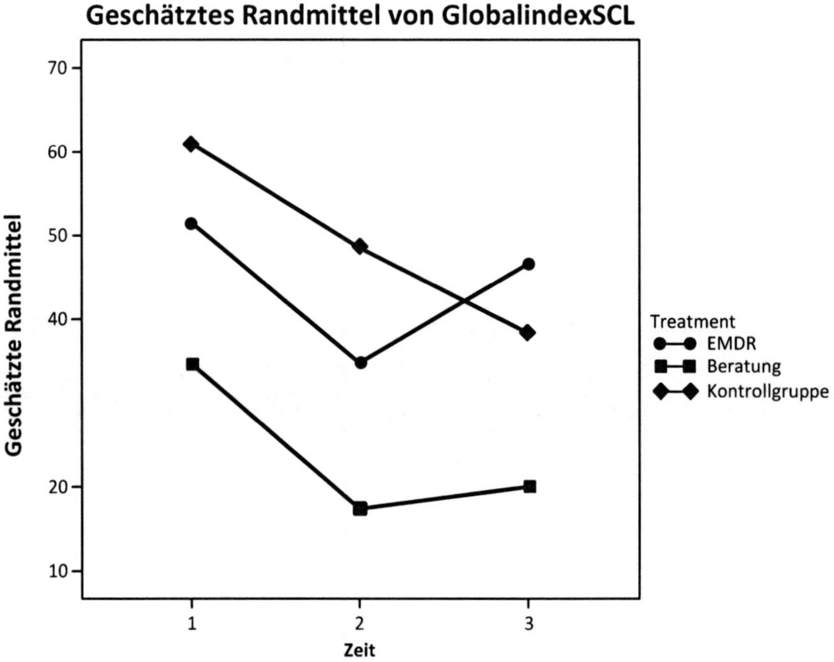

Tabelle 7-32: Deskriptive Statistiken zu Psychische Belastung/Global Severity Index SCL-90

Schätzer
Maß: SCL_Global

Treatment	Zeit	Mittelwert	Standard-fehler	95%-Konfidenzintervall Untergrenze	95%-Konfidenzintervall Obergrenze	N
EMDR	1	51,385	10,305	30,588	72,181	13
	2	35	9,032	16,774	53,226	
	3	46,538	9,36	27,649	65,428	
Beratung	1	34,556	8,758	16,882	52,23	18
	2	17,444	7,675	1,955	32,934	
	3	20,056	7,955	4,002	36,109	
Kontroll-gruppe	1	55,071	9,93	35,031	75,112	14
	2	43	8,703	25,437	60,563	
	3	40,429	9,02	22,226	58,631	
					Gesamt	45

7.3.8.1 Prüfergebnisse zu den Faktoren Zeit und Treatment

Der Haupteffekt über die Zeit ist wieder hochsignifikant. Der Faktor Treatment hat keinen signifikanten Effekt, aber eine mittlere Effektstärke. Die Wechselwirkung kann, weil nicht signifikant, bei geringer Effektstärke vernachlässigt werden (Tab. 7-33a und 7-33b).

Tabelle 7-33a: Tests der Innersubjekteffekte

Maß: SCL_Global							
Quelle		**Quadratsumme vom Typ III**	**df**	**Mittel der Quadrate**	**F**	**Sig.**	**Partielles Eta-Quadrat**
Zeit	Sphärizität angenommen	5501,967	2	2750,983	10,363	,000	,198
	Greenhouse-Geisser	5501,967	1,512	3639,679	10,363	,000	,198
	Huynh-Feldt	5501,967	1,631	3373,966	10,363	,000	,198
	Untergrenze	5501,967	1,000	5501,967	10,363	,002	,198
Zeit* Treatment	Sphärizität angenommen	821,054	4	205,263	,773	,546	,036
	Greenhouse-Geisser	821,054	3,023	271,573	,773	,514	,036
	Huynh-Feldt	821,054	3,261	251,747	,773	,523	,036
	Untergrenze	821,054	2,000	410,527	,773	,468	,036
Fehler (Zeit)	Sphärizität angenommen	22299,376	84	265,469			
	Greenhouse-Geisser	22299,376	63,490	351,228			
	Huynh-Feldt	22299,376	68,490	325,586			
	Untergrenze	22299,376	42,000	530,938			

Tabelle 7-33b: Tests der Zwischensubjekteffekte

Maß: SCL_Global Transformierte Variable: Mittel						
Quelle	**Quadratsumme vom Typ III**	**df**	**Mittel der Quadrate**	**F**	**Sig.**	**Partielles Eta-Quadrat**
Konstanter Term	192861,538	1	192861,538	63,253	,000	,601
Treatment	14704,759	2	7352,379	2,411	,102	,103
Fehler	128059,123	42	3049,027			

Tabelle 7-33c: Prüfergebnisse im Überblick

ANOVA AV: SCL_Global			
Faktoren:	**Zeit**	**Treatment**	**Zeit x Treatment**
df	1,5/63,5	2/42	3/63,5
F	10,36	2,41	0,77
p	.000**	.102	.514
η^2	.198	.103	.036

7.3.8.2 Paarweise Vergleiche zu den Faktoren

Hier findet sich, im Detail betrachtet, kein aussagefähiges Ergebnis, welches den Effekt des Faktors Treatment begründen könnte (Tab.7-34a).

Tabelle 7-34a: Paarweise Vergleiche über die Treatments

Maß: SCL_Global						
(I) Treatment	**(J) Treatment**	**Mittlere Differenz (I-J)**	**Standard-fehler**	**Sig.**[a]	**95% Konfidenzintervall für die Differenz**[a]	
					Untergrenze	**Obergrenze**
EMDR	Beratung	20,289	11,604	,263	-8,646	49,225
	Kontrollgruppe	-1,859	12,279	1,000	-32,479	28,761
Beratung	EMDR	-20,289	11,604	,263	-49,225	8,646
	Kontrollgruppe	-22,148	11,360	,174	-50,477	6,181
Kontroll-gruppe	EMDR	1,859	12,279	1,000	-28,761	32,479
	Beratung	22,148	11,360	,174	-6,181	50,477

Basiert auf den geschätzten Randmitteln

[a] Anpassung für Mehrfachvergleiche: Bonferroni.

Die Signifikanzen des Zeitfaktors spiegeln hier einen Trend wieder, der auch bei den anderen Variablen des SCL-90 häufiger auftritt: über alle Gruppen hinweg zeigt sich eine hochsignifikante Abnahme der psychischen Belastung zu T2, also in der Zeit der aktiven Behandlung. Dieser Effekt hält sich, in der Signifikanz etwas abgeschwächt, bis zur Katamnese T3 (Tab. 7-34b).

Tabelle 7-34b: Paarweise Vergleiche über die Messzeitpunkte

Maß: SCL_Global						
(I) Zeit	(J) Zeit	Mittlere Differenz (I-J)	Standard-fehler	Sig.[b]	95% Konfidenzintervall für die Differenz[b]	
					Untergrenze	Obergrenze
1	2	15,189*	2,372	,000	9,275	21,103
	3	11,330*	4,160	,028	,956	21,703
2	1	-15,189*	2,372	,000	-21,103	-9,275
	3	-3,859	3,627	,880	-12,905	5,186
3	1	-11,330*	4,160	,028	-21,703	-,956
	2	3,859	3,627	,880	-5,186	12,905

Basiert auf den geschätzten Randmitteln
* Die mittlere Differenz ist auf dem ,05-Niveau signifikant.
b Anpassung für Mehrfachvergleiche: Bonferroni.

7.3.8.3 Prüfergebnis zu Hypothese 7

Die psychische Belastung, gemessen mit der Skala Psychische Belastung/Global Severity Index der SCL-90, verändert sich im Verlauf der drei Messzeitpunkte in den drei Treatments unterschiedlich.

Die Hypothese 7 wird verworfen. Die drei Gruppen unterscheiden sich statistisch hinsichtlich der Entwicklung der Werte für Psychische Belastung/Global Severity Index in der SCL-90 über die drei Zeitpunkte nicht systematisch.

7.3.9 Negativer Selbstwert

Hypothese 8: Die negativen Selbstwertkognitionen verändern sich im Verlauf der drei Messzeitpunkte in den drei Treatments unterschiedlich.

Abbildung 7-16: Negativer Selbstwert

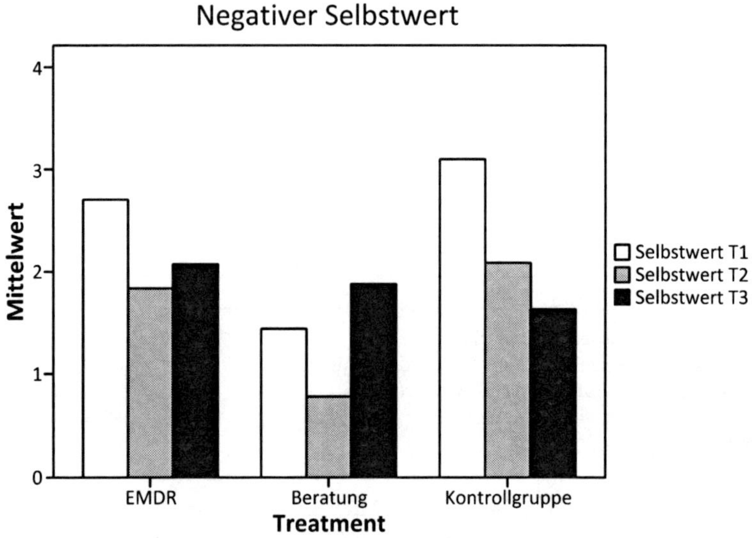

7.3.9.1 Prüfung der Mittleren Ränge der drei Treatments zu T1

Bei dem Fragebogen zum Selbstwertgefühl und Kontrollgefühl bei einer Herzerkrankung mit Likertskalen von 0 bis 3 ergeben sich Werte auf Ordinalskalenniveau. Hier muss mit nonparametrischen Verfahren getestet werden. Als Alternative für die einfaktorielle Varianzanalyse mit mehr als zwei nichtverbundenen Stichproben bietet sich der Kruskal-Wallis H-Test an als eine Art einfaktorieller Rangvarianzanalyse.

Auf dem vorliegenden Datenniveau sind die Mittleren Ränge der drei Treatments zu T1 bei dem vorhandenen N nicht signifikant voneinander verschieden (Tab. 7-35a und 7-35b). Die Gruppen entstammen der gleichen Grundgesamtheit.

Tabelle 7-35a: Ränge

	Treatment	N	Mittlerer Rang
Selbstwert T1	EMDR	16	25,66
	Beratung	18	21,83
	Kontrollgruppe	14	26,61
	Gesamt	48	

Tabelle 7-35b: Statistik für Test[a,b]

	Selbstwert T1
Chi-Quadrat	1,161
df	2
Asymptotische Signifikanz	,560

[a] Kruskal-Wallis-Test
[b] Gruppenvariable: Treatment

7.3.9.2 Prüfung der Mittleren Ränge der drei Treatments zu drei Zeitpunkten

Eine direkte Alternative zur zweifaktoriellen Varianzanalyse mit Messwiederholung bei nichtparametrischen Daten existiert nicht. Als nonparametrisches einfaktorielles Prüfverfahren mit wiederholten Messungen kann der Friedman-Test eingesetzt werden. Eine Wechselwirkung zwischen Faktoren kann aber nicht berechnet werden.

Treatment E + B + K gemeinsam:

Der negative Selbstwert sinkt über alle drei Gruppen im Mittel signifikant (Tab. 7-36b und Abb. 7-17)

Tabelle 7-36a: Ränge

Ränge	
	Mittlerer Rang
Selbstwert T1	2,26
Selbstwert T2	1,80
Selbstwert T3	1,94

Tabelle 7-36b: Statistik für Test

Statistik für Test	
N	42
Chi-Quadrat	7,901
df	2
Asymptotische Signifikanz	,019*

Abbildung 7-17: Negativer Selbstwert, mittlere Ränge

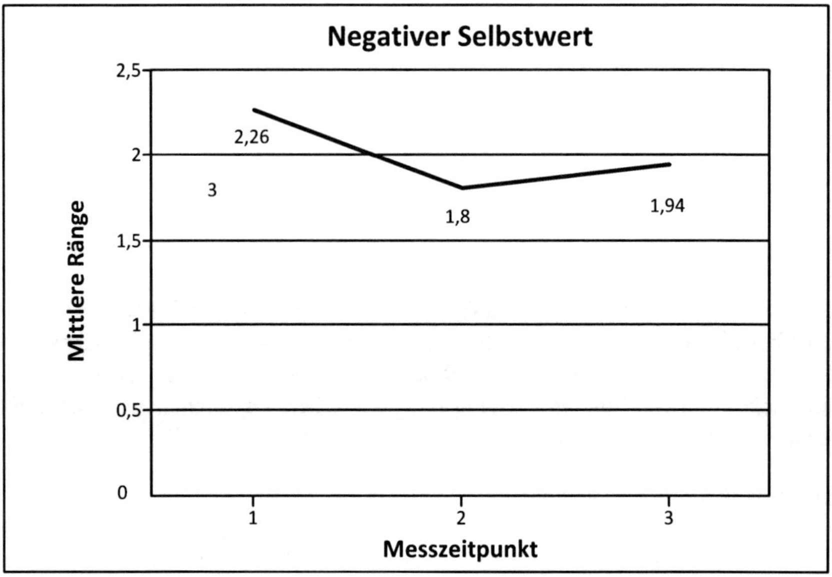

Die nachfolgenden Tabellen 7-37a bis 7-39b weisen auf keine signifikante Verbesserung bei jeweils einem der Treatments. Es gibt demnach keine Unterschiede bei der Wirksamkeit.

Nur Treatment E:

Tabelle 7-37a: Ränge

Ränge	
	Mittlerer Rang
Selbstwert T1	2,27
Selbstwert T2	1,81
Selbstwert T3	1,92

Tabelle 7-37b: Statistik für Test

Statistik für Test	
N	13
Chi-Quadrat	2,438
df	2
Asymptotische Signifikanz	,296

Nur Treatment B:

Tabelle 7-38a: Ränge

Ränge	
	Mittlerer Rang
Selbstwert T1	2,25
Selbstwert T2	1,72
Selbstwert T3	2,03

Tabelle 7-38b: Statistik für Test

Statistik für Test	
N	18
Chi-Quadrat	3,872
df	2
Asymptotische Signifikanz	,144

Nur Treatment K:

Tabelle 7-39a: Ränge

Ränge	
	Mittlerer Rang
Selbstwert T1	2,27
Selbstwert T2	1,91
Selbstwert T3	1,82

Tabelle 7-39b: Statistik für Test

Statistik für Test	
N	11
Chi-Quadrat	2,545
df	2
Asymptotische Signifikanz	,280

Der Mittelrangvergleich über alle Treatments zeigt einen signifikanten Effekt über die Messzeitpunkte. Der negative Selbstwert aller TeilnehmerInnen fällt innerhalb der Heilbehandlung und scheint zur Katamnese wieder leicht zuzunehmen. Er bleibt aber unter dem Ausgangsniveau. Die Rangmittelunterschiede zu den drei Zeitpunkten bei jeweils einem Treatment sind nicht signifikant, was wahrscheinlich an den geringen N liegt. So können keine Vergleiche gezogen werden, um auf eine systematische Unterschiede zwischen den Gruppen rückzuschließen.

7.3.9.3 Prüfung zu Hypothese 8

Die negativen Selbstwertkognitionen verändern sich im Verlauf der drei Messzeitpunkte in den drei Treatments unterschiedlich.

Die Hypothese 8 wird verworfen. Die drei Gruppen unterscheiden sich statistisch hinsichtlich der Entwicklung der Negativen Selbstwertkognitionen über die drei Zeitpunkte nicht systematisch.

7.3.10 External-fatalistische Kontrollüberzeugung

Hypothese 9: ***Die external-fatalistische Kontrollüberzeugung verändert sich im Verlauf der drei Messzeitpunkte in den drei Treatments unterschiedlich.***

Abbildung 7-18: External-fatalistische Kontrollüberzeugung

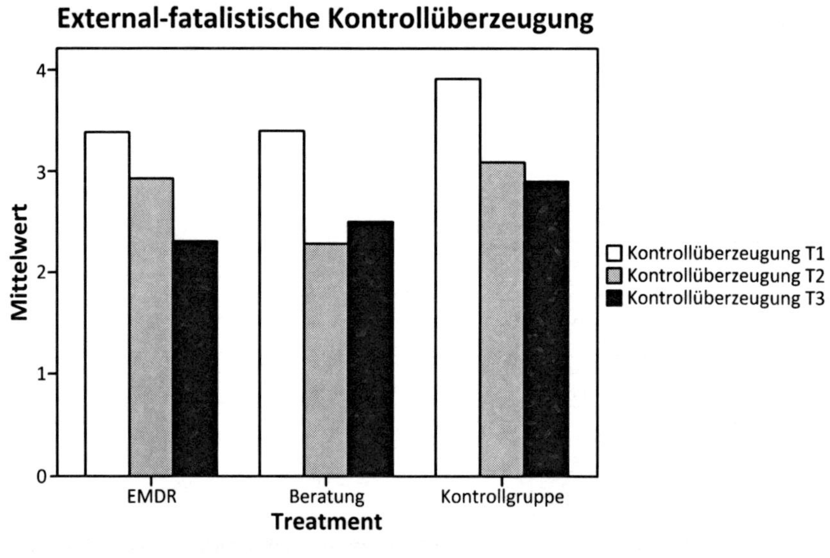

7.4.10.1 Prüfung der Mittleren Ränge der drei Treatments zu T1

Das Skalenniveau ist bei dieser Variable ebenfalls Ordinalskalenniveau. Zu T1 unterscheiden sich die Mittelränge der Treatments nicht signifikant (Tab. 7-40a und 7-40b).

Tabelle 7-40a: Ränge

	Treatment	N	Mittlerer Rang
Kontrollüberzeugung T1	EMDR	16	24,81
	Beratung	18	23,69
	Kontrollgruppe	14	25,18
	Gesamt	48	

Tabelle 7-40b: Statistik für Test[a,b]

	Kontrollüberzeugung T1
Chi-Quadrat	,102
df	2
Asymptotische Signifikanz	,950

[a] Kruskal-Wallis-Test
[b] Gruppenvariable: Treatment

7.3.10.2 Prüfung der mittleren Ränge der drei Treatments zu drei Zeitpunkten

Treatment E + B + K gemeinsam:

Tabelle 7-41a: Ränge

Ränge	
	Mittlerer Rang
Kontrollüberzeugung T1	2,36
Kontrollüberzeugung T2	1,93
Kontrollüberzeugung T3	1,69

Tabelle 7-41b: Statistik für Test[a]

Statistik für Test[a]	
N	42
Chi-Quadrat	11,20
df	2
Asymptotische Signifikanz	,000**

[a] Friedman-Test

Abbildung 7-19: External-fatalistische Kontrollüberzeugung, mittlere Ränge

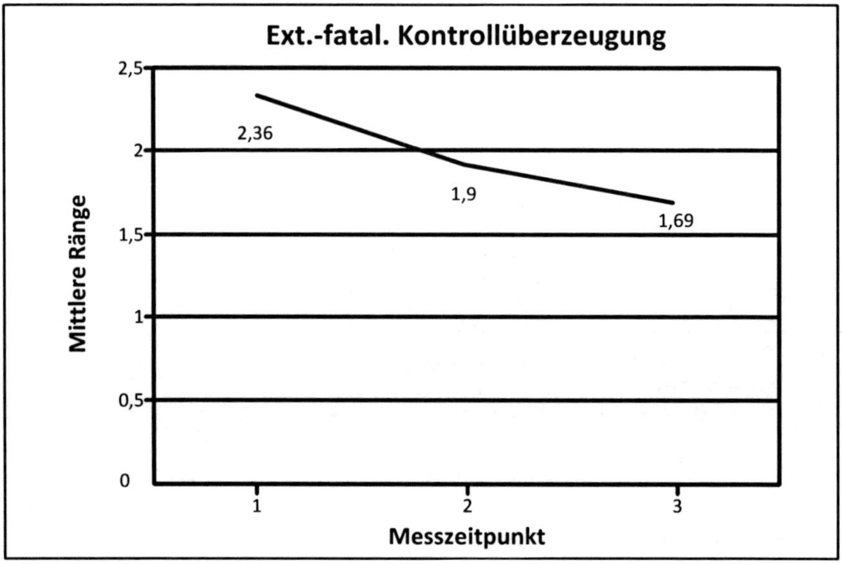

Die nachfolgenden Tabellen 7-42a bis 7-44b weisen bei der Prüfung mit dem Friedman-Test auf keine signifikante Verbesserung bei jeweils einem Treatment. Es gibt demnach keine Unterschiede bei der Wirksamkeit zwischen den Gruppen.

Nur Treatment E:

Tabelle 7-42a: Ränge

	Mittlerer Rang
Kontrollüberzeugung T1	2,27
Kontrollüberzeugung T2	2,12
Kontrollüberzeugung T3	1,62

Tabelle 7-42b: Statistik für Test

N	13
Chi-Quadrat	4,051
df	2
Asymptotische Signifikanz	,132

Nur Treatment B:

Tabelle 7-43a: Ränge

	Mittlerer Rang
Kontrollüberzeugung T1	2,33
Kontrollüberzeugung T2	1,83
Kontrollüberzeugung T3	1,83

Tabelle 7-43b: Statistik für Test

N	18
Chi-Quadrat	3,541
df	2
Asymptotische Signifikanz	,170

Nur Treatment K:

Tabelle 7-44a: Ränge

	Mittlerer Rang
Kontrollüberzeugung T1	2,50
Kontrollüberzeugung T2	1,86
Kontrollüberzeugung T3	1,64

Tabelle 7-44b: Statistik für Test

N	11
Chi-Quadrat	5,543
df	2
Asymptotische Signifikanz	,063

Die Mittelrangunterschiede zu den drei Zeitpunkten bei jeweils einem Treatment sind wegen des kleinen N nicht signifikant. Der Mittelrangvergleich über alle Treatments ist hochsignifikant. Die external-fatalistische Kontrollüberzeugung aller StudienteilnehmerInnen wird mit der Zeit im Durchschnitt geringer. Eine Wechselwirkung kann auch hier nicht berechnet werden.

7.3.10.3 Prüfung zu Hypothese 9

Die external-fatalistische Kontrollüberzeugung verändert sich im Verlauf der drei Messzeitpunkte in den drei Treatments unterschiedlich.

Die Hypothese 9 wird verworfen. Die drei Gruppen unterscheiden sich statistisch hinsichtlich der Entwicklung der external-fatalistischen Kontrollüberzeugung über die drei Zeitpunkte nicht systematisch.

7.3.11 Herzleistungsfähigkeit (Echokardiographie)

Hypothese 10: ***Die Herzleistungsfähigkeit verändert sich im Verlauf der drei Messzeitpunkte in den drei Treatments unterschiedlich.***

Die Herzleistungsfähigkeit, bzw. die Pumpleistung des Herzmuskels, wurde mit drei Kennwerten erhoben

- der Ejektionsfraktion
- dem Verhältnis der Scheitelhöhe von der E- zur A-Welle
- und der Dezeleration der E-Welle.

Beschrieben werden die Variablen in Abschnitt 6.5.8. Alle Herzechodaten haben Verhältnisskalenniveau und können daher mit parametrischen Prüfmethoden verrechnet werden.

7.3.11.1 Ejektionsfraktion

Hypothese 10.1: ***Die Ejektionsfraktion, gemessen mit dem Herzecho, verändert sich im Verlauf der drei Messzeitpunkte in den drei Treatments unterschiedlich.***

Abbildung 7-20: Geschätztes Randmittel von Ejektionsfraktion

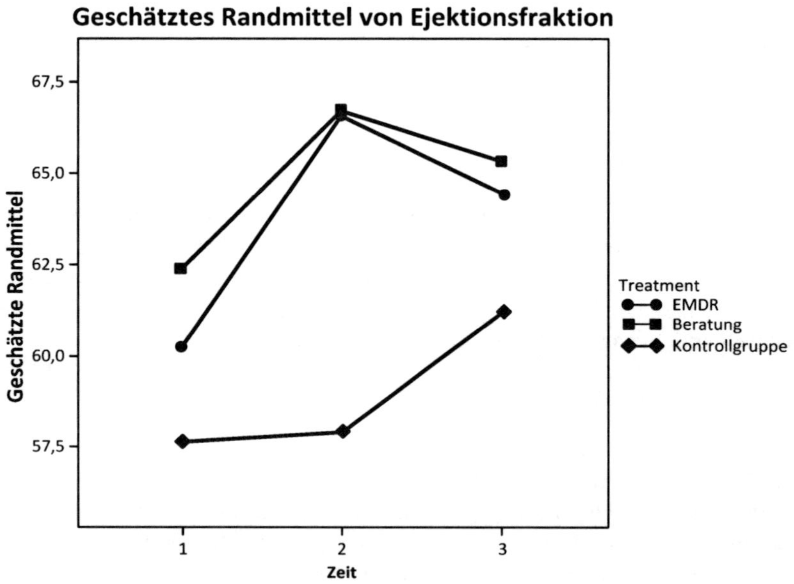

Tabelle 7-45: Deskriptive Statistiken zu Ejektionsfraktion

Schätzer Maß: Ejekt						
Treatment	**Zeit**	**Mittelwert**	**Standard-fehler**	**95%-Konfidenzintervall** **Untergrenze**	**Obergrenze**	**N**
EMDR	1	60,400	2,772	54,783	66,017	15
	2	67,000	2,340	62,258	71,742	
	3	66,800	2,850	61,026	72,574	
Beratung	1	62,417	3,099	56,137	68,697	12
	2	66,750	2,617	61,448	72,052	
	3	65,333	3,186	58,878	71,789	
Kontrollgruppe	1	58,077	2,978	52,043	64,111	13
	2	58,000	2,514	52,906	63,094	
	3	61,154	3,061	54,952	67,356	
					Gesamt	40

7.3.11.1.1 Prüfergebnisse zu den Faktoren Zeit und Treatment

Hier zeigt sich ein hochsignifikanter Zeiteffekt (Tab. 7-46a). Der Faktor Treatment und die Wechselwirkung haben keine signifikanten Effekte (Tab. 7-46b und 7-46a). Da die Effektstärken hier jedoch jeweils im mittleren Bereich liegen, wird die Wechselwirkung post hoc detailliert betrachtet.

Tabelle 7-46a: Tests der Innersubjekteffekte

Maß: Ejekt							
Quelle		**Quadratsumme vom Typ III**	**df**	**Mittel der Quadrate**	**F**	**Sig.**	**Partielles Eta-Quadrat**
Zeit	Sphärizität angenommen	402,230	2	201,115	6,073	,004	,141
	Greenhouse-Geisser	402,230	1,633	246,289	6,073	,007	,141
	Huynh-Feldt	402,230	1,791	224,639	6,073	,005	,141
	Untergrenze	402,230	1,000	402,230	6,073	,018	,141
Zeit * Treatment	Sphärizität angenommen	189,271	4	47,318	1,429	,233	,072
	Greenhouse-Geisser	189,271	3,266	57,946	1,429	,241	,072
	Huynh-Feldt	189,271	3,581	52,852	1,429	,238	,072
	Untergrenze	189,271	2,000	94,635	1,429	,252	,072

Maß: Ejekt							
Quelle		Quadratsumme vom Typ III	df	Mittel der Quadrate	F	Sig.	Partielles Eta-Quadrat
Fehler (Zeit)	Sphärizität angenommen	2450,546	74	33,115			
	Greenhouse-Geisser	2450,546	60,427	40,554			
	Huynh-Feldt	2450,546	66,251	36,989			
	Untergrenze	2450,546	37,000	66,231			

Tabelle 7-46b: Tests der Zwischensubjekteffekte

Maß: Ejekt Transformierte Variable: Mittel					
Quelle	Quadratsumme vom Typ III	df	Mittel der Quadrate	F	Sig.
Konstanter Term	470464,323	1	470464,323	1859,364	,000
Treatment	855,756	2	427,878	1,691	,198
Fehler	9361,903	37	253,024		

Tabelle 7-46c: Prüfergebnisse im Überblick

ANOVA AV: Ejektionsfraktion			
Faktoren:	**Zeit**	**Treatment**	**Zeit x Treatment**
df	1,6/60,4	2/37	3,3/60,4
F	6,07	1,69	1,43
p	.007**	.198	.241
η^2	.141	.084	.072

7.3.11.1.2 Paarweiser Vergleich zum Faktor Zeit

Die positive Veränderung der Ejektionsfraktion ist zwischen den Zeitpunkten T1 und T2 während der Heilmaßnahme hochsignifikant und zwischen den Zeitpunkten T1 und der Katamnese T3 signifikant (Tab. 7-47).

Tabelle 7-47: Paarweiser Vergleich über die Messzeitpunkte

Maß: Ejekt						
(I) Zeit	(J) Zeit	Mittlere Differenz (I-J)	Standard-fehler	Sig.[b]	95% Konfidenzintervall für die Differenz[b]	
					Untergrenze	Obergrenze
1	2	-3,619*	,940	,001	-5,977	-1,261
	3	-4,131*	1,464	,023	-7,803	-,460
2	1	3,619*	,940	,001	1,261	5,977
	3	-,512	1,408	1,000	-4,043	3,018
3	1	4,131*	1,464	,023	,460	7,803
	2	,512	1,408	1,000	-3,018	4,043

Basiert auf den geschätzten Randmitteln
* Die mittlere Differenz ist auf dem ,05-Niveau signifikant.
[b] Anpassung für Mehrfachvergleiche: Bonferroni.

7.3.11.1.3 Prüfung der Wechselwirkung

Bemerkenswert ist hier beim paarweisen Vergleich der signifikante Abstand der Gruppen E und B zur Kontrollgruppe zum Zeitpunkt T2 (Tab. 7-48a und Abb. 7-21).

Tabelle 7-48a: Paarweise Treatmentvergleiche zum Faktor Zeit

Maß: Ejekt							
Zeit	(I) Treatment	(J) Treatment	Mittlere Differenz (I-J)	Standard-fehler	Sig.[b]	95% Konfidenzintervall für die Differenz	
						Untergrenze	Obergrenze
1	EMDR	Beratung	-2,017	4,158	,631	-10,442	6,409
		Kontrollgruppe	2,323	4,069	,571	-5,921	10,567
	Beratung	EMDR	2,017	4,158	,631	-6,409	10,442
		Kontrollgruppe	4,340	4,298	,319	-4,369	13,049
	Kontroll-gruppe	EMDR	-2,323	4,069	,571	-10,567	5,921
		Beratung	-4,340	4,298	,319	-13,049	4,369
2	EMDR	Beratung	,250	3,511	,944	-6,863	7,363
		Kontrollgruppe	9,000*	3,435	,013	2,040*	15,960
	Beratung	EMDR	-,250	3,511	,944	-7,363	6,863
		Kontrollgruppe	8,750*	3,629	,021	1,397*	16,103
	Kontroll-gruppe	EMDR	-9,000*	3,435	,013	-15,960*	-2,040
		Beratung	-8,750*	3,629	,021	-16,103*	-1,397

Maß: Ejekt							
Zeit	(I) Treatment	(J) Treatment	Mittlere Differenz (I-J)	Standard-fehler	Sig.[b]	95% Konfidenzintervall für die Differenz	
						Untergrenze	Obergrenze
3	EMDR	Beratung	1,467	4,274	,733	-7,194	10,127
		Kontrollgruppe	5,646	4,182	,185	-2,828	14,120
	Beratung	EMDR	-1,467	4,274	,733	-10,127	7,194
		Kontrollgruppe	4,179	4,418	,350	-4,773	13,131
	Kontroll-gruppe	EMDR	-5,646	4,182	,185	-14,120	2,828
		Beratung	-4,179	4,418	,350	-13,131	4,773

Basiert auf den geschätzten Randmitteln

* Die mittlere Differenz ist auf dem ,05-Niveau signifikant.

b Anpassung für Mehrfachvergleiche: Geringste signifikante Differenz (entspricht keinen Anpassungen).

Abbildung 7-21: Die wichtigsten Signifikanzwerte zu den Treatments

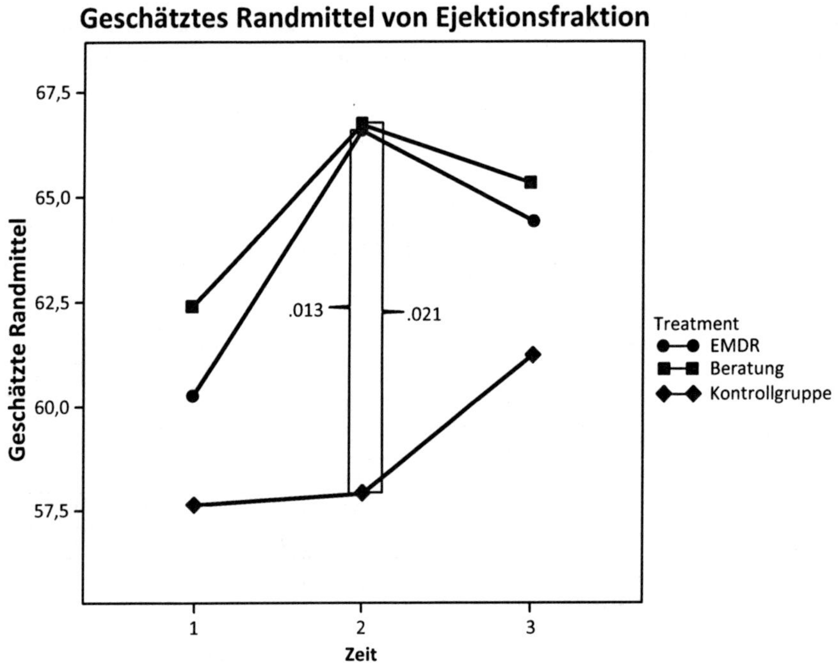

In Tab. 7-48b und Abb. 7-22 wird erkennbar, dass sich die PatientInnen in den Gruppen B (signifikant) und E (hochsignifikant) unter der Behandlung (T1 bis T2) hinsichtlich der Ejektionsfraktion verbessern, während die PatientInnen der Kontrollgruppe keine signifikante Veränderung aufweisen. Die einzige Gruppe mit signifikanter Verbesserung über die gesamte Zeit ist nur die Gruppe E. In der Grafik ist auch sichtbar, dass die Trendunterschiede über die gesamte Untersuchungszeit zwischen den drei Gruppen gering sind. Daher auch keine signifikante Wechselwirkung.

Tabelle 7-48b: Paarweise Messzeitpunktvergleiche zum Faktor Treatment

Maß: Ejekt						
(I) Zeit	(J) Zeit	Mittlere Differenz (I-J)	Standard-fehler	Sig.[b]	95% Konfidenzintervall für die Differenz[b] Untergrenze	Obergrenze
1	2	-6,600*	1,529	,000	-9,698	-3,502*
	3	-6,400*	2,381	,011	-11,224	-1,576*
2	1	6,600*	1,529	,000	3,502	9,698*
	3	,200	2,289	,931	-4,439	4,839
3	1	6,400*	2,381	,011	1,576	11,224*
	2	-,200	2,289	,931	-4,839	4,439
1	2	-4,333*	1,709	,016	-7,797	-,870*
	3	-2,917	2,662	,280	-8,310	2,476
2	1	4,333*	1,709	,016	,870	7,797*
	3	1,417	2,560	,583	-3,770	6,603
3	1	2,917	2,662	,280	-2,476	8,310
	2	-1,417	2,560	,583	-6,603	3,770
1	2	,077	1,642	,963	-3,251	3,404
	3	-3,077	2,557	,237	-8,258	2,104
2	1	-,077	1,642	,963	-3,404	3,251
	3	-3,154	2,459	,208	-8,137	1,829
3	1	3,077	2,557	,237	-2,104	8,258
	2	3,154	2,459	,208	-1,829	8,137

Basiert auf den geschätzten Randmitteln
* Die mittlere Differenz ist auf dem ,05-Niveau signifikant.
b Anpassung für Mehrfachvergleiche: Geringste signifikante Differenz (entspricht keinen Anpassungen).

Abbildung 7-22: Die wichtigsten Signifikanzwerten zu den Messzeitpunkten

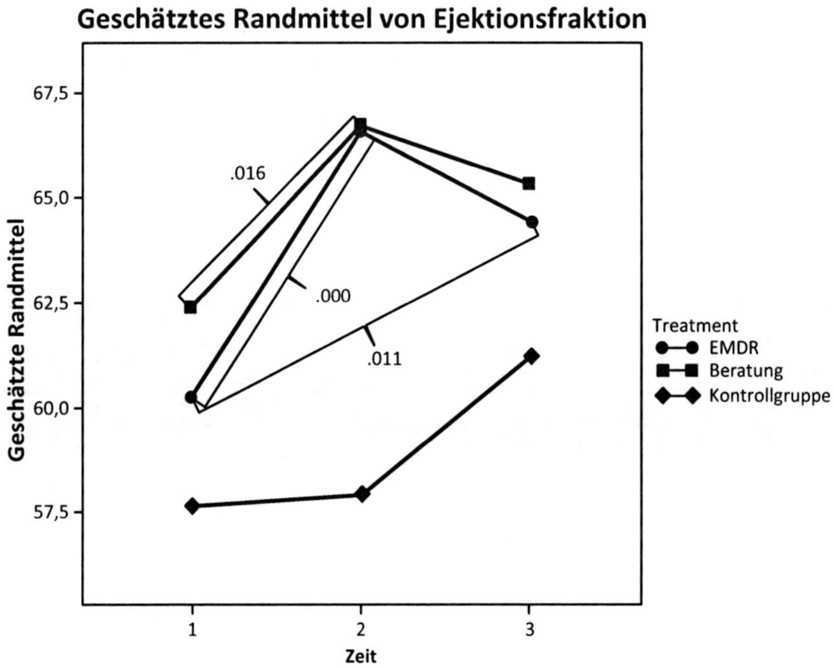

7.3.11.1.4 Prüfergebnis zu Hypothese 10.1

Die Ejektionsfraktion, gemessen mit dem Herzecho, verändert sich im Verlauf der drei Messzeitpunkte in den drei Treatments unterschiedlich.

Die Hypothese 10.1 wird verworfen. Die drei Gruppen unterscheiden sich statistisch hinsichtlich der Entwicklung der Werte für Ejektionsfraktion über die drei Zeitpunkte nicht systematisch.

7.3.11.2 E/A-Verhältnis

Hypothese 10.2:** **Das Verhältnis von der E- zur A-Welle, gemessen mit dem Herzecho, verändert sich im Verlauf der drei Messzeitpunkte in den drei Treatments unterschiedlich.

Abbildung 7-23: Geschätztes Randmittel von EAVerhältnis

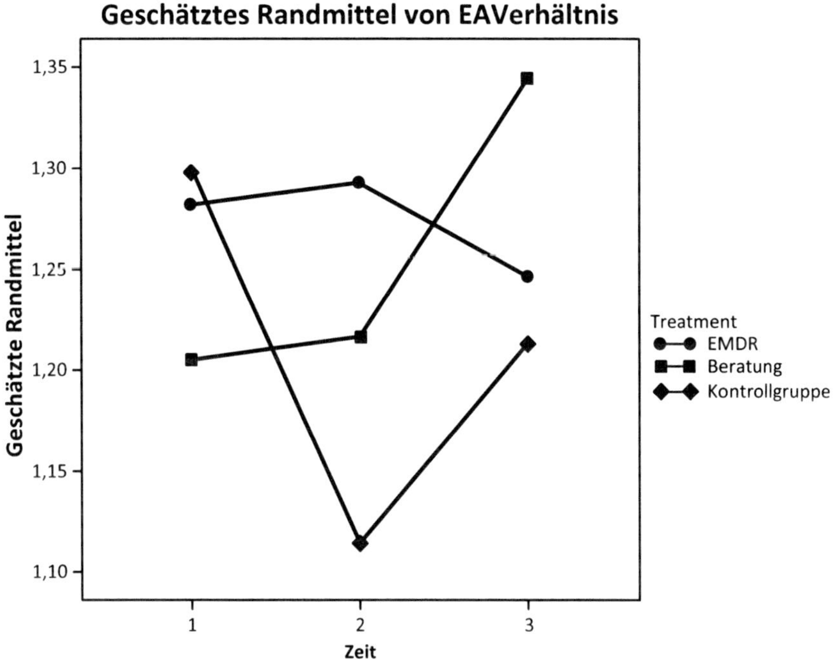

Tabelle 7-49: Deskriptive Statistiken zum E/A-Verhältnis

Schätzer Maß: EAV						
				95%-Konfidenzintervall		
Treatment	**Zeit**	**Mittelwert**	**Standardfehler**	**Untergrenze**	**Obergrenze**	**N**
EMDR	1	1,291	,077	1,134	1,447	15
	2	1,309	,075	1,156	1,462	
	3	1,279	,061	1,156	1,403	
Beratung	1	1,205	,086	1,030	1,380	12
	2	1,216	,084	1,045	1,387	
	3	1,344	,068	1,206	1,483	
Kontroll-gruppe	1	1,298	,083	1,130	1,465	13
	2	1,112	,081	,947	1,276	
	3	1,214	,066	1,081	1,347	
					Gesamt	40

7.3.11.2.1 Prüfergebnisse zu den Faktoren Zeit und Treatment

Bei dieser Variable ist zu keinem Faktor und zur Wechselwirkung ein signifikanter Effekt zugeordnet (Tab. 7-50a und 7-50b). Auch die Abb. 7-23 lässt keinen klaren Trend erkennen.

Tabelle 7-50a: Tests der Innersubjekteffekte

Quelle		**Quadrat summe v om Typ III**	**df**	**Mittel der Quadrate**	**F**	**Sig.**	**Partielles Eta-Quadrat**
Zeit	Sphärizität angenommen	,099	2	,049	,965	,386	,025
	Greenhouse-Geisser	,099	1,900	,052	,965	,382	,025
	Huynh-Feldt	,099	2,000	,049	,965	,386	,025
	Untergrenze	,099	1,000	,099	,965	,332	,025
Zeit * Treatment	Sphärizität angenommen	,292	4	,073	1,426	,234	,072
	Greenhouse-Geisser	,292	3,800	,077	1,426	,236	,072
	Huynh-Feldt	,292	4,000	,073	1,426	,234	,072
	Untergrenze	,292	2,000	,146	1,426	,253	,072
Fehler (Zeit)	Sphärizität angenommen	3,784	74	,051			
	Greenhouse-Geisser	3,784	70,300	,054			
	Huynh-Feldt	3,784	74,000	,051			
	Untergrenze	3,784	37,000	,102			

Tabelle 7-50b: Tests der Zwischensubjekteffekte

Maß: EAV
Transformierte Variable: Mittel

Quelle	**Quadratsumme vom Typ III**	**df**	**Mittel der Quadrate**	**F**	**Sig.**	**Partielles Eta-Quadrat**
Konstanter Term	186,465	1	186,465	1453,590	,000	,975
Treatment	,152	2	,076	,591	,559	,031
Fehler	4,746	37	,128			

Tabelle 7-50c: Prüfergebnisse im Überblick

ANOVA
AV: E/A

Faktoren:	**Zeit**	**Treatment**	**Zeit x Treatment**
df	1,9/70,3	2/37	3,8/70,3
F	0,97	0,59	1,43
p	.382	.559	.236
η^2	.025	.031	.072

7.3.11.2.2 Prüfergebnis zu Hypothese 10.2

Das Verhältnis von der E- zur A-Welle, gemessen mit dem Herzecho, verändert sich im Verlauf der drei Messzeitpunkte in den drei Treatments unterschiedlich.

Die Hypothese 10.2 wird verworfen. Die drei Gruppen unterscheiden sich statistisch hinsichtlich der Entwicklung der Werte für das E/A-Verhältnis über die drei Zeitpunkte nicht systematisch.

7.3.11.3 Dezeleration der E-Welle

Hypothese 10.3: Die Dezeleration der E-Welle, gemessen mit dem Herzecho, verändert sich im Verlauf der drei Messzeitpunkte in den drei Treatments unterschiedlich.

Abbildung 7-24: Geschätztes Randmittel von Dezeleration

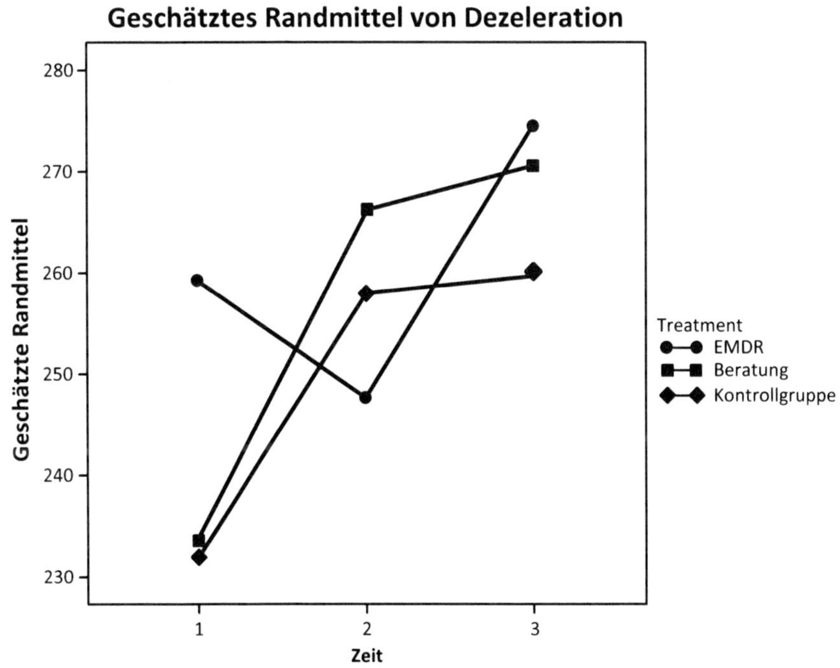

Tabelle 7-51: Deskriptive Statistiken zur Dezeleration der E-Welle

Schätzer Maß: Dezeleration E-Welle						
				95%-Konfidenzintervall		
Treatment	**Zeit**	**Mittelwert**	**Standardfehler**	**Untergrenze**	**Obergrenze**	**N**
EMDR	1	261,333	16,476	227,950	294,716	15
	2	250,133	14,298	221,163	279,103	
	3	271,600	19,204	232,688	310,512	
Beratung	1	233,667	18,420	196,343	270,990	12
	2	266,250	15,985	233,860	298,640	
	3	270,500	21,471	226,995	314,005	
Kontrollgruppe	1	231,308	17,698	195,449	267,167	13
	2	256,462	15,358	225,343	287,580	
	3	275,085	20,629	233,287	316,883	
					Gesamt	40

7.3.11.3.1 Prüfergebnisse zu den Faktoren Zeit und Treatment

Der Zeiteffekt ist signifikant (Tab. 7-52a). Beim Faktor Treatment und bei der Wechselwirkung zeigen sich keine Signifikanzen (Tab. 7-52b und 7-52a).

Tabelle 7-52a: Tests der Innersubjekteffekte

Maß: Dezel							
Quelle		**Quadra-tsumme vom Typ III**	**df**	**Mittel der Quadrate**	**F**	**Sig.**	**Partielles Eta-Quadrat**
Zeit	Sphärizität angenommen	18200,495	2	9100,248	3,635	,031	,089
	Greenhouse-Geisser	18200,495	1,839	9894,475	3,635	,035	,089
	Huynh-Feldt	18200,495	2,000	9100,248	3,635	,031	,089
	Untergrenze	18200,495	1,000	18200,495	3,635	,064	,089
Zeit * Treat-ment	Sphärizität angenommen	8767,284	4	2191,821	,875	,483	,045
	Greenhouse-Geisser	8767,284	3,679	2383,113	,875	,476	,045
	Huynh-Feldt	8767,284	4,000	2191,821	,875	,483	,045
	Untergrenze	8767,284	2,000	4383,642	,875	,425	,045
Fehler (Zeit)	Sphärizität angenommen	185284,439	74	2503,844			
	Greenhouse-Geisser	185284,439	68,060	2722,368			
	Huynh-Feldt	185284,439	74,000	2503,844			
	Untergrenze	185284,439	37,000	5007,688			

Tabelle 7-52b: Tests der Zwischensubjekteffekte

Maß: Dezel Transformierte Variable: Mittel						
Quelle	**Quadrat-summe vom Typ III**	**df**	**Mittel der Quadrate**	**F**	**Sig.**	**Partielles Eta-Quadrat**
Konstanter Term	7881404,868	1	7881404,868	1028,556	,000	,965
Treatment	978,296	2	489,148	,064	,938	,003
Fehler	283515,861	37	7662,591			

Tabelle 7-52c: Prüfergebnisse im Überblick

ANOVA AV: Dezeleration E-Welle			
Faktoren	**Zeit**	**Treatment**	**Zeit x Treatment**
df	1,8/68,1	2/37	3,7/68,1
F	3,64	0,064	0,875
p	.036*	.938	.476
η^2	.089	.003	.045

7.3.11.3.2 Paarweiser Vergleich zum Faktor Zeit

Beim paarweisen Vergleich ist nur eine tendenziell signifikante Veränderung von T1 zu T3 zu erkennen (Tab. 7-53). Ein Blick auf die Abbildung 7-24 legt jedoch nahe, dass das Ergebnis besonders durch die auffallend hohen Messergebnisse der Gruppe E zu T1 beeinflusst wird.

Tabelle 7-53: Paarweiser Vergleich über die Messzeitpunkte

Maß: Dezel						
					95% Konfidenzintervall für die Differenz[a]	
(I) Zeit	**(J) Zeit**	**Mittlere Differenz (I-J)**	**Standardfehler**	**Sig.[a]**	**Untergrenze**	**Obergrenze**
1	2	-15,512	9,663	,351	-39,744	8,719
	3	-30,292	12,568	,063	-61,808	1,224
2	1	15,512	9,663	,351	-8,719	39,744
	3	-14,780	11,290	,596	-43,093	13,533
3	1	30,292	12,568	,063	-1,224	61,808
	2	14,780	11,290	,596	-13,533	43,093

Basiert auf den geschätzten Randmitteln

[a] Anpassung für Mehrfachvergleiche: Bonferroni.

7.3.11.3.3 Prüfergebnis zu Hypothese 10.3

Die Dezeleration der E-Welle, gemessen mit dem Herzecho, verändert sich im Verlauf der drei Messzeitpunkte in den drei Treatments unterschiedlich.

Die Hypothese 10.3 wird verworfen. Die drei Gruppen unterscheiden sich statistisch hinsichtlich der Entwicklung der Werte für die Dezeleration der E-Welle über die drei Zeitpunkte nicht systematisch.

7.3.11.4 Prüfergebnis für Hypothese 10

Die Herzleistungsfähigkeit verändert sich im Verlauf der drei Messzeitpunkte in den drei Treatments unterschiedlich.

Die Hypothese wird verworfen. Die drei Gruppen unterscheiden sich statistisch hinsichtlich der Entwicklung der Herzleistungsfähigkeit über die drei Zeitpunkte nicht systematisch.

Anmerkung: Die Einzelergebnisse zu den drei zusammengehörigen Variablen sind heterogen. Bei der Ejektionsfraktion findet sich ein positiver Zeiteffekt und auch bei der Dezeleration der E-Welle (allerdings mit geringer Effektstärke). Die Grafiken zeigen jedoch, dass stets eine, aber nie dieselbe Gruppe deutlich vom potenziell gemeinsamen Trend abweicht, so dass klare Effekte nicht zustande kommen.

7.3.12 Kardiale Belastungsfähigkeit auf dem Ergometer

Hypothese 11: Die kardiale Belastbarkeit, gemessen auf dem Ergometer, verändert sich im Verlauf der drei Messzeitpunkte in den drei Treatments unterschiedlich.

Diese Hypothese kann nicht geprüft werden, da sich im Verlauf der Untersuchung herausstellte, dass diese Variable nicht reliabel bestimmbar ist. Nach Aussagen der beteiligten Kardiologen gehen die fachlichen Einschätzungen zum Leistungsvermögen der Koronarpatienten interindividuell weit auseinander. Des Weiteren fehlten viele Werte, bzw. die PatientInnen konnten sie nicht eindeutig an Vorgaben erinnern. Zu T3 konnten die TeilnehmerInnen i.d.R. keine aktuellen Belastungswerte nennen. Nur wenige TeilenehmerInnen konnten aktuelle Werte ihrer ambulanten Kardiologen bzw. Werte aus der ambulanten Herzsportgruppe in den Fragebögen angegeben.

7.4 Treatmenteinfluss bei hoher Traumabelastung zu T1 – Veränderungsmessung

Bei der Beschreibung des Messinstrumentes für psychische Traumatisierung, der Impact of Event Scale IES, in Abschnitt 6.5.1, wurde die Voraussetzung für eine Untersuchungsteilnahme mit einem Rohwert von 9 und größer festgelegt. Das ist der Cut-Off-Wert für leichte Traumatisierung.

An dieser Stelle des Ergebniskapitels soll untersucht werden, inwiefern eine strengere Selektion nach anfänglicher Schwere der Traumafolgestörung Einfluss auf die Ergebnisse der Veränderungs- und Wirkungsmessung haben könnte. Daher soll hier als Teilnahmevoraussetzung der im IES-Handbuch definierte Übergangswert von einem leichten zu einem mittelschweren Trauma, 25 Rohpunkte, herangezogen werden. Alle UntersuchungsteilnehmerInnen, die einen kleineren IES-Rohwert zum Zeitpunkt T1 aufweisen, werden jetzt aus der SPSS-Datenmatrix herausgenommen.

Damit verringert sich das Gesamt-N jener TeilnehmerInnen, die Daten zu allen drei Messzeitpunkten lieferten, je nach gemessener Variable von über 40 auf unter 30. Dies mindert die Teststärke. Welche Veränderungen zeigen sich dennoch im Vergleich zu den Ergebnissen der größeren Stichprobe in vorangegangenen Abschnitten?

Konkret sollen hier die Hypothesen zu den zentralen abhängigen Variablen Traumatisierung und Depressivität ADS-L erneut überprüft werden, da die vorangegangenen Prüfungen in Abschnitt 7.3 Wechselwirkungen vermuten lassen.

7.4.1 Traumabelastung IES (> Rohwert = 25)

Hypothese 1: ***Die Traumabelastung, gemessen mit der IES, verändert sich im Verlauf der drei Messzeitpunkte in den drei Treatments unterschiedlich.***

Abbildung 7-25: Traumatisierung (IES>25)

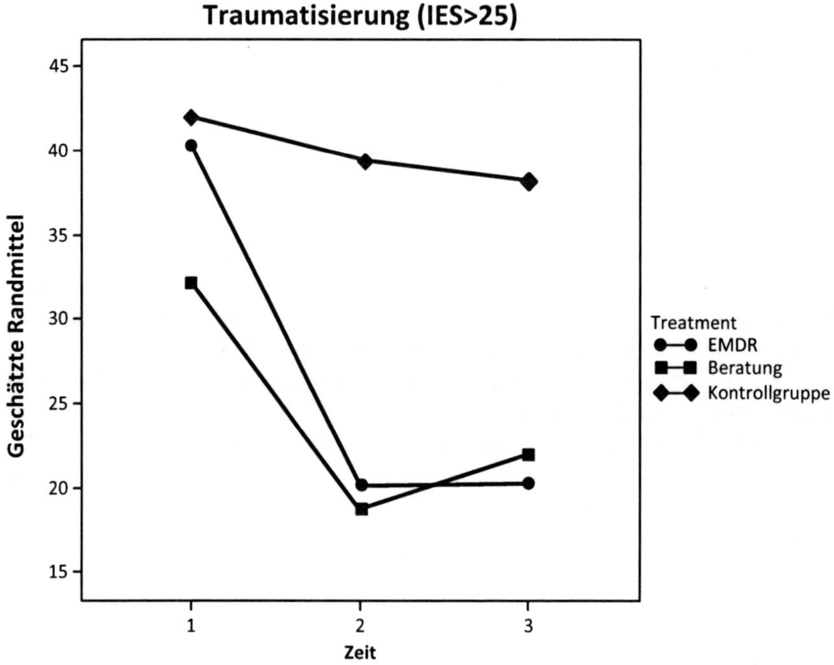

Tabelle 7-54: Deskriptive Statistiken zu Traumatisierung (IES>25)

Schätzer
Maß: IES

Treatment	Zeit	Mittelwert	Standardfehler	95%-Konfidenzintervall Untergrenze	95%-Konfidenzintervall Obergrenze	N
EMDR	1	40,300	3,186	33,709	46,891	10
	2	20,100	3,625	12,601	27,599	
	3	20,300	5,501	8,920	31,680	
Beratung	1	32,125	3,562	24,756	39,494	8
	2	18,750	4,053	10,366	27,134	
	3	22,000	6,151	9,276	34,724	
Kontrollgruppe	1	42,000	3,562	34,631	49,369	8
	2	39,500	4,053	31,116	47,884	
	3	38,125	6,151	25,401	50,849	
					Gesamt	26

7.4.1.1 Prüfergebnisse zu den Faktoren Zeit und Treatment

Der Faktor Zeit ist hochsignifikant mit hoher Effektstärke (Tab. 7-55a). Auch der Effekt des Faktors Treatment ist signifikant und seine Effektstärke ebenfalls hoch (Tab. 7-55b). Die Gruppen unterscheiden sich also über alle Messzeitpunkte systematisch voneinander im Niveau und die durchschnittlichen Traumatisierungswerte sinken. Die Wechselwirkung zwischen den beiden Faktoren ist nicht signifikant, aber deren Effektstärke ist hoch (Tab. 7-55a). Daher soll die Wechselwirkung auch im Detail betrachtet werden.

Tabelle 7-55a: Tests der Innersubjekteffekte

Maß: IES

Quelle		**Quadratsumme vom Typ III**	**df**	**Mittel der Quadrate**	**F**	**Sig.**	**Partielles Eta-Quadrat**
Zeit	Sphärizität angenommen	2344,487	2	1172,243	11,092	,000	,325
	Greenhouse-Geisser	2344,487	1,603	1462,879	11,092	,000	,325
	Huynh-Feldt	2344,487	1,854	1264,610	11,092	,000	,325
	Untergrenze	2344,487	1,000	2344,487	11,092	,003	,325
Zeit * Treatment	Sphärizität angenommen	894,523	4	223,631	2,116	,094	,155
	Greenhouse-Geisser	894,523	3,205	279,076	2,116	,111	,155
	Huynh-Feldt	894,523	3,708	241,252	2,116	,100	,155
	Untergrenze	894,523	2,000	447,262	2,116	,143	,155
Fehler (Zeit)	Sphärizität angenommen	4861,400	46	105,683			
	Greenhouse-Geisser	4861,400	36,861	131,885			
	Huynh-Feldt	4861,400	42,640	114,010			
	Untergrenze	4861,400	23,000	211,365			

Tabelle 7-55b: Tests der Zwischensubjekteffekte

Maß: IES
Transformierte Variable: Mittel

Quelle	**Quadrat-summe vom Typ III**	**df**	**Mittel der Quadrate**	**F**	**Sig.**	**Partielles Eta-Quadrat**
Konstanter Term	71084,038	1	71084,038	219,250	,000	,905
Treatment	3410,088	2	1705,044	5,259	,013	,314
Fehler	7456,950	23	324,215			

Tabelle 7-55c: Prüfergebnisse im Überblick

ANOVA AV: IES>25			
Faktoren:	**Zeit**	**Treatment**	**Zeit x Treatment**
df	1,6/36,9	2/23	3,2/36,9
F	11,09	5,26	2,12
p	.000**	.013*	.111
η^2	.325	.314	.155

7.4.1.2 Paarweise Vergleiche zu den Faktoren

Der Effekt über die Treatmentgruppen zeigt einen signifikanten Unterschied zwischen den Gruppen E und K und zwischen B und K (Tab. 7-56a). Das durchschnittliche Niveau der Traumatisierung ist in der Gruppe K ist anfangs höher und bleibt konstant höher als in den anderen Gruppen.

Tabelle 7-56a: Paarweise Vergleiche über die Treatments

Maß: IES						
(I) Treatment	**(J) Treatment**	**Mittlere Differenz (I-J)**	**Standard-fehler**	**Sig.[b]**	**95% Konfidenzintervall für die Differenz[b]**	
					Untergrenze	**Obergrenze**
EMDR	Beratung	2,608	4,931	1,000	-10,124	15,341
	Kontrollgruppe	-12,975*	4,931	,045	-25,707	-,243*
Beratung	EMDR	-2,608	4,931	1,000	-15,341	10,124
	Kontrollgruppe	-15,583*	5,198	,019	-29,004	-2,162*
Kontroll-gruppe	EMDR	12,975*	4,931	,045	,243	25,707*
	Beratung	15,583*	5,198	,019	2,162	29,004*

Basiert auf den geschätzten Randmitteln

* Die mittlere Differenz ist auf dem ,05-Niveau signifikant.

b Anpassung für Mehrfachvergleiche: Bonferroni.

Die Veränderung über die Messzeitpunkte 1 und 2 und die Messzeitpunkte 1 und 3 ist jeweils hochsignifikant (Tab. 7-56b). Die Mittelwertdifferenz zwischen dem Zeitpunkt T2 am Ende der Heilmaßnahme und der Katamnese T3 ist jedoch nicht mehr signifikant.

Tabelle 7-56b: Paarweise Vergleiche über die Zeit

Maß: IES						
(I) Zeit	(J) Zeit	Mittlere Differenz (I-J)	Standard-fehler	Sig.[b]	95% Konfidenzintervall für die Differenz[b] Untergrenze	Obergrenze
1	2	12,025*	2,095	,000	6,616	17,434
	3	11,333*	3,374	,008	2,622	20,044
2	1	-12,025*	2,095	,000	-17,434	-6,616
	3	-,692	2,981	1,000	-8,390	7,006
3	1	-11,333*	3,374	,008	20,044	2,622
	2	,692	2,981	1,000	-7,006	8,390

Basiert auf den geschätzten Randmitteln

* Die mittlere Differenz ist auf dem ,05-Niveau signifikant.

[b] Anpassung für Mehrfachvergleiche: Bonferroni.

7.4.1.3 Prüfung der Wechselwirkung

Die Treatmentgruppen E und B unterscheiden sich zu T2 hochsignifikant zur Kontrollgruppe. Zu T3 ist der Abstand zur Kontrollgruppe nur noch bei Gruppe E signifikant (Tab. 57a und Abb. 7-26). Die durchschnittlichen Ausgangswerte der Gruppe E und K liegen dabei sehr nah beieinander an der Grenze zur „schweren Traumatisierung" (vgl. Hütter und Fischer 1997). Zum Katamnesezeitpunkt befinden sich die Durchschnittswerte für die Gruppe E und B bei „leicht" traumatisiert, die Kontrollgruppe verbleibt im Mittel im „mäßig" traumatisierten Bereich (ebd.).

Tabelle 7-57a: Paarweise Treatmentvergleiche zum Faktor Zeit

Maß: IES							
Zeit	(I) Treatment	(J) Treatment	Mittlere Differenz (I-J)	Standard-fehler	Sig.[b]	95% Konfidenzintervall für die Differenz Untergrenze	Obergrenze
1	EMDR	Beratung	8,175	4,779	,101	-1,712	18,062
		Kontrollgruppe	-1,700	4,779	,725	-11,587	8,187
	Beratung	EMDR	-8,175	4,779	,101	-18,062	1,712
		Kontrollgruppe	-9,875	5,038	,062	-20,297	,547
	Kontroll-gruppe	EMDR	1,700	4,779	,725	-8,187	11,587
		Beratung	9,875	5,038	,062	-,547	20,297
2	EMDR	Beratung	1,350	5,438	,806	-9,898	12,598
		Kontrollgruppe	-19,400*	5,438	,002	-30,648*	-8,152
	Beratung	EMDR	-1,350	5,438	,806	-12,598	9,898
		Kontrollgruppe	-20,750*	5,732	,001	-32,607*	-8,893

Maß: IES							
Zeit	(I) Treatment	(J) Treatment	Mittlere Differenz (I-J)	Standard-fehler	Sig.[b]	95% Konfidenzintervall für die Differenz	
						Untergrenze	Obergrenze
	Kontroll-gruppe	EMDR	19,400*	5,438	,002	8,152*	30,648
		Beratung	20,750*	5,732	,001	8,893*	32,607
3	EMDR	Beratung	-1,700	8,252	,839	-18,771	15,371
		Kontrollgruppe	-17,825*	8,252	,041	-34,896*	-,754
	Beratung	EMDR	1,700	8,252	,839	-15,371	18,771
		Kontrollgruppe	-16,125	8,698	,077	-34,119	1,869
	Kontroll-gruppe	EMDR	17,825*	8,252	,041	,754*	34,896

Basiert auf den geschätzten Randmitteln

* Die mittlere Differenz ist auf dem ,05-Niveau signifikant.

b Anpassung für Mehrfachvergleiche: Geringste signifikante Differenz (entspricht keinen Anpassungen).

Abbildung 7-26: Die wichtigsten Signifikanzwerte zu den Treatmentunterschieden

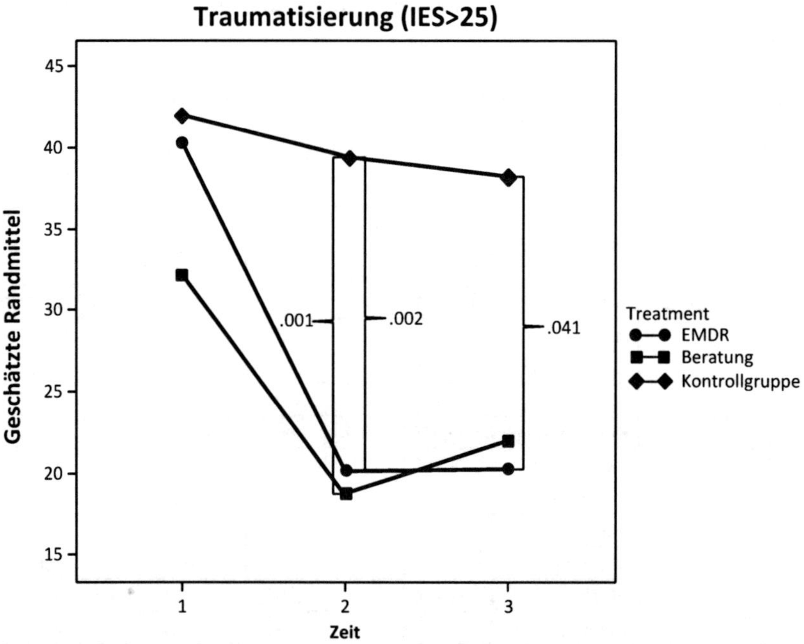

Die Gruppen E und B unterscheiden sich zu T1, Beginn der Heilmaßnahme, hinsichtlich der Traumabelastung tendenziell signifikant (Tab. 57a). Die TeilnehmerInnen der EMDR-Gruppe sind also zu Beginn wahrscheinlich im Mittel etwas stärker beeinträchtigt. Zu T2 ist der Abstand zwischen diesen Gruppen nicht mehr signifikant. Sie liegen nah beieinander. Zwischen Ende der Heilmaßnahme T2 und der Katamnese T3 verschlechtern sich die PatientInnen der Gruppe B wieder leicht, aber nicht signifikant. Diese Veränderung reicht jedoch aus, so dass die Verbesserung dieser Gruppe von T1 zu T3 nicht mehr signifikant ist. Die Verbesserung der IES-Werte der EMDR-Gruppe ist jedoch über alle drei Zeitpunkte hochsignifikant (Tab. 7-57b und Abb. 7-27). Sie zeigt demnach die deutlichste Gesamtverbesserung hinsichtlich der Traumatisierung. Die Kontrollgruppe verbessert sich nicht.

Tabelle 7-57b: Paarweise Messzeitpunktvergleiche zum Faktor Treatment

Maß: IES							
						95% Konfidenzintervall für die Differenz[b]	
Treatment	**(I) Zeit**	**(J) Zeit**	**Mittlere Differenz (I-J)**	**Standard-fehler**	**Sig.[b]**	**Untergrenze**	**Obergrenze**
EMDR	1	2	20,200*	3,359	,000	13,251	27,149*
		3	20,000*	5,410	,001	8,808	31,192*
	2	1	-20,200*	3,359	,000	-27,149	-13,251*
		3	-,200	4,781	,967	-10,090	9,690
	3	1	-20,000*	5,410	,001	-31,192	-8,808*
		2	,200	4,781	,967	-9,690	10,090
Beratung	1	2	13,375*	3,756	,002	5,606	21,144*
		3	10,125	6,049	,108	-2,387	22,637
	2	1	-13,375*	3,756	,002	-21,144	-5,606*
		3	-3,250	5,345	,549	-14,307	7,807
	3	1	-10,125	6,049	,108	-22,637	2,387
		2	3,250	5,345	,549	-7,807	14,307
Kontroll-gruppe	1	2	2,500	3,756	,512	-5,269	10,269
		3	3,875	6,049	,528	-8,637	16,387
	2	1	-2,500	3,756	,512	-10,269	5,269
		3	1,375	5,345	,799	-9,682	12,432
	3	1	-3,875	6,049	,528	-16,387	8,637
		2	-1,375	5,345	,799	-12,432	9,682

Basiert auf den geschätzten Randmitteln

* Die mittlere Differenz ist auf dem ,05-Niveau signifikant.

[b] Anpassung für Mehrfachvergleiche: Bonferroni.

Abbildung 7-27: Die wichtigsten Signifikanzwerte zu den Messzeitpunkten

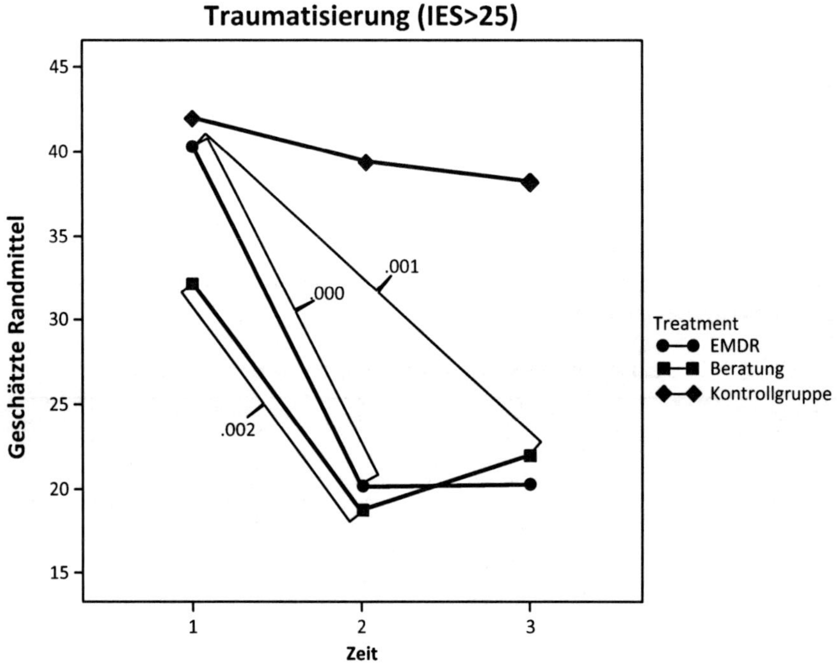

7.4.1.4 Zweites Prüfergebnis zu Hypothese 1 (IES ab Rohwert >25)

Die Traumabelastung, gemessen mit der IES, verändert sich im Verlauf der drei Messzeitpunkte in den drei Treatments unterschiedlich.

Die Hypothese 1 wird erneut verworfen. Die drei Gruppen unterscheiden sich statistisch hinsichtlich der Entwicklung der Werte für Traumatisierung in der IES über die drei Zeitpunkte nicht systematisch.

Anmerkung: Das Prüfergebnis zur Wechselwirkung nähert sich der Signifikanzschwelle, ist aber nicht signifikant. Die dazugehörige Effektstärke ist jetzt jedoch groß. Entsprechend kann von einer klinischen Signifikanz ausgegangen werden.

7.4.2 Depression ADS-L (IES-Rohwert > 25)

Hypothese 2.1: ***Die Depression, gemessen mit der ADS-L, verändert sich im Verlauf der drei Messzeitpunkte in den drei Treatments unterschiedlich.***

Abbildung 7-28: Depressivität ADS-L (IES>25)

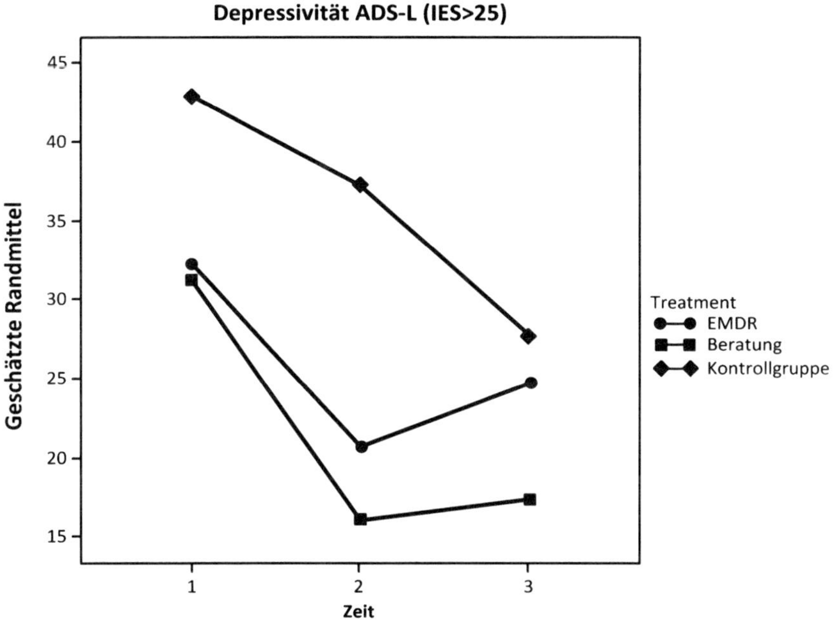

Tabelle 7-58: Deskriptive Statistiken für Depressivität ADS-L (IES>25)

Schätzer Maß: ADS						
				95%-Konfidenzintervall		
Treatment	**Zeit**	**Mittelwert**	**Standardfehler**	**Untergrenze**	**Obergrenze**	**N**
EMDR	1	24,300	3,709	16,587	32,013	10
	2	14,700	3,868	6,655	22,745	
	3	18,100	3,636	10,539	25,661	
Beratung	1	23,500	4,147	14,876	32,124	8
	2	10,875	4,325	1,881	19,869	
	3	12,000	4,065	3,546	20,454	

Schätzer Maß: ADS						
				95%-Konfidenzintervall		
Treatment	**Zeit**	**Mittelwert**	**Standardfehler**	**Untergrenze**	**Obergrenze**	**N**
Kontroll-gruppe	1	33,167	4,788	23,209	43,125	6
	2	28,500	4,994	18,114	38,886	
	3	20,667	4,694	10,905	30,428	
					Gesamt	24

7.4.2.1 Prüfergebnisse zu den Faktoren Zeit und Treatment

Der Faktor Zeit zeigt auch hier einen hochsignifikanten Effekt (Tab. 7-59a). Der Effekt zum Faktor Treatment ist nicht signifikant, hat aber eine hohe Effektstärke (Tab 7-59b). Die Wechselwirkung ist nicht signifikant bei mittlerer Effektstärke (Tab. 7-59a). Sie soll auch hier zum Vergleich im Detail betrachtet werden.

Tabelle 7-59a: Tests der Innersubjekteffekte

Maß: ADS							
Quelle		**Quadrat-summe vom Typ III**	**df**	**Mittel der Quadrate**	**F**	**Sig.**	**Partielles Eta-Quadrat**
Zeit	Sphärizität angenommen	1400,976	2	700,488	12,507	,000	,373
	Greenhouse-Geisser	1400,976	1,673	837,478	12,507	,000	,373
	Huynh-Feldt	1400,976	1,974	709,777	12,507	,000	,373
	Untergrenze	1400,976	1,000	1400,976	12,507	,002	,373
Zeit * Treat-ment	Sphärizität angenommen	302,033	4	75,508	1,348	,268	,114
	Greenhouse-Geisser	302,033	3,346	90,275	1,348	,274	,114
	Huynh-Feldt	302,033	3,948	76,510	1,348	,269	,114
	Untergrenze	302,033	2,000	151,017	1,348	,281	,114
Fehler (Zeit)	Sphärizität angenommen	2352,272	42	56,006			
	Greenhouse-Geisser	2352,272	35,130	66,959			
	Huynh-Feldt	2352,272	41,450	56,749			
	Untergrenze	2352,272	21,000	112,013			

Tabelle 7-59b: Tests der Zwischensubjekteffekte

Maß: ADS Transformierte Variable: Mittel						
Quelle	**Quadrat-summe vom Typ III**	**df**	**Mittel der Quadrate**	**F**	**Sig.**	**Partielles Eta-Quadrat**
Konstanter Term	29382,755	1	29382,755	95,585	,000	,820
Treatment	1520,408	2	760,204	2,473	,109	,191
Fehler	6455,369	21	307,399			

Tabelle 7-59c: Prüfergebnisse im Überblick

ANOVA AV: ADS-L			
Faktoren:	**Zeit**	**Treatment**	**Zeit x Treatment**
df	1,7/35,1	2/21	3,3/35,1
F	12,51	2,47	1,35
p	.000**	.109	.274
η^2	.373	.191	.114

7.4.2.2 Paarweise Vergleiche zu den Faktoren

In Tab. 7-60a finden sich keine signifikanten Niveauunterschiede zwischen den Treatmentgruppen.

Tabelle 7-60a: Paarweise Vergleiche über die Treatments

Maß: ADS						
					95% Konfidenzintervall für die Differenz[a]	
(I) Treatment	**(J) Treatment**	**Mittlere Differenz (I-J)**	**Standard-fehler**	**Sig.[a]**	**Untergrenze**	**Obergrenze**
EMDR	Beratung	3,575	4,802	1,000	-8,916	16,066
	Kontrollgruppe	-8,411	5,227	,368	-22,009	5,187
Beratung	EMDR	-3,575	4,802	1,000	-16,066	8,916
	Kontrollgruppe	-11,986	5,467	,119	-26,207	2,235
Kontrollgruppe	EMDR	8,411	5,227	,368	-5,187	22,009
	Beratung	11,986	5,467	,119	-2,235	26,207

Basiert auf den geschätzten Randmitteln
[a] Anpassung für Mehrfachvergleiche: Bonferroni.

Hochsignifikante Veränderungseffekte können aber zwischen den Messzeitpunkten T1 und T2 bzw. T1 und T3 festgestellt werden. Die Depression verringert sich.

Aber auch bei dieser Bedingung tritt keine Veränderung mehr im Katamnesezeitraum auf (Tab. 7-60b).

Tabelle 7-60b: Paarweise Vergleiche über die Messzeitpunkte

Maß: ADS						
(I) Zeit	**(J) Zeit**	**Mittlere Differenz (I-J)**	**Standardfehler**	**Sig.[b]**	**95% Konfidenzintervall für die Differenz[b]**	
					Untergrenze	**Obergrenze**
1	2	8,964*	1,650	,000	4,672	13,256
	3	10,067*	2,460	,002	3,666	16,467
2	1	-8,964*	1,650	,000	-13,256	-4,672
	3	1,103	2,418	1,000	-5,188	7,394
3	1	-10,067*	2,460	,002	-16,467	-3,666
	2	-1,103	2,418	1,000	-7,394	5,188

Basiert auf den geschätzten Randmitteln
* Die mittlere Differenz ist auf dem ,05-Niveau signifikant.
[b] Anpassung für Mehrfachvergleiche: Bonferroni.

7.4.2.3 Prüfung der Wechselwirkung

Die Treatments E und B unterscheiden sich im Niveau nur zu T2 signifikant von Kontrollgruppe (Tab. 7-61a und Abb. 7-29).

Tabelle 61a: Paarweise Treatmentvergleiche zum Faktor Zeit

Maß: ADS							
Zeit	**(I) Treatment**	**(J) Treatment**	**Mittlere Differenz (I-J)**	**Standardfehler**	**Sig.[b]**	**95% Konfidenzintervall für die Differenz**	
						Untergrenze	**Obergrenze**
1	EMDR	Beratung	,800	5,564	,887	-10,770	12,370
		Kontrollgruppe	-8,867	6,057	,158	-21,462	3,729
	Beratung	EMDR	-,800	5,564	,887	-12,370	10,770
		Kontrollgruppe	-9,667	6,334	,142	-22,840	3,506
	Kontrollgruppe	EMDR	8,867	6,057	,158	-3,729	21,462
		Beratung	9,667	6,334	,142	-3,506	22,840
2	EMDR	Beratung	3,825	5,803	,517	-8,242	15,892
		Kontrollgruppe	-13,800*	6,317	,040	-26,937*	-,663
	Beratung	EMDR	-3,825	5,803	,517	-15,892	8,242
		Kontrollgruppe	-17,625*	6,606	,014	-31,364*	-3,886
	Kontrollgruppe	EMDR	13,800*	6,317	,040	,663*	26,937
		Beratung	17,625*	6,606	,014	3,886*	31,364

Maß: ADS							
Zeit	(I) Treatment	(J) Treatment	Mittlere Differenz (I-J)	Standard-fehler	Sig.[b]	95% Konfidenzintervall für die Differenz Untergrenze	Obergrenze
3	EMDR	Beratung	6,100	5,454	,276	-5,242	17,442
		Kontrollgruppe	-2,567	5,937	,670	-14,914	9,781
	Beratung	EMDR	-6,100	5,454	,276	-17,442	5,242
		Kontrollgruppe	-8,667	6,210	,177	-21,580	4,247
	Kontroll-gruppe	EMDR	2,567	5,937	,670	-9,781	14,914
		Beratung	8,667	6,210	,177	-4,247	21,580

Basiert auf den geschätzten Randmitteln

* Die mittlere Differenz ist auf dem ,05-Niveau signifikant.

[b] Anpassung für Mehrfachvergleiche: Geringste signifikante Differenz (entspricht keinen Anpassungen).

Abbildung 7-29: Die wichtigsten Signifikanzwerte zu den Treatmentunterschieden

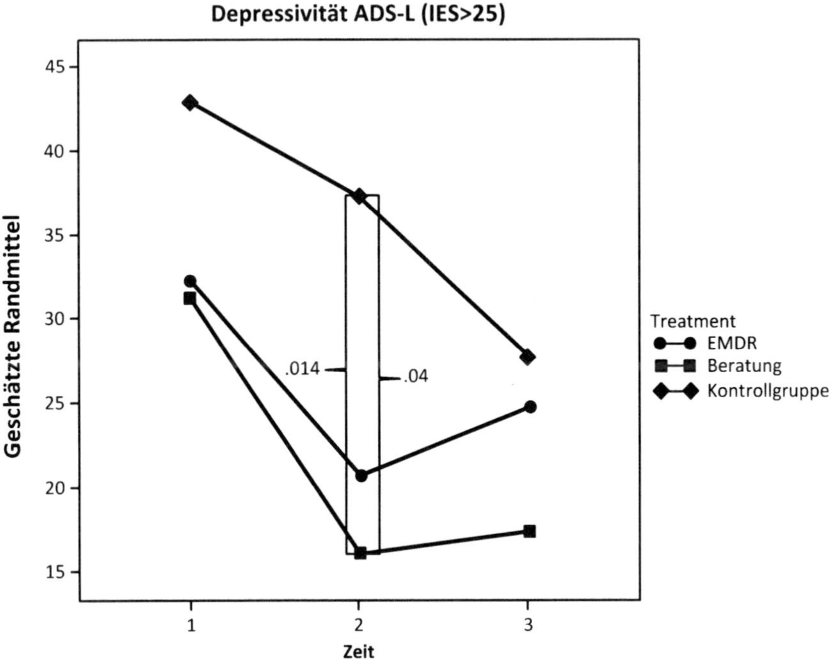

Die Gruppen B und K verbessern sich nahezu parallel hinsichtlich der Depression über alle Zeitpunkte signifikant. In der Gruppe E sinkt die Depressivität unter der Behandlung hochsignifikant. Zu T3 steigt die Depression aber wieder an, wenn auch nicht signifikant. Insgesamt hat die Gruppe E daher über alle Messzeitpunkte keine signifikante Veränderung (Tab. 7-61b und Abb. 7-30).

Tabelle 7-61b: Paarweise Messzeitpunktvergleiche zum Faktor Treatment

Maß: ADS							
						95% Konfidenzintervall für die Differenz[b]	
Treatment	(I) Zeit	(J) Zeit	Mittlere Differenz (I-J)	Standard-fehler	Sig.[b]	Untergrenze	Obergrenze
EMDR	1	2	9,600*	2,501	,001	4,399	14,801*
		3	6,200	3,730	,111	-1,556	13,956
	2	1	-9,600*	2,501	,001	-14,801	-4,399*
		3	-3,400	3,666	,364	-11,024	4,224
	3	1	-6,200	3,730	,111	-13,956	1,556
		2	3,400	3,666	,364	-4,224	11,024
Beratung	1	2	12,625*	2,796	,000	6,810	18,440*
		3	11,500*	4,170	,012	2,828	20,172*
	2	1	-12,625*	2,796	,000	-18,440	-6,810*
		3	-1,125	4,099	,786	-9,648	7,398
	3	1	-11,500*	4,170	,012	-20,172	-2,828*
		2	1,125	4,099	,786	-7,398	9,648
Kontroll-gruppe	1	2	4,667	3,229	,163	-2,048	11,381
		3	12,500*	4,815	,017	2,487	22,513*
	2	1	-4,667	3,229	,163	-11,381	2,048
		3	7,833	4,733	,113	-2,009	17,675
	3	1	-12,500*	4,815	,017	-22,513	-2,487*
		2	-7,833	4,733	,113	-17,675	2,009

Basiert auf den geschätzten Randmitteln

* Die mittlere Differenz ist auf dem ,05-Niveau signifikant.

b Anpassung für Mehrfachvergleiche: Geringste signifikante Differenz (entspricht keinen Anpassungen).

Abbildung 7-30: Die wichtigsten Signifikanzwerte zu den Messzeitpunkten

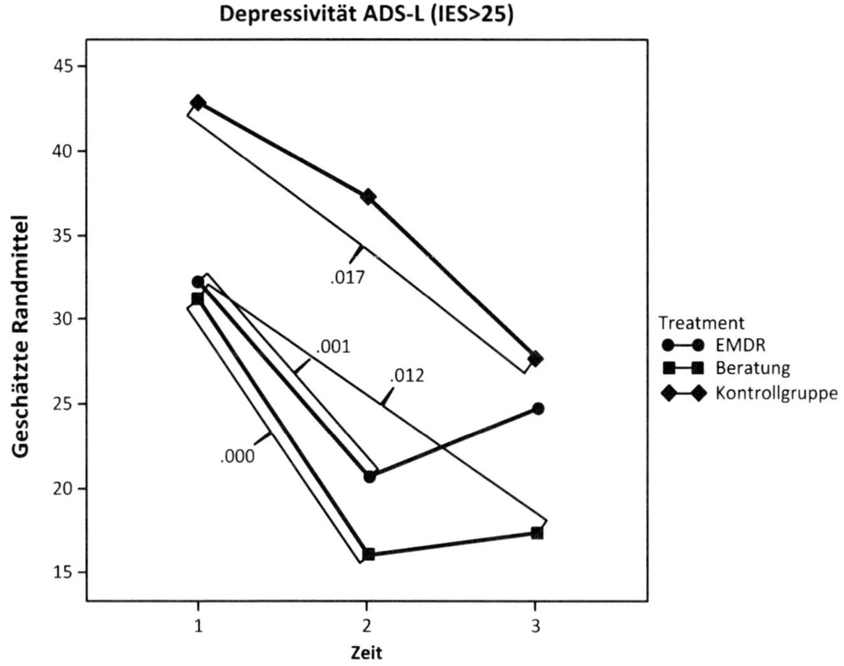

7.4.2.4 Zweites Prüfergebnis zu Hypothese 2.1 (IES ab Rohwert >25)

Die Depression, gemessen mit der ADS-L, verändert sich im Verlauf der drei Messzeitpunkte in den drei Treatments unterschiedlich.

Die Hypothese 2.1 wird erneut verworfen. Die drei Gruppen unterscheiden sich statistisch hinsichtlich der Entwicklung der Werte für Depressivität in der ADS-L über die drei Zeitpunkte nicht systematisch.

Anmerkung: Auch wenn die Entwicklung der EMDR-Gruppe im Vergleich mit den beiden anderen Gruppen bemerkenswert ist, so ist die Signifikanz der Wechselwirkung in diesem Fall zu gering, wie auch die Signifikanzen bei den paarweisen Vergleichen, als dass ein systematischer Unterschied in der Depressionsänderung der drei Gruppen konstatiert werden kann.

7.4.3 Alle Variablenprüfungen im Überblick bei strengerem Teilnahmekriterium (IES-Rohwert > 25)

In der nachfolgenden Tabelle 7-62 wird bei der Gegenüberstellung der Kennwerte für Signifikanz und Effektstärke sichtbar, dass eine detaillierte Prüfung der übrigen Variablen mit strengem Teilnahmekriterium gegenüber den Messungen aus Abschnitt 7.3 (IES zu T1 > 9) keine neuen Erkenntnisse erbringen würde. Eine bedeutsame Veränderung im Trend findet sich nur bei der Variable Traumatisierung selbst, wie zuvor in Abschnitt 7.4.1 gezeigt.

Tabelle 7-62: Gegenüberstellung der statistischen Prüfwerte bei anfänglich geringerer oder höherer Traumatisierung

Auswertung nach

AV: IES

	IES Rohwert			
	> 9 (T1)		**> 25 (T1)**	
Faktor:	**p =**	**η^2 =**	**p =**	**η^2 =**
Zeit	.000**	.224	.000**	.325
Treatment	.074	.117	.013*	.314
Wechselw.	.272	.059	.111	.155

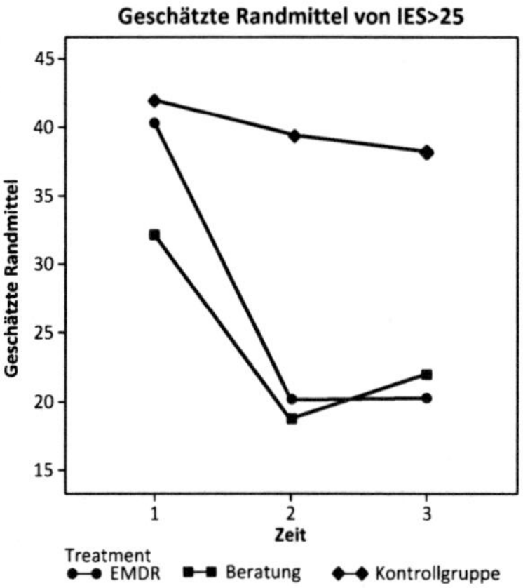

Auswertung nach

AV: ADS-L

	IES Rohwert			
	> 9 (T1)		> 25 (T1)	
Faktor:	p =	η^2 =	p =	η^2 =
Zeit	.000**	.359	.000**	.373
Treatment	.102	.110	.109	.191
Wechselw.	.059	.112	.274	.114

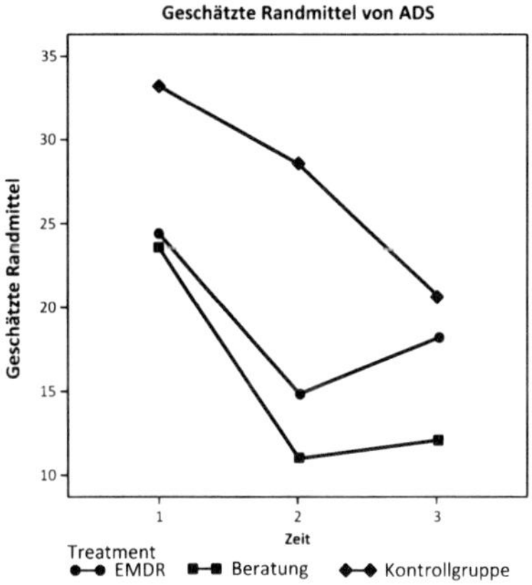

AV: SCL Depressivität

	IES Rohwert			
	> 9 (T1)		> 25 (T1)	
Faktor:	p =	η^2 =	p =	η^2 =
Zeit	.000**	.223	.002**	.284
Treatment	.301	.054	.243	.116
Wechselw.	.445	.042	.654	.044

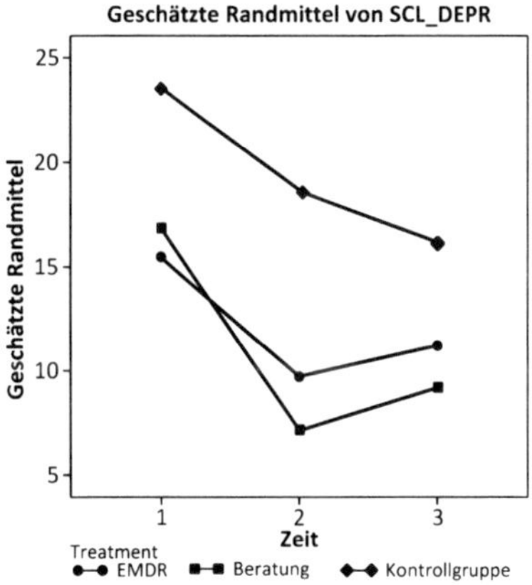

Auswertung nach

A6: SCL Ängstlichkeit

	IES Rohwert			
	> 9 (T1)		> 25 (T1)	
Faktor:	p =	η^2 =	p =	η^2 =
Zeit	.000**	.264	.000**	.351
Treatment	.021*	.167	.080	.048
Wechselw.	.719	.023	.788	.033

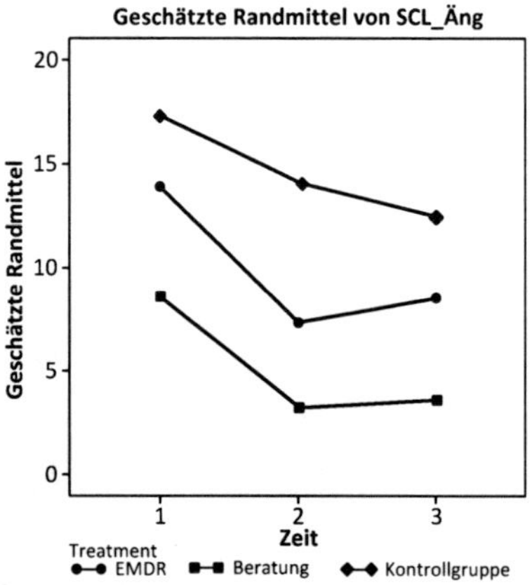

AV: SCL Unsicherheit

	IES Rohwert			
	> 9 (T1)		> 25 (T1)	
Faktor:	p =	η^2 =	p =	η^2 =
Zeit	.375	.022	.396	.036
Treatment	.404	.042	.567	.048
Wechselw.	.362	.049	.569	.055

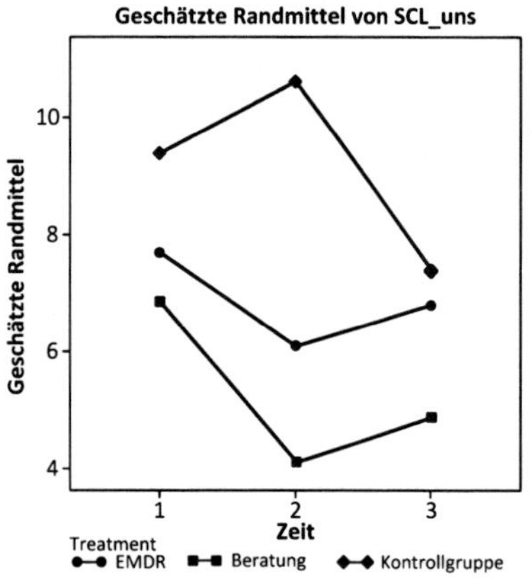

Auswertung nach

	IES Rohwert			
	> 9 (T1)		> 25 (T1)	

AV: SCL Aggressivität/Feindseligkeit

Faktor:	p =	η^2 =	p =	η^2 =
Zeit	.024*	.091	.259	.057
Treatment	.158	.084	.238	.117
Wechselw.	.530	.035	.935	.013

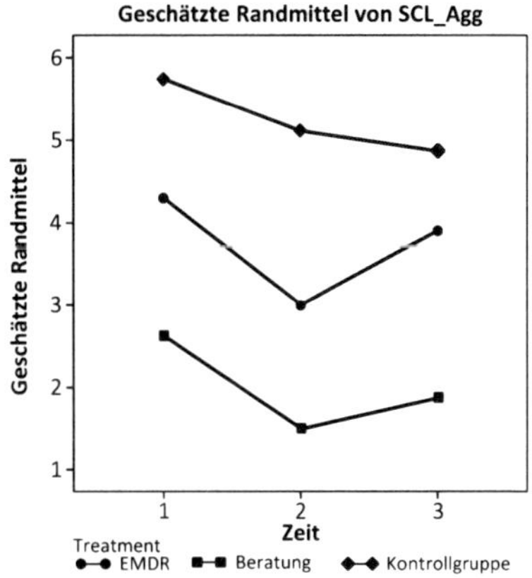

	IES Rohwert			
	> 9 (T1)		> 25 (T1)	

AV: SCL Somatisierung

Faktor:	p =	η^2 =	p =	η^2 =
Zeit	.003**	.142	.006**	.212
Treatment	.047*	.135	.146	.154
Wechselw.	.604	.030	.625	.052

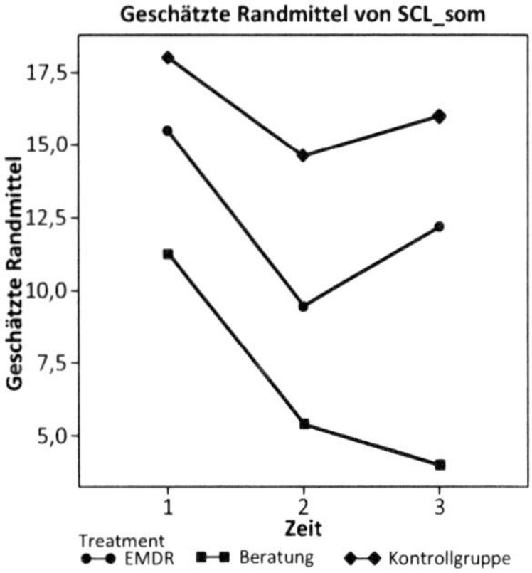

Auswertung nach

AV: SCL-Globalindex

	IES Rohwert			
	> 9 (T1)		> 25 (T1)	
Faktor:	**p =**	**η^2 =**	**p =**	**η^2 =**
Zeit	.000**	.198	.005**	.249
Treatment	.102	.103	.189	.135
Wechselw.	.514	.036	.739	.034

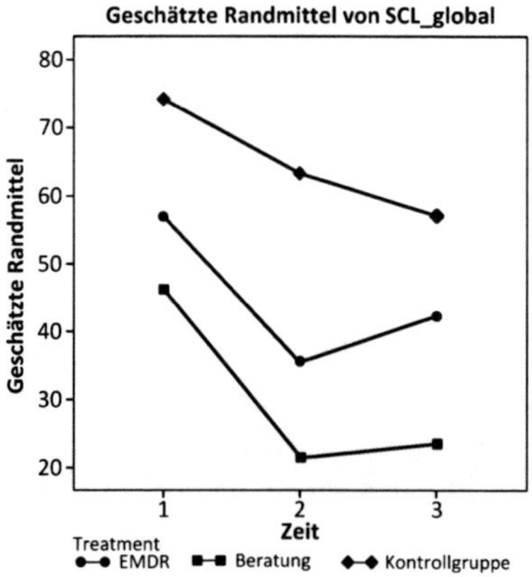

AV: Herzecho Ejektionsfraktion

	IES Rohwert			
	> 9 (T1)		> 25 (T1)	
Faktor:	**p =**	**η^2 =**	**p =**	**η^2 =**
Zeit	.007**	.141	.026*	.174
Treatment	.198	.084	.245	.131
Wechselw.	.241	.072	.405	.092

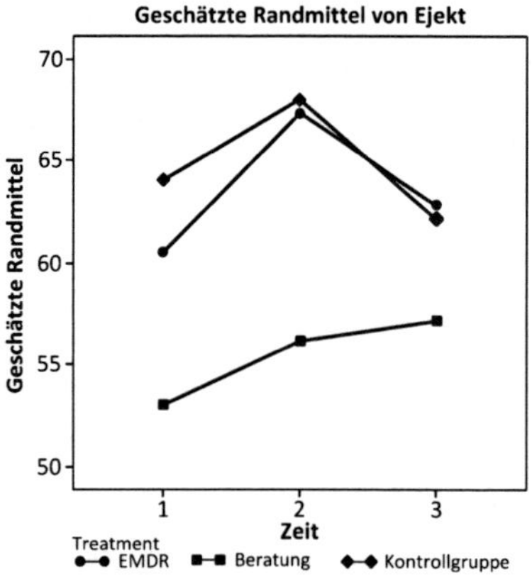

Auswertung nach

	IES Rohwert			
	> 9 (T1)		> 25 (T1)	

AV: Herzecho E/A-Verhältnis

Faktor:	p =	η^2 =	p =	η^2 =
Zeit	.382	.025	.853	.008
Treatment	.559	.031	.800	.022
Wechselw.	.476	.072	.562	.070

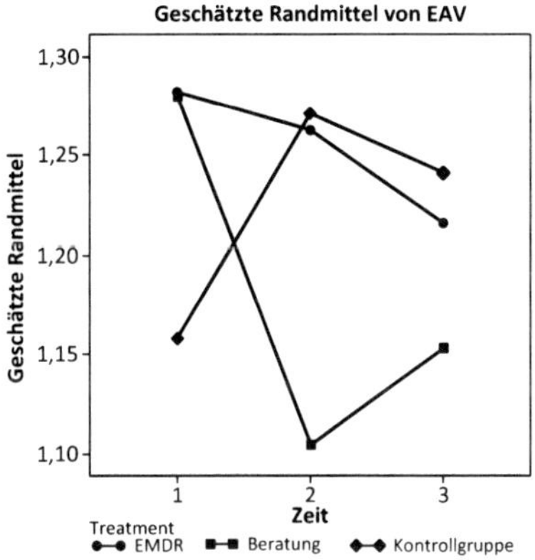

	IES Rohwert			
	> 9 (T1)		> 25 (T1)	

AV: Herzecho Dezeleration A-Welle

Faktor:	p =	η^2 =	p =	η^2 =
Zeit	.036*	.089	.041*	.166
Treatment	.938	.003	.900	.011
Wechselw.	.476	.045	.675	.048

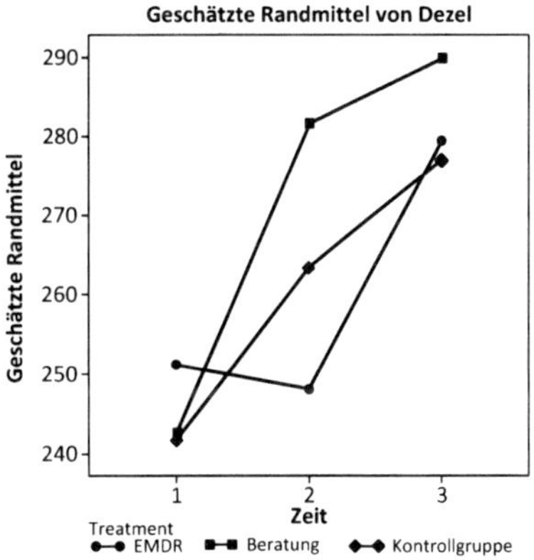

7.5 Explorative Analyse: Weitere Varianzaufklärung durch Hinzunahme eines dritten Faktors Traumaintensität

Durch die Prüfung mit einer strengeren Bedingung, der Heraufsetzung der Eingangstraumatisierung auf einen IES-Wert von 25, ergeben sich Hinweise, dass möglicherweise eine Teilgruppe der PatientInnen, die leicht Traumatisierten, auf die Behandlungsformen vollkommen anders reagieren könnten, als die Gruppe der stärker Traumatisierten (Abschnitt 7.4). Daher soll im Folgenden ein weiterer Faktor gebildet werden, um weitere systematische Varianz aufzuklären. Dieser dritte Faktor ist die „Traumaintensität" und er wird definiert als hohe vs. niedrige Eingangstraumatisierung zu Studienbeginn T1. Der Cut-Off-Wert, der beide Gruppen trennt, ist der IES-Rohwert von 25 PatientInnen mit kleineren Werten gelten hier als leicht traumatisiert.

Es entsteht ein 3 x 3 x 2-Versuchsplan insgesamt mit 18 Zellen:

Tabelle 7-63: Dreifaktorieller Versuchsplan

Faktor Zeit	Faktor Treatment	Faktor Trauma	N
T1 – T2 – T3	EMDR	niedrig	3
		hoch	10
	Beratung	niedrig	10
		hoch	8
	Kontrollgruppe	niedrig	6
		hoch	8

Nach Bortz und Döring (2003, S. 617) muss bei einem derartigen Plan mit Messwiederholung die Zellenbesetzung mindestens N = 4 betragen, damit bei hoher Effektstärke Prüfergebnisse bei $\alpha = 0{,}05$ signifikant würden. Diese Voraussetzung wird hier in einer Zelle verfehlt. Daher kann im Folgenden keine eindeutige statistische Aufklärung möglicher Wechselwirkungen oder Subgruppeneffekte erwartet werden. Dennoch sollen die Berechnungen für vier ausgesuchte Variablen aus explorativen Gründen durchgeführt werden. Da die folgenden Ergebnisse daher als rein hypothesengenerierend zu bewerten sind, soll auf eine ausführliche tabellarische Darstellung der SPSS-Auswertung wie im Abschnitt 7.3 und 7.4 verzichtet werden. Sie würden bei einer dreifaktoriellen ANOVA sehr umfangreich werden.

Es entstehen neben den drei Faktoreffekten auch noch jeweils vier Wechselwirkungen (zwischen je zwei Faktoren und zwischen allen drei Faktoren) zu jeder Variable. Ich beschränke mich daher im Folgenden auf die Grafiken zu den Wechselwirkungen, die neuen Aufschluss zur systematischen Varianz liefern.

Relevant für die Beurteilung der Treatmentwirkung auf die PatientInnen sind die Wechselwirkungen zwischen den Faktoren Zeit und Treatment, Zeit und Traumaintensität und die Wechselwirkung aller drei Faktoren. Die Wechselwirkung der beiden Faktoren Treatment und Traumatisierung spielt bei der experimentellen Wirkung keine Rolle.

7.5.1 Traumabelastung IES (drei Faktoren)

Hypothese 1: ***Die Traumabelastung, gemessen mit der IES, verändert sich im Verlauf der drei Messzeitpunkte in den drei Treatments unterschiedlich.***

7.5.1.1 Prüfergebnisse zum Faktor Zeit und den Wechselwirkungen

In Tab. 7-64 erscheinen gleich drei signifikante Prüfergebnisse. Neben dem schon bekannten hochsignifikanten Zeiteffekt sind auch die Wechselwirkungen von Zeit x Traumatintensität und Zeit x Treatment x Traumaintensität signifikant. Die Effektstärken liegen im mittleren bis fast hohen Bereich. Durch die Hinzunahme des dritten Faktors wird bei der Variable jetzt deutlich mehr Varianz aufgeklärt. In der Tab. 7-65 werden die Prüfwerte für das Verständnis der nachfolgenden Grafiken übersichtlich gegliedert.

Tabelle 7-64 Tests der Innersubjekteffekte

Maß: depr							
Quelle		**Quadratsumme vom Typ III**	**df**	**Mittel der Quadrate**	**F**	**Sig.**	**Partielles Eta-Quadrat**
Zeit	Sphärizität angenommen	995,318	2	497,659	6,206	,003	,137
	Greenhouse-Geisser	995,318	1,747	569,881	6,206	,005	,137
	Huynh-Feldt	995,318	2,000	497,659	6,206	,003	,137
	Untergrenze	995,318	1,000	995,318	6,206	,017	,137
Zeit * Treatment	Sphärizität angenommen	266,014	4	66,503	,829	,511	,041
	Greenhouse-Geisser	266,014	3,493	76,155	,829	,498	,041
	Huynh-Feldt	266,014	4,000	66,503	,829	,511	,041
	Untergrenze	266,014	2,000	133,007	,829	,444	,041

Maß: depr							
Quelle		**Quadratsumme vom Typ III**	**df**	**Mittel der Quadrate**	**F**	**Sig.**	**Partielles Eta-Quadrat**
Zeit * IES_25	Sphärizität angenommen	765,154	2	382,577	4,771	,011	,109
	Greenhouse-Geisser	765,154	1,747	438,098	4,771	,015	,109
	Huynh-Feldt	765,154	2,000	382,577	4,771	,011	,109
	Untergrenze	765,154	1,000	765,154	4,771	,035	,109
Zeit * Treatment * IES_25	Sphärizität angenommen	988,602	4	247,150	3,082	,021	,136
	Greenhouse-Geisser	988,602	3,493	283,018	3,082	,027	,136
	Huynh-Feldt	988,602	4,000	247,150	3,082	,021	,136
	Untergrenze	988,602	2,000	494,301	3,082	,057	,136
Fehler (Zeit)	Sphärizität angenommen	6255,156	78	80,194			
	Greenhouse-Geisser	6255,156	68,115	91,832			
	Huynh-Feldt	6255,156	78,000	80,194			
	Untergrenze	6255,156	39,000	160,389			

Tabelle 7-65: Prüfergebnisse im Überblick

ANOVA AV: Traumatisierung IES				
Faktoren:	**Zeit**	**Zeit x Treatment**	**Zeit x Trauma**	**Zeit x Treatment x Trauma**
df	1.7, 68.1	3.5, 68.1	1.7, 68.1	3.5, 68.1
F	6,21	0,83	4,77	3,08
p	.005**	.498	.015*	.027*
η^2	.137	.041	.109	.136

7.5.1.2 Prüfung der Wechselwirkungen

Die Tabellen der Post-hoc-Testungen werden hier aus Platzgründen nicht aufgeführt. Die aus ihnen resultierenden Signifikanzen zu den Mittelwertvergleichen finden sich in den nachfolgenden Abbildungen 7-31 bis 7-33.

Abb. 7-31 bildet die Wechselwirkung Zeit x Traumaintensität ab. Während die leicht traumatisierten PatientInnen sich hinsichtlich der Traumabelastung nicht verbessern, ist der Erfolg bei den hoch Traumatisierten eindeutig und hochsignifikant.

Abbildung 7-31: Geschätztes Randmittel von Traumatisierung

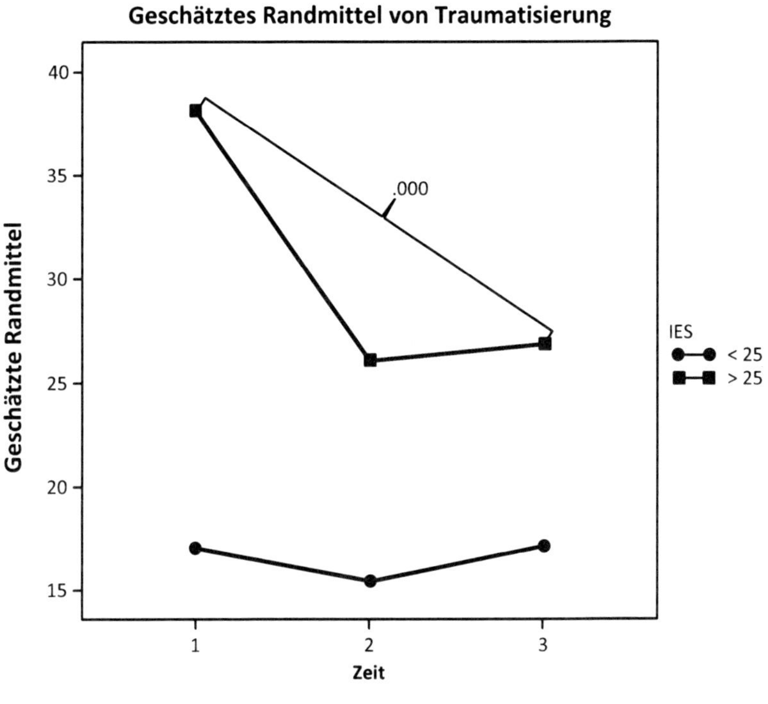

Die Abbildungen 7-32 und 7-33 geben die Wechselwirkung aller drei Faktoren wieder. Bei den gering traumatisierten TeilnehmerInnen (Abb. 7-32) imponiert die Verschlechterung der Traumabelastung bei jenen, die mit EMDR behandelt wurden. Das Ergebnis ist nicht signifikant, weil die Teilgruppen sehr klein sind (N = 19).

Abbildung 7-32: Geschätztes Randmittel von Traumatisierung bei IES < 25

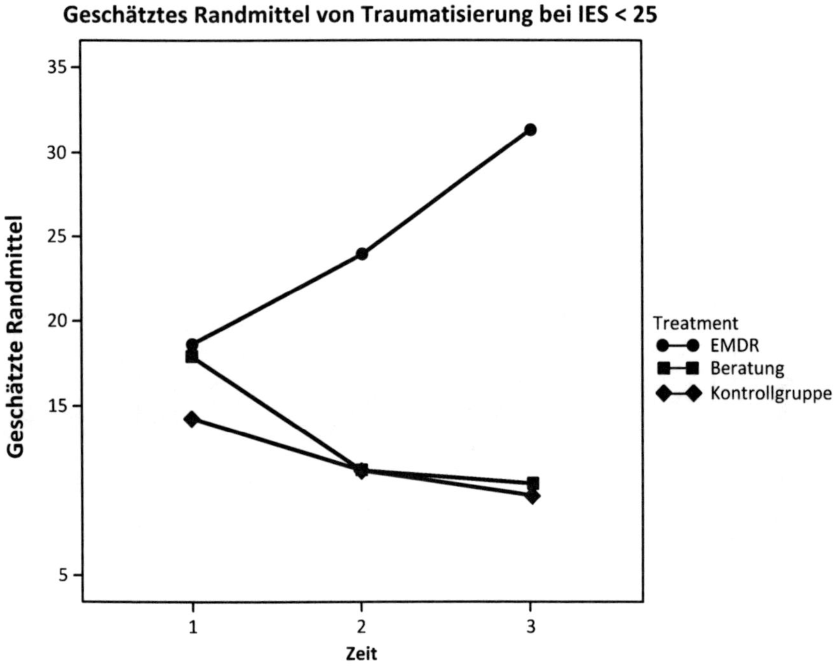

In Abb. 7-33 werden die Treatments mit höher traumatisierten PatientInnen verglichen (N = 26). Hier zeigt die EMDR-Gruppe eine hochsignifikante Abnahme der Traumabelastung. Bei der Beratungsgruppe deutet sich ebenfalls eine Verbesserung an, die jedoch nicht signifikant ist.

Abbildung 7-33: Geschätztes Randmittel von Traumatisierung bei IES > 25

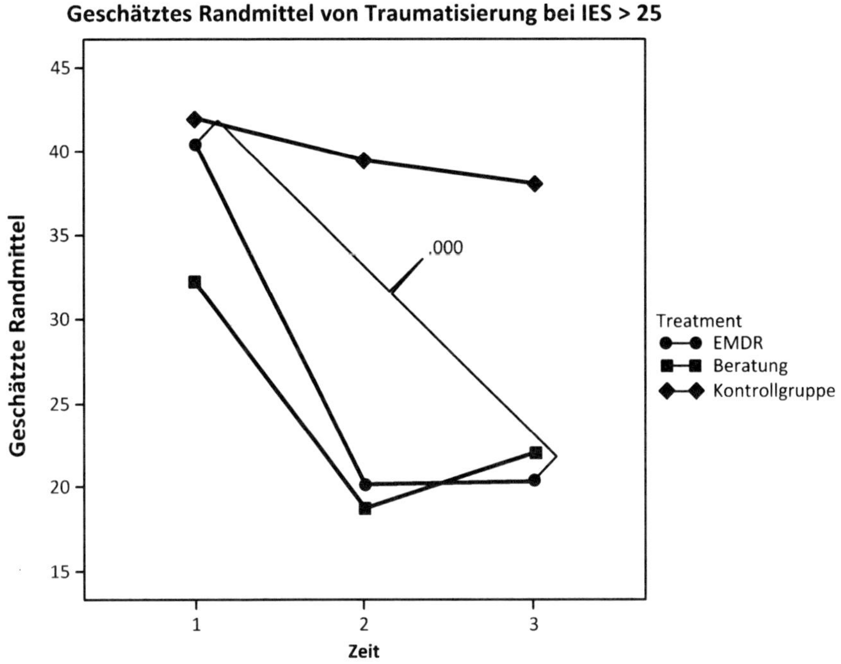

7.5.1.3 Drittes Prüfergebnis zu Hypothese 1 (drei Faktoren)

Die Traumabelastung, gemessen mit der IES, verändert sich im Verlauf der drei Messzeitpunkte in den drei Treatments unterschiedlich.

Die Hypothese 1 wird in diesem Fall bestätigt. Die drei Gruppen unterscheiden sich statistisch hinsichtlich der Entwicklung der Werte für Traumatisierung über die drei Zeitpunkte systematisch.

7.5.2 Depression ADS-L (drei Faktoren)

Hypothese 2.1: Die Depression, gemessen mit der ADS-L, verändert sich im Verlauf der drei Messzeitpunkte in den drei Treatments unterschiedlich.

7.5.2.1 Prüfergebnisse zum Faktor Zeit und den Wechselwirkungen

Neben dem hochsignifikanten Zeiteffekt, der schon aus den Prüfungen in den Abschnitten 7.3.2 und 7.4.2 bekannt ist, wir jetzt die Wechselwirkung der Faktoren Zeit und Treatment signifikant bei hoher Effektstärke. Bei der zweifaktoriellen Testung war diese Wechselwirkung schon nahe an der Signifikanzschwelle. Jetzt wird mehr Varianz aufgeklärt.

Tabelle 7-66: Tests der Innersubjekteffekte

Maß: depr							
Quelle		**Quadratsumme vom Typ III**	**df**	**Mittel der Quadrate**	**F**	**Sig.**	**Partielles Eta-Quadrat**
Zeit	Sphärizität angenommen	1309,055	2	654,527	14,651	,000	,289
	Greenhouse-Geisser	1309,055	1,768	740,498	14,651	,000	,289
	Huynh-Feldt	1309,055	2,000	654,527	14,651	,000	,289
	Untergrenze	1309,055	1,000	1309,055	14,651	,000	,289
Zeit * Treatment	Sphärizität angenommen	626,366	4	156,591	3,505	,011	,163
	Greenhouse-Geisser	626,366	3,536	177,159	3,505	,015	,163
	Huynh-Feldt	626,366	4,000	156,591	3,505	,011	,163
	Untergrenze	626,366	2,000	313,183	3,505	,041	,163
Zeit * IES_25	Sphärizität angenommen	129,081	2	64,540	1,445	,243	,039
	Greenhouse-Geisser	129,081	1,768	73,018	1,445	,243	,039
	Huynh-Feldt	129,081	2,000	64,540	1,445	,243	,039
	Untergrenze	129,081	1,000	129,081	1,445	,237	,039
Zeit * Treatment * IES_25	Sphärizität angenommen	249,657	4	62,414	1,397	,244	,072
	Greenhouse-Geisser	249,657	3,536	70,612	1,397	,248	,072
	Huynh-Feldt	249,657	4,000	62,414	1,397	,244	,072
	Untergrenze	249,657	2,000	124,829	1,397	,260	,072
Fehler (Zeit)	Sphärizität angenommen	3216,672	72	44,676			
	Greenhouse-Geisser	3216,672	63,641	50,544			
	Huynh-Feldt	3216,672	72,000	44,676			
	Untergrenze	3216,672	36,000	89,352			

Tabelle 7-67: Prüfergebnisse im Überblick

ANOVA AV: Depression ADS-L				
Faktoren:	**Zeit**	**Zeit x Treatment**	**Zeit x Trauma**	**Zeit x Treatment x Trauma**
df	1.8, 63.6	3.5, 63.6	1.8, 63.6	3.5, 63.6
F	14,7	3,5	1,4	1,4
p	.000**	.015*	.243	.244
η^2	.289	.163	.039	.072

7.5.2.2 Prüfung der Wechselwirkungen

Abb. 7-34 zeigt die signifikante Wechselwirkung zwischen den Faktoren Zeit und Treatment. Ganz im Gegensatz zur Variable Traumatisierung, sind es bei der Depressivität ADS-L die Treatments B und K, wo sich die PatientInnen hochsignifikant verbessern und nicht die PatientInnen der Gruppe E.

Abbildung 7-34: Geschätztes Randmittel von Depressivität ADS-L

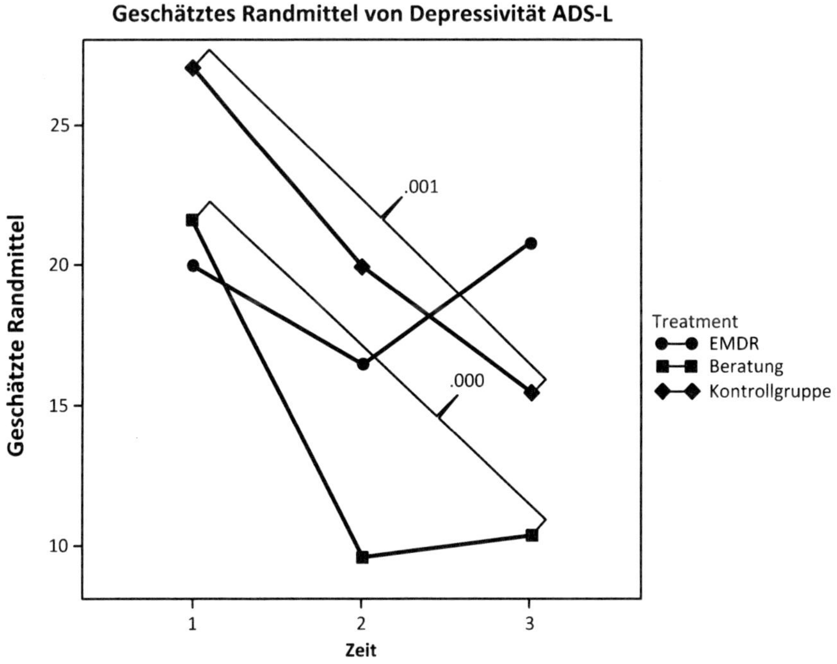

Die Abbildungen 7-35 und 7-36 dokumentieren die dreifache (nicht signifikante) Wechselwirkung zwischen allen Faktoren. In Abb. 7-35 scheint sich wieder die kleine Gruppe der leicht Traumatisierten im Treatment EMDR zu verschlechtern. Sie werden depressiver. Bei den hoch Traumatisierten in Abb. 7-36 schneidet die Gruppe E nicht ganz so schlecht ab wie bei Abb. 7-35. Abb. 7-36 zeigt aber auch, dass nicht allein die gering traumatisierten PatientInnen in Gruppe E für ihren geringeren Erfolg verantwortlich sind. Diese Grafik entspricht der Abb. 7-28 in Abschnitt 7.4.2. Diese Testungen sind nicht signifikant.

Abbildung 7-35: Geschätztes Randmittel von Depressivität ADS-L bei IES < 25

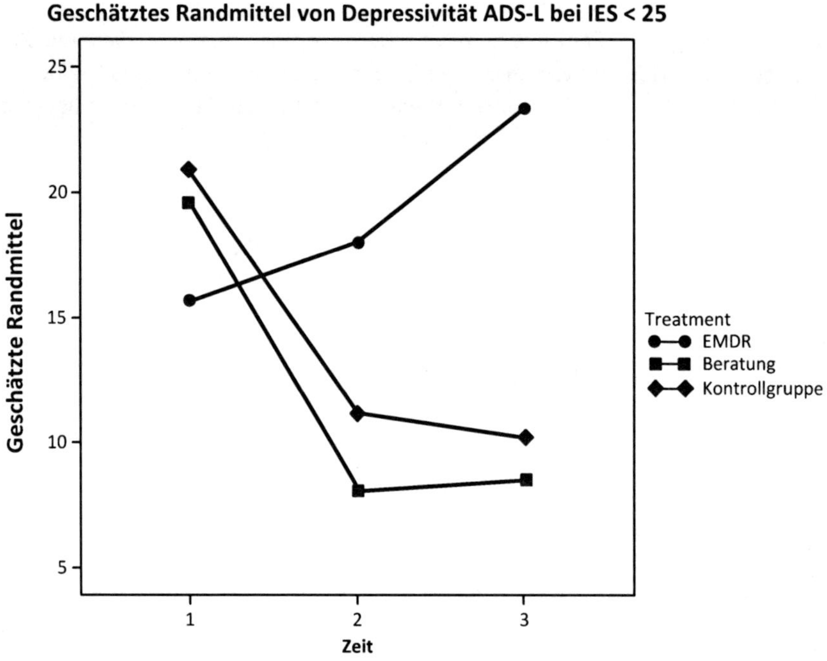

Abbildung 7-36: Geschätztes Randmittel von Depressivität ADS-L bei IES > 25

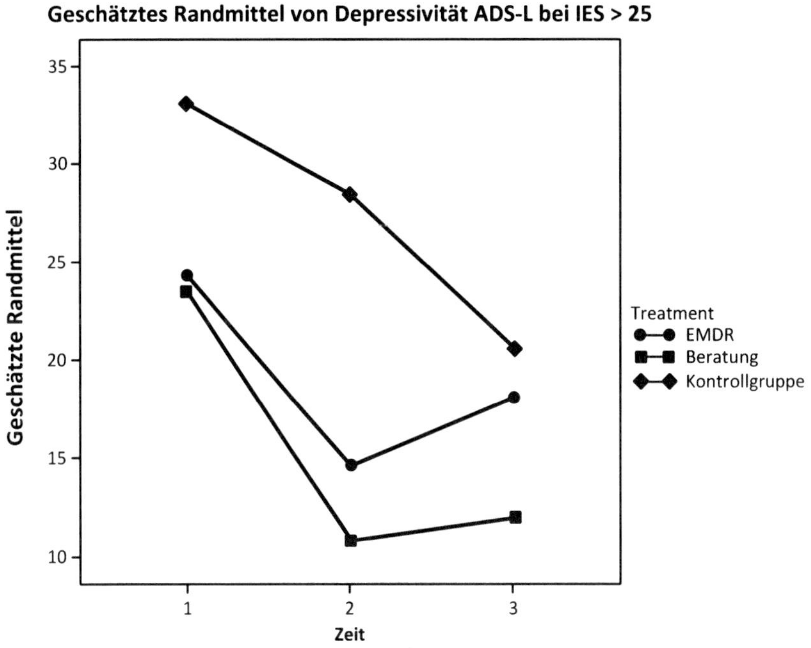

7.5.2.3 Drittes Prüfergebnis zu Hypothese 2.1 (drei Faktoren)

Die Depression, gemessen mit der ADS-L, verändert sich im Verlauf der drei Messzeitpunkte in den drei Treatments unterschiedlich.

Die Hypothese 1 wird in diesem Fall bestätigt. Die drei Gruppen unterscheiden sich statistisch hinsichtlich der Entwicklung der Werte für Depressivität ADS-L über die drei Zeitpunkte systematisch.

7.5.3 Ängstlichkeit SCL-90 (drei Faktoren)

Hypothese 3: Die Ängstlichkeit, gemessen mit der SCL-90, verändert sich im Verlauf der drei Messzeitpunkte in den drei Treatments unterschiedlich.

7.5.3.1 Prüfergebnisse zum Faktor Zeit und den Wechselwirkungen

In Tab. 7-68 taucht durch die Hinzunahme des dritten Faktors neben dem hochsignifikanten Zeiteffekt jetzt auch eine hochsignifkante Zeit x Traumatintensität – Wechselwirkung auf. Deren Effektstärke ist mittelgradig.

Tabelle 7-68: Tests der Innersubjekteffekte

Maß: depr							
Quelle		**Quadratsumme vom Typ III**	**df**	**Mittel der Quadrate**	**F**	**Sig.**	**Partielles Eta-Quadrat**
Zeit	Sphärizität angenommen	247,504	2	123,752	10,039	,000	,205
	Greenhouse-Geisser	247,504	1,771	139,740	10,039	,000	,205
	Huynh-Feldt	247,504	2,000	123,752	10,039	,000	,205
	Untergrenze	247,504	1,000	247,504	10,039	,003	,205
Zeit * Treatment	Sphärizität angenommen	60,393	4	15,098	1,225	,307	,059
	Greenhouse-Geisser	60,393	3,542	17,049	1,225	,308	,059
	Huynh-Feldt	60,393	4,000	15,098	1,225	,307	,059
	Untergrenze	60,393	2,000	30,196	1,225	,305	,059
Zeit * IES_25	Sphärizität angenommen	140,988	2	70,494	5,718	,005	,128
	Greenhouse-Geisser	140,988	1,771	79,601	5,718	,007	,128
	Huynh-Feldt	140,988	2,000	70,494	5,718	,005	,128
	Untergrenze	140,988	1,000	140,988	5,718	,022	,128
Zeit * Treatment * IES_25	Sphärizität angenommen	83,865	4	20,966	1,701	,158	,080
	Greenhouse-Geisser	83,865	3,542	23,675	1,701	,167	,080
	Huynh-Feldt	83,865	4,000	20,966	1,701	,158	,080
	Untergrenze	83,865	2,000	41,932	1,701	,196	,080
Fehler (Zeit)	Sphärizität angenommen	961,533	78	12,327			
	Greenhouse-Geisser	961,533	69,076	13,920			
	Huynh-Feldt	961,533	78,000	12,327			
	Untergrenze	961,533	39,000	24,655			

Tabelle 7-69: Prüfergebnisse im Überblick

ANOVA AV: Ängstlichkeit SCL-90				
Faktoren:	**Zeit**	**Zeit x Treatment**	**Zeit x Trauma**	**Zeit x Treatment x Trauma**
df	1.8 ,69,1	3.5, 69.1	1.7, 69.1	3.5, 69.1
F	10,0	1,2	5,7	1,7
p	.000**	.308	.007**	.167
η^2	.205	.059	.128	.080

7.5.3.2 Prüfung der Wechselwirkungen

Hochsignifikant ist die Wechselwirkung der Faktoren Zeit und Traumaintensität in Abb. 7-37. Demnach lassen die hoch Traumatisierten der Gesamtstichprobe deutlich in ihrer Ängstlichkeit nach. Die niedrig Traumatisierten verändern sich bei ihrer Depressivität nicht. Auch hier findet sich in der Grafik 7-38 wieder die auffällig negative Tendenz der leicht traumatisierten EMDR-PatientInnen, während sich die Treatments bei den hoch Traumatisierten im Niveau, aber nicht im Trend zu unterscheiden scheinen. Diese Testungen sind nicht signifikant.

Abbildung 7-37: Geschätztes Randmittel von Ängstlichkeit

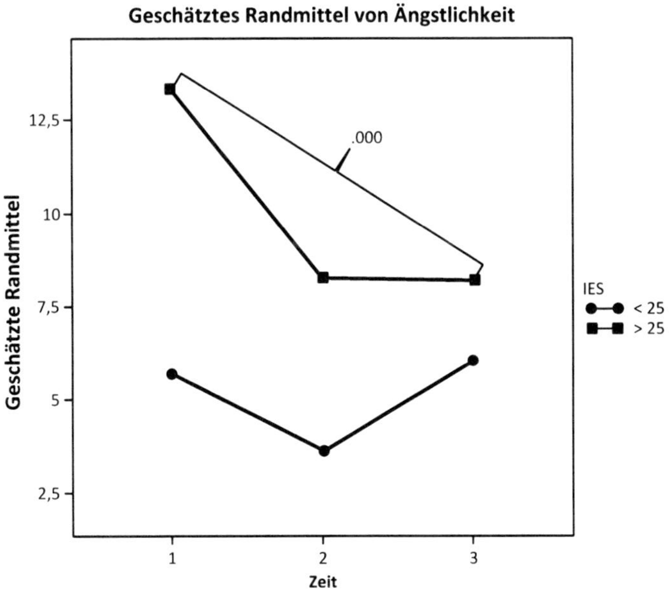

Abbildung 7-38: Geschätztes Randmittel von Ängstlichkeit bei IES < 25

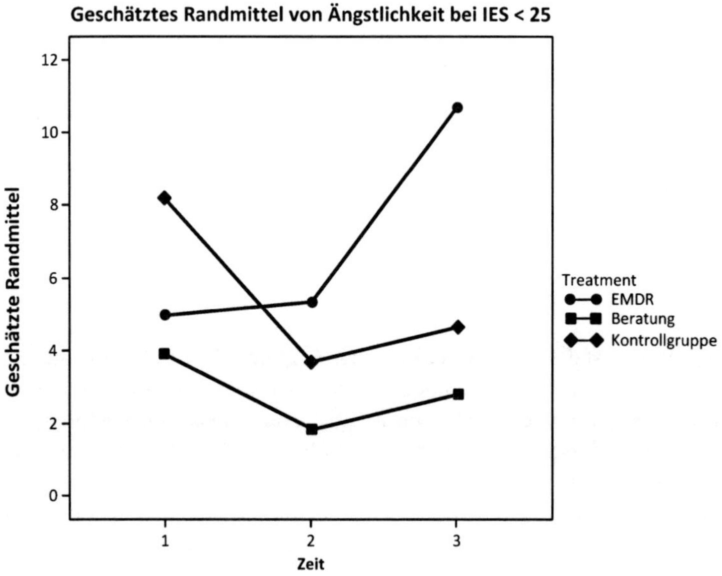

Abbildung 7-39: Geschätztes Randmittel von Ängstlichkeit bei IES > 25

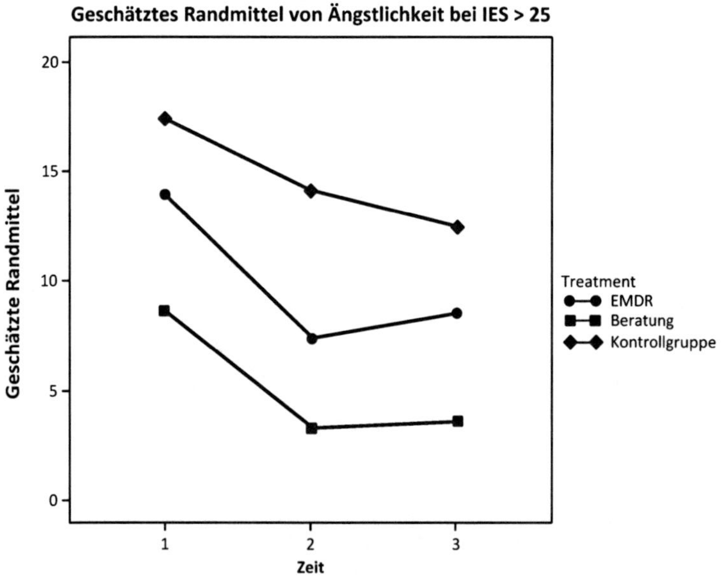

7.5.3.3 Drittes Prüfergebnis zu Hypothese 3 (drei Faktoren)

Die Ängstlichkeit, gemessen mit der SCL-90, verändert sich im Verlauf der drei Messzeitpunkte in den drei Treatments unterschiedlich.

Die Hypothese 3 wird auch in diesem Fall verworfen. Keine Wechselwirkung, die den Faktor Treatment einbezieht ist signifikant. Die drei Gruppen unterscheiden sich statistisch hinsichtlich der Entwicklung der Werte für Ängstlichkeit SCL-90 über die drei Zeitpunkte nicht systematisch.

7.5.4 Ejektionsfraktion (drei Faktoren)

Hypothese 10.1: Die Ejektionsfraktion, gemessen mit dem Herzecho, verändert sich im Verlauf der drei Messzeitpunkte in den drei Treatments unterschiedlich.

7.5.4.1 Prüfergebnisse zum Faktor Zeit und den Wechselwirkungen

Hier findet sich ein ähnliches Ergebnis wie zuvor bei der Variable Ängstlichkeit. Der Zeiteffekt ist wieder hochsignifikant. Neu durch die Hinzufügung des dritten Faktors ist eine ebenfalls hochsignifikante Zeit x Traumaintensität-Wechselwirkung.

Tabelle 7-70: Tests der Innersubjekteffekte

Quelle		**Quadratsumme vom Typ III**	**df**	**Mittel der Quadrate**	**F**	**Sig.**	**Partielles Eta-Quadrat**
Zeit	Sphärizität angenommen	533,777	2	266,888	10,095	,000	,229
	Greenhouse-Geisser	533,777	1,775	300,783	10,095	,000	,229
	Huynh-Feldt	533,777	2,000	266,888	10,095	,000	,229
	Untergrenze	533,777	1,000	533,777	10,095	,003	,229
Zeit * Treatment	Sphärizität angenommen	189,271	4	47,318	1,790	,141	,095
	Greenhouse-Geisser	189,271	3,549	53,327	1,790	,150	,095
	Huynh-Feldt	189,271	4,000	47,318	1,790	,141	,095
	Untergrenze	189,271	2,000	94,636	1,790	,182	,095
Zeit * IES_25	Sphärizität angenommen	442,978	2	221,489	8,378	,001	,198
	Greenhouse-Geisser	442,978	1,775	249,618	8,378	,001	,198
	Huynh-Feldt	442,978	2,000	221,489	8,378	,001	,198
	Untergrenze	442,978	1,000	442,978	8,378	,007	,198

Quelle		Quadratsumme vom Typ III	df	Mittel der Quadrate	F	Sig.	Partielles Eta-Quadrat
Zeit * Treat-ment * IES_25	Sphärizität angenommen	211,767	4	52,942	2,003	,104	,105
	Greenhouse-Geisser	211,767	3,549	59,665	2,003	,113	,105
	Huynh-Feldt	211,767	4,000	52,942	2,003	,104	,105
	Untergrenze	211,767	2,000	105,884	2,003	,151	,105
Fehler (Zeit)	Sphärizität angenommen	1797,765	68	26,438			
	Greenhouse-Geisser	1797,765	60,337	29,795			
	Huynh-Feldt	1797,765	68,000	26,438			
	Untergrenze	1797,765	34,000	52,875			

Tabelle 7-71: Prüfergebnisse im Überblick

ANOVA AV: Ejektionsfraktion				
Faktoren:	**Zeit**	**Zeit x Treatment**	**Zeit x Trauma**	**Zeit x Treatment x Trauma**
df	1.7, 60.3	3.5, 60.3	1.8, 60.3	3.5, 60.3
F	10,1	1,8	8,4	2,0
p	.000**	.150	.001**	.104
η^2	.229	.095	.198	.105

7.5.4.2 Prüfung der Wechselwirkungen

Hier weist eine Zeit x Traumaintensität-Wechselwirkung auf hochsignifikant unterschiedliche Entwicklungstrends zwischen den hoch und niedrig Traumatisierten hin. Die niedrig Traumatisierten verbessern im Durchschnitt ihre Linksherzpumpleistung hochsignifikant. Die hoch Traumatisierten zeigen nach anfänglichen Erfolgen aber über die gesamte Zeit keine Veränderung (Abb. 7-40).

Bezüglich der dreifaktoriellen Wechselwirkung, die zwar nicht signifikant ist, aber eine mittlere Effektstärke hat, scheinen die Treatments E und B bei den leicht traumatisierten PatientInnen erfolgreicher zu sein, als die Kontrollgruppe (Abb. 7-41). Bei den schwerer Traumatisierten ist keine Unterscheidung möglich (Abb. 7-42). Diese Testungen sind jedoch alle nicht signifikant.

Abbildung 7-40: Geschätztes Randmittel von Ejektionsfraktion

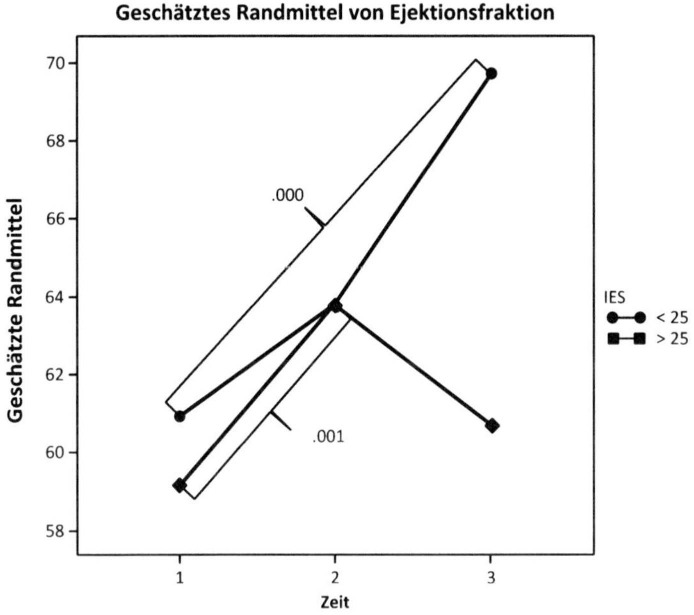

Abbildung 7-41: Geschätztes Randmittel von Ejektionsfraktion bei IES < 25

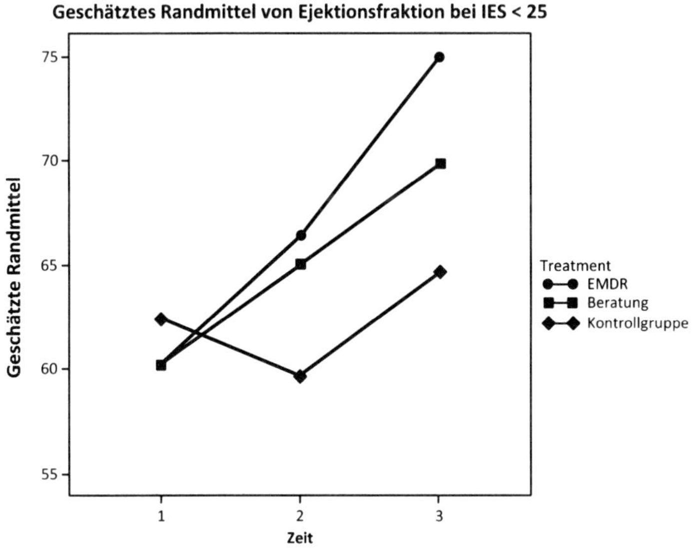

Abbildung 7-42: Geschätztes Randmittel von Ejektionsfraktion bei IES > 25

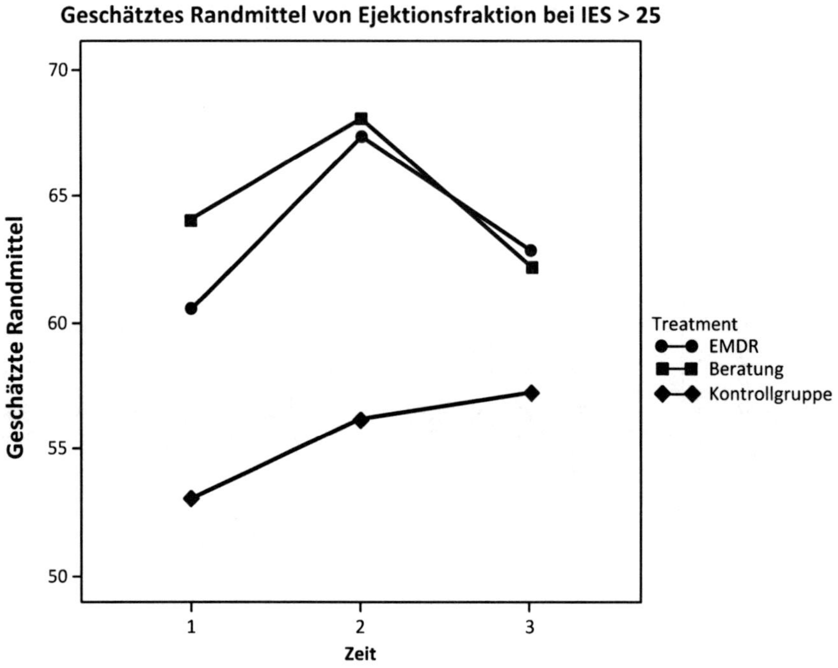

7.5.4.3 Drittes Prüfergebnis zu Hypothese 10.1 (drei Faktoren)

Die Ejektionsfraktion, gemessen mit dem Herzecho, verändert sich im Verlauf der drei Messzeitpunkte in den drei Treatments unterschiedlich.

Die Hypothese 10.1 wird auch in diesem Fall <u>verworfen</u>. Keine Wechselwirkung, die den Faktor Treatment einbezieht, ist signifikant. Die drei Gruppen unterscheiden sich statistisch hinsichtlich der Entwicklung der Werte für Ejektionsfraktion über die drei Zeitpunkte nicht systematisch.

7.5.5 Sonstige Variablen (drei Faktoren)

Bei den weiteren metrischen Variablen (SCL-Skalen und Herzecho) finden sich keine Signifikanzen außer bei den schon bekannten Zeiteffekten, die bei dreifaktorieller Verrechnung neue Hinweise auf systematische Effekte bei den Wechselwirkungen geben.

7.6 Ergebnisse des Abschlussfragebogens; Treatmentvergleiche

Die Daten aus dem Abschlussfragebogen (Anhang 7) sind reine Katamnesedaten, die nur zum Zeitpunkt T3 erhoben wurden. Sie sind also nicht messwiederholt. Die meisten dieser Variablen haben Nominalskalenniveau bis auf die Antworten zum Gesundheitsempfinden, zur Einschätzung der Risikominderung und zur Bewertung von Psychotherapie, denen Ordinalskalenniveau zugebilligt werden kann.

•

7.6.1 Bewertung der eigenen Gesundheit zu T3

Hypothese 12: PatientInnen der drei Treatments beschreiben ihren Gesundheitszustand zum Katamnesezeitpunkt unterschiedlich.

Anmerkung: Hier wird der Summenwert zu den Fragen 1 und 2 aus dem Abschlussfragebogen (min = 0 bis max = 6) gebildet.

Abbildung 7-43: Mittelwerte

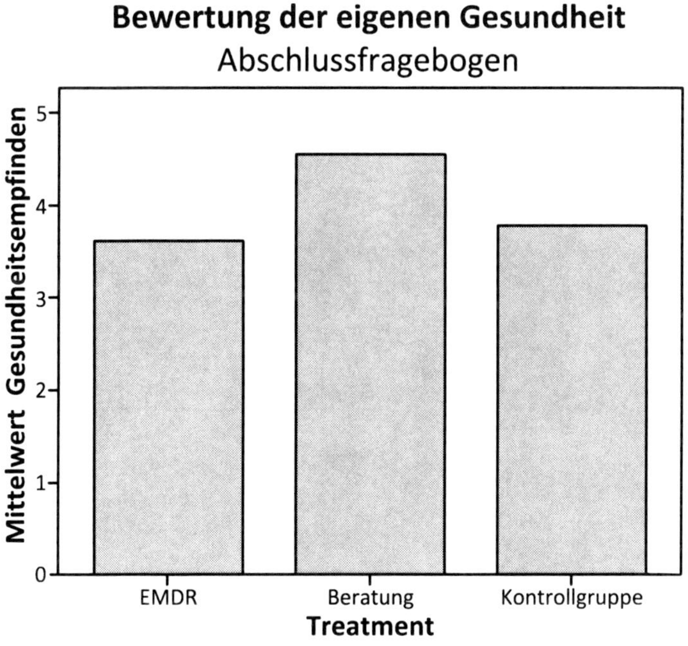

7.6.1.1 Prüfung der Treatmentunterschiede

Für die Testung werden im Kruskal-Wallis-H-Test für unabhängige Gruppen den Fragebogenantworten Ränge zugeordnet. In Abb. 7-44 werden die mittleren Ränge dargestellt. Mit Hilfe des errechneten H-Wertes wird die Nullhypothese geprüft, die die Gleichverteilung der Rangwerte in den drei Gruppen unterstellt. Aus Tab. 7-72b geht hervor, dass die Nullhypothese knapp bestätigt wird. Die Gruppen unterscheiden sich demnach nicht. Das Ergebnis ist aber tendenziell signifikant, d.h. es kann angenommen werden, dass sich die Gruppen bei einem größeren N signifikant unterscheiden würden. Hier liegt möglicherweise ein diskreter Hinweis vor, dass sich die PatientInnen der Gruppe B am gesündesten beschreiben.

Abbildung 7-44: Bewertung der eigenen Gesundheit

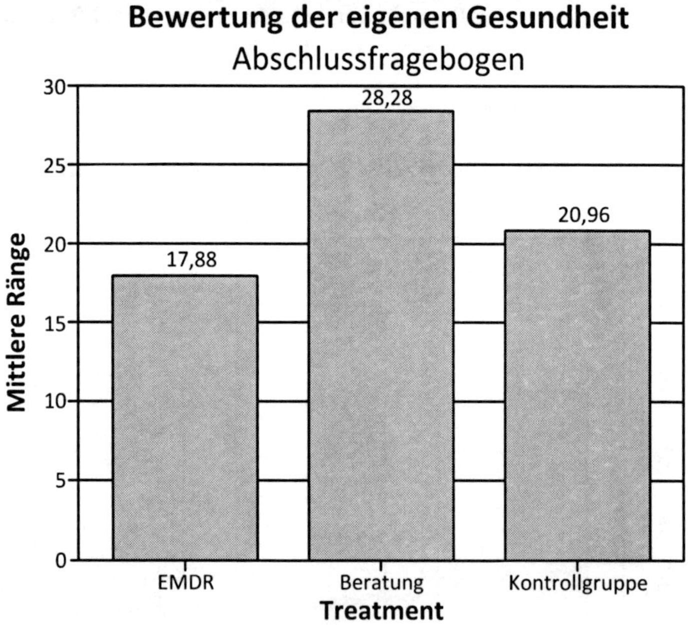

Tabelle 7-72a: Ränge

	Treatment	N	Mittlerer Rang
Gesundheitsempfinden	EMDR	13	17,88
	Beratung	18	28,28
	Kontrollgruppe	14	20,96
	Gesamt	45	

Tabelle 7-72b: Statistik für Test[a,b]

	Gesundheitsempfinden
Chi-Quadrat	5,743
df	2
Asymptotische Signifikanz	,057 (*)

[a] Kruskal-Wallis-Test
[b] Gruppenvariable: Treatment

7.6.1.2 Prüfergebnis zu Hypothese 12

PatientInnen der drei Treatments beschreiben ihren Gesundheitszustand zum Katamnesezeitpunkt unterschiedlich.

Die Hypothese 12 wird verworfen. Die Treatments unterscheiden sich statistisch nicht hinsichtlich der Bewertung der eigenen Gesundheit.

7.6.2 Lebensstiländerung

Hypothese 13: PatientInnen der drei Treatments beschreiben ihre Bemühungen um herzgesunde Lebensstiländerung zum Katamnesezeitpunkt unterschiedlich.

Im Folgenden werden zunächst sieben Variablen (Nr. 4, 5, 7, 8, 9, 10 und 11) mit kategorialen Antworten (trifft zu; trifft nicht zu) geprüft, die anschließend in einen Summenwert zur gesamten Risikominderung eingehen (zur Methodik siehe Abschnitt 7.6.2.7). Das hier angewandte Prüfverfahren ist die Kontingenzanalyse, die jeweils die Nullhypothese prüft, ob zwei Merkmale (hier Treatmentzugehörigkeit und Variable) voneinander unabhängig sind, d.h. dass die Zellhäufigkeiten zufällig verteilt sind. Bei Abhängigkeit der Merkmale wird ein Kontingenzkoeffizient als Zusammenhangsmaß bestimmt.

7.6.2.1 Mitgliedschaft in einer ambulanten Herzgruppe (Frage 4 im Abschlussfragebogen)

Die Teilnahme an einer ambulanten Herzsportgruppe wurde allen TeilnehmerInnen der Gruppe E und B vom Therapeuten sehr nahegelegt. Mehr alltägliche Bewegung und regelmäßiger Ausdauersport gilt als potenter Schutzfaktor, der die Reinfarktrate erwiesenermaßen senkt, wie in einer Leipziger Langzeitstudie eindrucksvoll nachgewiesen wurde (Hambrecht et al. 2004). Gute Präventionsberatung, bzw. Psychotherapie muss sich daher auch daran messen, wie diese relativ einfache Lebensstiländerung im Transfer in den Alltag gelingt.

Abbildung 7-45: Teilnahme an einer Herzgruppe

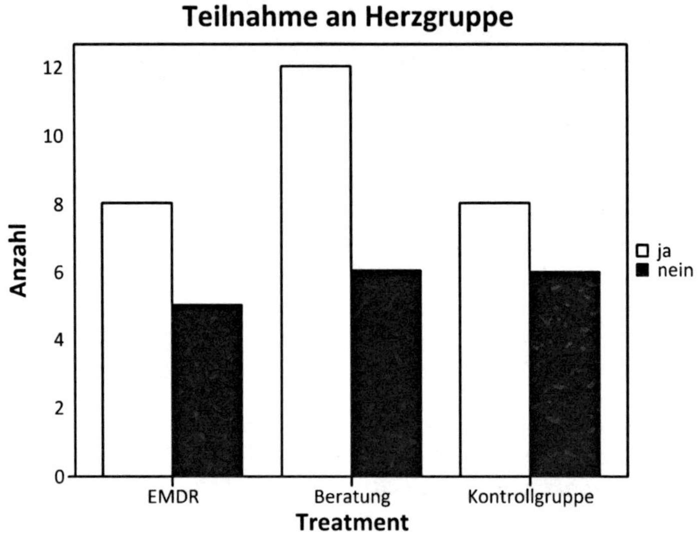

Die Häufigkeitsverteilung (Abb.7-45, Tab. 7-73a) zeigt keinen signifikanten Unterschied zwischen den Treatments hinsichtlich der Teilnahme an einer ambulanten Herzgruppe (Tab. 7-73b).

Tabelle 7-73a: Treatment * Herzgruppe Kreuztabelle

		Herzgruppe		Gesamt
		Ja	Nein	
Treatment	EMDR	8	5	13
	Beratung	12	6	18
	Kontrollgruppe	8	6	14
Gesamt		28	17	45

Tabelle 7-73b: Chi-Quadrat-Tests

	Wert	df	Asymptotische Signifikanz (zweiseitig)
Chi-Quadrat nach Pearson	,308[a]	2	,857
Likelihood-Quotient	,308	2	,857
Zusammenhang linear-mit-linear	,060	1	,807
Anzahl der gültigen Fälle	45		

[a] 0 Zellen (0,0%) haben eine erwartete Häufigkeit kleiner 5. Die minimale erwartete Häufigkeit ist 4,91.

7.6.2.2 Vermehrte körperliche Aktivitäten/Sport (Frage 5)

Abbildung 7-46: Vermehrte körperliche Aktivität

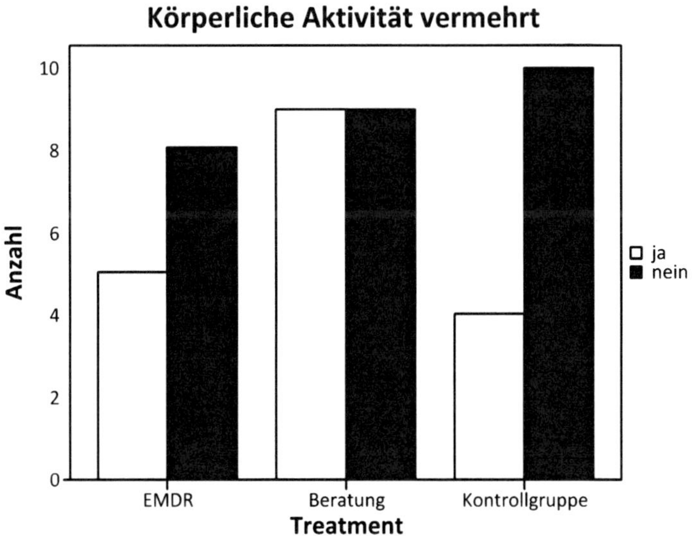

Die Häufigkeitsverteilung in Tab. 7-74a zeigt keinen signifikanten Unterschied zwischen den Treatments hinsichtlich der Vermehrung von körperlicher Aktivität (Tab.7-74b).

Tabelle 7-74a: Treatment * Sport Kreuztabelle

		Sport		
		Ja	Nein	Gesamt
Treatment	EMDR	5	8	13
	Beratung	9	9	18
	Kontrollgruppe	4	10	14
	Gesamt	18	27	45

Tabelle 7-74b: Chi-Quadrat-Tests

	Wert	df	Asymptotische Signifikanz (zweiseitig)
Chi-Quadrat nach Pearson	1,525[a]	2	,467
Likelihood-Quotient	1,543	2	,462
Zusammenhang linear-mit-linear	,296	1	,586
Anzahl der gültigen Fälle	45		

[a] 1 Zelle (16,7%) hat eine erwartete Häufigkeit kleiner 5. Die minimale erwartete Häufigkeit ist 5,20.

7.6.2.3 Praktizieren eines Entspannungsverfahrens (Fragen 7 und 8)

Hier wird die Summe der Antworten aus Frage 7 und 8 gebildet. Die Werte sind mindestens 0 und maximal 2.

Mit der positiven Wirkung und der Indikationsstellung von Entspannungstraining bei Koronarpatienten hat sich in Deutschland ausführlich Ohm (1992 und 1994) beschäftigt. Die TeilnehmerInnen aus allen beteiligten Gruppen haben in der Reha Grundkenntnisse in der Progressiven Muskelrelaxation nach Jacobson erworben. In den Kursen wurde angeregt, das Training eigeninitiativ zuhause weiter zu führen.

Abbildung 7-47: Praktizieren eines Entspannungsverfahrens

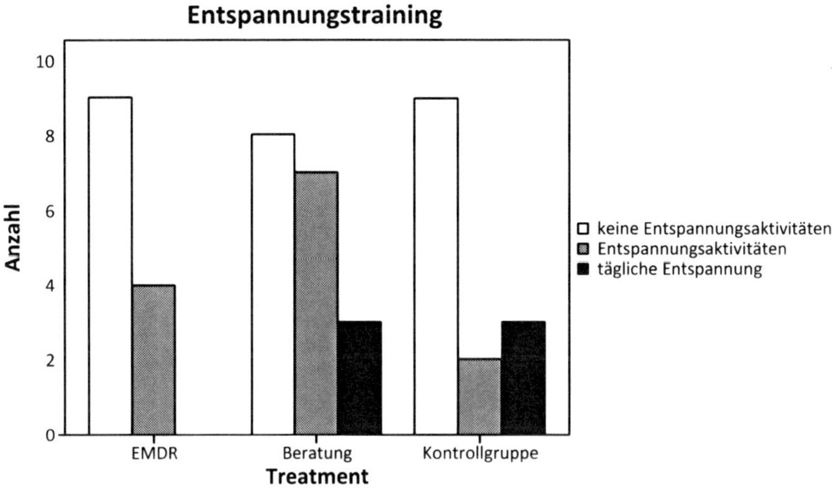

Da die Häufigkeiten in fünf Feldern deutlich unter 5 liegen ist die Zuverlässigkeit der Testung mit Chi^2 nicht mehr gegeben (Tab. 7-75a und 7-75b). Das Ergebnis entzieht sich somit einer sinnvollen Interpretation.

Tabelle 7-75a: Treatment * Entspannung Kreuztabelle

		Entspannung			
		keine Entspannungsaktivitäten	**Entspannungs-aktivitäten**	**täglich Entspannung**	**Gesamt**
Treatment	EMDR	9	4	0	13
	Beratung	8	7	3	18
	Kontrollgruppe	9	2	3	14
Gesamt		26	13	6	45

Tabelle 7-75b: Chi-Quadrat-Tests

	Wert	**df**	**Asymptotische Signifikanz (zweiseitig)**
Chi-Quadrat nach Pearson	5,195[a]	4	,268
Likelihood-Quotient	7,013	4	,135
Zusammenhang linear-mit-linear	,837	1	,360
Anzahl der gültigen Fälle	45		

[a] 5 Zellen (55,6%) haben eine erwartete Häufigkeit kleiner 5. Die minimale erwartete Häufigkeit ist 1,73.

7.6.2.4 Vollkommene Umstellung der Ernährung (Frage 9)

Koronarpatienten besuchen ein Ernährungsseminar und werden unter fachlicher Anleitung in einer Lehrküche der Rehaklinik geschult.

Abbildung 7-48: Vollkommene Umstellung der Ernährung

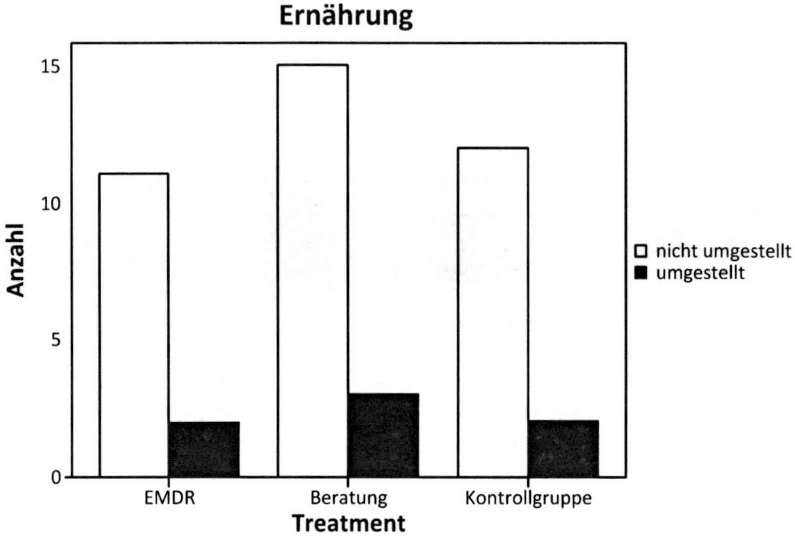

Da die Häufigkeiten in drei Feldern deutlich unter 5 liegen ist die Zuverlässigkeit der Testung mit Chi^2 nicht mehr gegeben (Tab. 7-76a und 7-76b). Das Ergebnis entzieht sich somit einer sinnvollen Interpretation.

Tabelle 7-76a: Treatment * Ernährung Kreuztabelle

		Ernährung		Gesamt
		nicht umgestellt	umgestellt	
Treatment	EMDR	11	2	13
	Beratung	15	3	18
	Kontrollgruppe	12	2	14
Gesamt		38	7	45

Tabelle 7-76b: Chi-Quadrat-Tests

	Wert	df	Asymptotische Signifikanz (zweiseitig)
Chi-Quadrat nach Pearson	,034[a]	2	,983
Likelihood-Quotient	,034	2	,983
Zusammenhang linear-mit-linear	,007	1	,935
Anzahl der gültigen Fälle	45		

[a] Drei Zellen (50,0%) haben eine erwartete Häufigkeit kleiner 5. Die minimale erwartete Häufigkeit ist 2,02.

7.6.2.5 Nikotinabstinenz (Frage 10)

Bei dieser Auswertung werden alle (früheren wie neuen) Nichtraucher in einer Kategorie zusammengefasst (= Rauchen beendet). Unter den KoronarpatientInnen befanden sich auch einige, wenn auch wenige, ursprüngliche Nichtraucher. Diese Antworten können also nicht die interessante Frage beantworten, wer erst nach dem Infarkt aufhörte und dann abstinent blieb. Dies muss als Fragebogenmangel gewertet werden.

Abbildung 7-49: Rauchen beendet

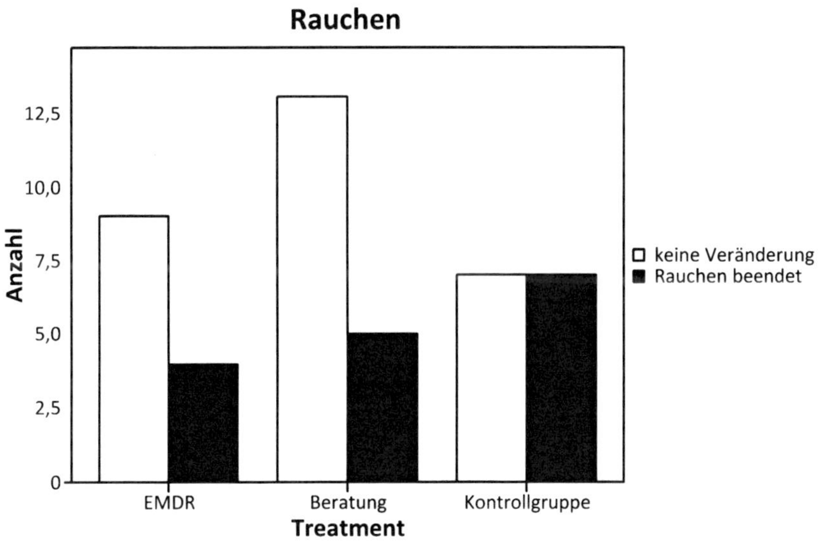

Die Häufigkeitsverteilung in Tab. 7-77a zeigt keinen signifikanten Unterschied zwischen den Treatments hinsichtlich der Nikotinabstinenz (Tab. 7-77b).

Tabelle 7-77a: Treatment * Rauchen Kreuztabelle

		Rauchen		
		Keine Veränderung	Rauchen beendet	Gesamt
Treatment	EMDR	9	4	13
	Beratung	13	5	18
	Kontrollgruppe	7	7	14
	Gesamt	29	16	45

Tabelle 7-77b: Chi-Quadrat-Tests

	Wert	df	Asymptotische Signifikanz (zweiseitig)
Chi-Quadrat nach Pearson	1,880[a]	2	,391
Likelihood-Quotient	1,847	2	,397
Zusammenhang linear-mit-linear	1,106	1	,293
Anzahl der gültigen Fälle	45		

[a] Zwei Zellen (33,3%) haben eine erwartete Häufigkeit kleiner 5. Die minimale erwartete Häufigkeit ist 4,62.

7.6.2.6 Medikamentencompliance (Frage 11)

Abbildung 7-50: Medikamentencompliance

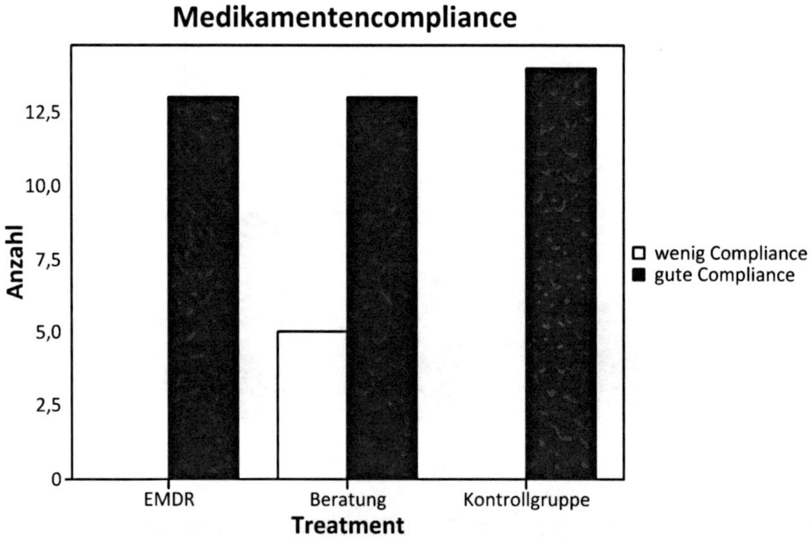

Da die Häufigkeiten in zwei Feldern deutlich unter 5 liegen (sogar bei 0) ist die Zuverlässigkeit der Testung mit Chi^2 nicht mehr gegeben (Tab. 7-78a und 7-78b). Das Ergebnis entzieht sich somit einer sinnvollen Interpretation. Bei der Compliance ist es generell sehr schwer, zu validen Daten zu kommen, weil hier mit sozialer Erwünschtheit gerechnet werden muss. Bis auf fünf TeilnehmerInnen geben alle anderen an, dass ihr Arzt mit der Zuverlässigkeit ihrer Medikamentendisziplin sehr zufrieden wäre.

Tabelle 7-78a: Treatment * Medikamentencompliance Kreuztabelle

		Medikamentencompliance		
		Wenig Compliance	**Gute Compliance**	**Gesamt**
Treatment	EMDR	0	13	13
	Beratung	5	13	18
	Kontrollgruppe	0	14	14
	Gesamt	5	40	45

Tabelle 7-78b: Chi-Quadrat-Tests

	Wert	**df**	**Asymptotische Signifikanz (zweiseitig)**
Chi-Quadrat nach Pearson	8,438[a]	2	,015
Likelihood-Quotient	10,125	2	,006
Zusammenhang linear-mit-linear	,005	1	,946
Anzahl der gültigen Fälle	45		

[a] Drei Zellen (50,0%) haben eine erwartete Häufigkeit kleiner 5.
Die minimale erwartete Häufigkeit ist 1,44.

7.6.2.7 Allgemeine Risikominderung

Bei dieser Auswertung wird die Summe der Ergebnisse zu den Fragen 4+5+6+8+9+10+11 (min = 0, max = 7) gebildet. Die Daten sind rangskaliert und die Testung erfolgt mit dem Kruskal-Wallis-H-Test.

Abbildung 7-51: Mittelwerte

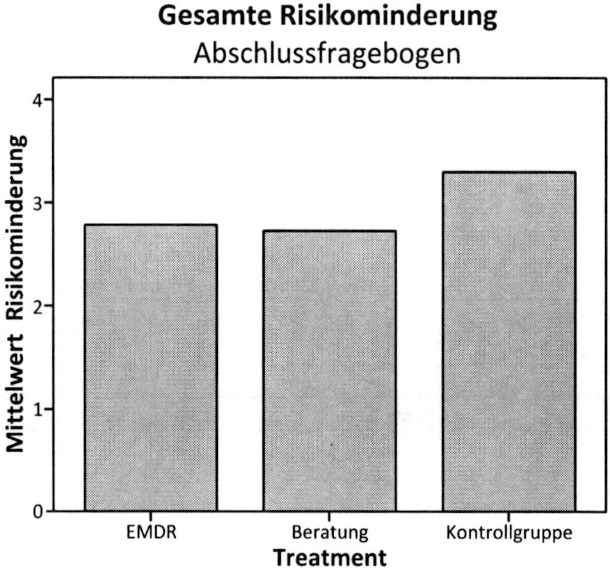

Abbildung 7-52: Mittlere Ränge

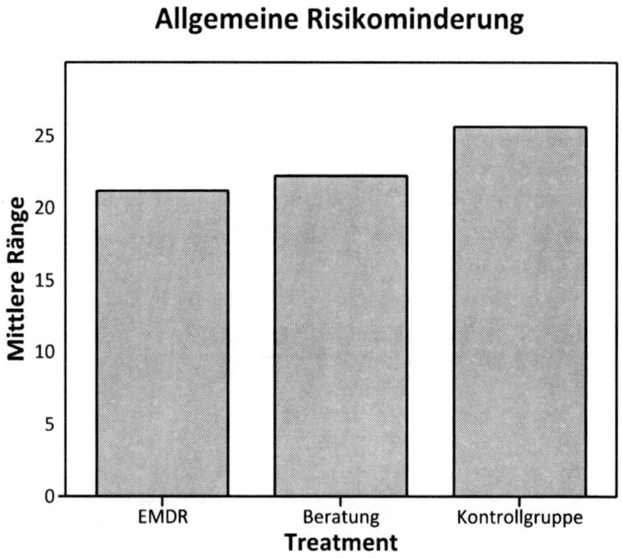

Die Häufigkeitsverteilung zeigt keinen statistisch signifikanten Unterschied zwischen den Treatments hinsichtlich der aktiven Risikominderung durch Lebensstilveränderung (Tab. 7-79a und 7-79b).

Tabelle 7-79a: Ränge

	Treatment	N	Mittlerer Rang
Risikominderung	EMDR	13	21,19
	Beratung	18	22,22
	Kontrollgruppe	14	25,68
	Gesamt	45	

Tabelle 7-79b: Statistik für Test[a,b]

	Risikominderung
Chi-Quadrat	,948
df	2
Asymptotische Signifikanz	,623

[a] Kruskal-Wallis-Test
[b] Gruppenvariable: Treatment

7.6.2.8 Prüfergebnis zu Hypothese 13

PatientInnen der drei Treatments beschreiben ihre Bemühungen um herzgesunde Lebensstiländerung zum Katamnesezeitpunkt unterschiedlich.

Die Hypothese 13 wird verworfen. Die Treatments unterscheiden sich statistisch nicht hinsichtlich der allgemeinen Risikominderung. Eine spezifische Auswirkung eines Treatments auf die in der Reha angestrebte herzgesunde Lebensstiländerung kann somit nicht nachgewiesen werden.

7.6.3 Return to Work (Frage 12)

Hypothese 14: PatientInnen der drei Treatments gelingt die Rückkehr an den Arbeitsplatz zum Katamnesezeitpunkt unterschiedlich.

Abbildung 7-53: Rückkehr an den Arbeitsplatz

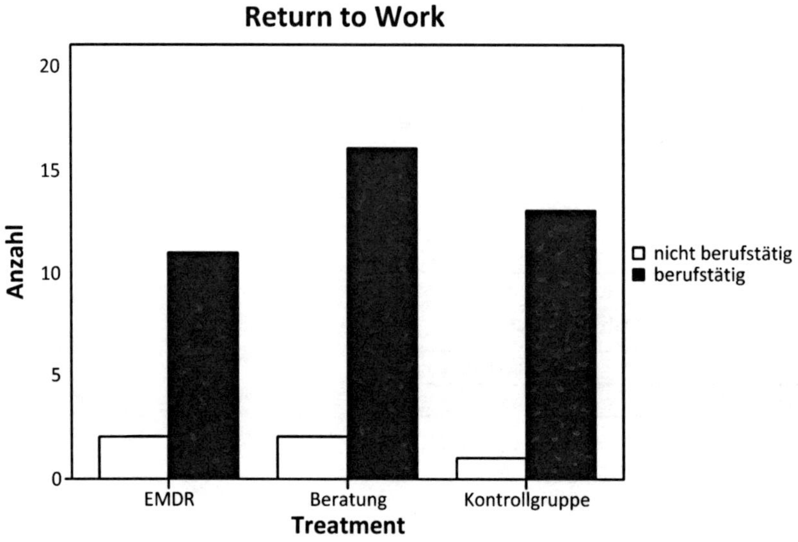

7.6.3.1 Prüfung der Treatmentunterschiede

Da die Häufigkeiten in drei Feldern deutlich unter 5 liegen, ist die Zuverlässigkeit der Testung mit Chi^2 nicht mehr gegeben (Tab. 7-80a und 7-80b). Das Ergebnis entzieht sich somit einer statistischen Bewertung. Die Häufigkeitsverteilung zeigt keinen signifikanten Unterschied zwischen den Treatments hinsichtlich der Rückkehr an den Arbeitsplatz.

Tabelle 7-80a: Treatment * Return Kreuztabelle

		Return		
		Nicht berufstätig	**Berufstätig**	**Gesamt**
Treatment	EMDR	2	11	13
	Beratung	2	16	18
	Kontrollgruppe	1	13	14
	Gesamt	5	40	45

Tabelle 7-80b: Chi-Quadrat-Tests

	Wert	df	Asymptotische Signifikanz (zweiseitig)
Chi-Quadrat nach Pearson	,464[a]	2	,793
Likelihood-Quotient	,470	2	,791
Zusammenhang linear-mit-linear	,453	1	,501
Anzahl der gültigen Fälle	45		

[a] Drei Zellen (50,0%) haben eine erwartete Häufigkeit kleiner 5.
Die minimale erwartete Häufigkeit ist 1,44.

7.6.3.2 Prüfergebnis zu Hypothese 14

PatientInnen der drei Treatments gelingt die Rückkehr an den Arbeitsplatz zum Katamnesezeitpunkt unterschiedlich.

Die Hypothese 14 wird verworfen. Es finden sich zwischen den Treatments statistisch keine Unterschiede hinsichtlich der Rückkehr an den Arbeitsplatz.

7.6.4 Bewertung von Psychotherapie (Frage 13)

Hypothese 15: PatientInnen der drei Treatments beschreiben ihre Überzeugung von der Wirksamkeit von Psychotherapie zum Katamnesezeitpunkt unterschiedlich.

Die StudienteilnehmerInnen wurden im Abschlussfragebogen danach gefragt, für wie hilfreich sie die psychotherapeutische Behandlung während der Anschlussheilbehandlung in Bezug auf die Unterstützung bei der Verarbeitung ihrer Koronarerkrankung bewerten.

Die Antworten reichen von „0 = negative/belastende Wirkung" über „2 = unentschieden" bis „4 = sehr positive Wirkung".

Abbildung 7-54: Mittelwerte

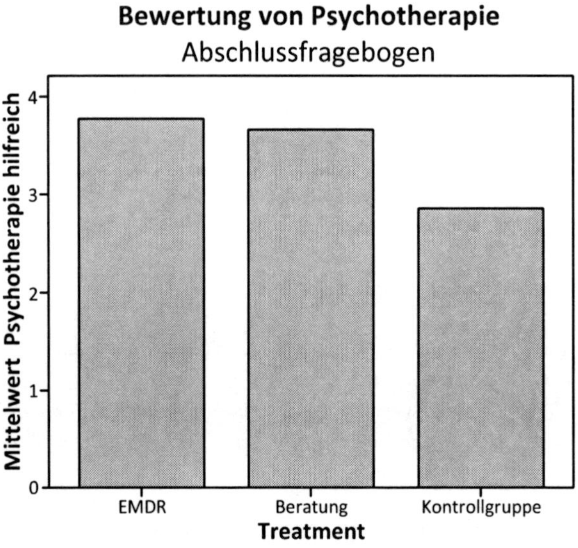

7.6.4.1 Prüfung der Treatmentunterschiede

Abbildung 7-55: Mittlere Ränge

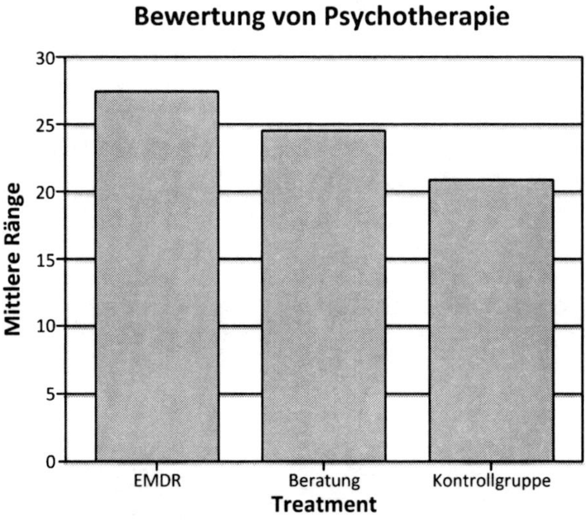

Es ergibt sich ein signifikanter Unterschied zwischen den Gruppen (Tab. 7-81a und 7-81b). Die TeilnehmerInnen der Treatments E und B bewerten die Wirkung von Psychotherapie auf ihre Koronarerkrankung positiver als jene der Kontrollgruppe.

Tabelle 7-81a: Ränge

	Treatment	N	Mittlerer Rang
Psychotherapie hilfreich	EMDR	13	27,46
	Beratung	18	24,50
	Kontrollgruppe	14	16,93
	Gesamt	45	

Tabelle 7-81b: Statistik für Test[a,b]

	Psychotherapie hilfreich
Chi-Quadrat	6,556
df	2
Asymptotische Signifikanz	,038*

[a] Kruskal-Wallis-Test
[b] Gruppenvariable: Treatment

An dieser Stelle soll zusätzlich ein Rangvergleich zwischen den Gruppen E und B erfolgen (Tab. 7-82a). Die beiden Gruppen unterscheiden sich nicht signifikant (Tab. 7-82b). Der entscheidende statistische Unterschied besteht demnach zwischen der Kontrollgruppe und den beiden anderen Gruppen.

Tabelle 7-82a: Ränge

	Treatment	N	Mittlerer Rang	Rangsumme
Psychotherapie hilfreich	EMDR	13	17,38	226,00
	Beratung	18	15,00	270,00
	Gesamt	31		

Tabelle 7-82b: Statistik für Test[a]

	Psychotherapie hilfreich
Mann-Whitney-U	99,000
Wilcoxon-W	270,000
Z	-,946
Asymptotische Signifikanz (zweiseitig)	,344
Exakte Signifikanz [2*(einseitige Sig.)]	,489[b]

[a] Gruppenvariable: Treatment
[b] Nicht für Bindungen korrigiert.

7.6.4.2 Prüfergebnis zu Hypothese 15

PatientInnen der drei Treatments beschreiben ihre Überzeugung von der Wirksamkeit von Psychotherapie zum Katamnesezeitpunkt unterschiedlich.

Die Hypothese 15 wird beibehalten. Es finden sich zwischen den Treatments statistische Unterschiede hinsichtlich der Bewertung der Psychotherapie.

Anmerkung: Die Teilnehmerinnen der Gruppen E und B zeigen sich überzeugter von der Hilfe, die sich durch Psychotherapie erfuhren, als die Mitglieder der Kontrollgruppe.

7.6.5 Wunsch nach mehr (ambulanter) Psychotherapie (Frage 14)

Das letzte Item des Abschlussfragebogens soll hier außerhalb der Hypothesenprüfung in die statistische Verrechnung eingehen. Hier werden die positiven Antworten zum Wunsch nach Psychotherapie, der konkreten Absicht einer Psychotherapieaufnahme oder der schon erfolgten Aufnahme einer Psychotherapie zusammengefasst. Ihnen wird die Ansicht gegenübergestellt, dass in ambulanter Psychotherapie im Zusammenhang mit der eigenen Koronarerkrankung keine weitere Hilfe erwartet wird.

Abbildung 7-56: Wunsch nach ambulanter Therapie

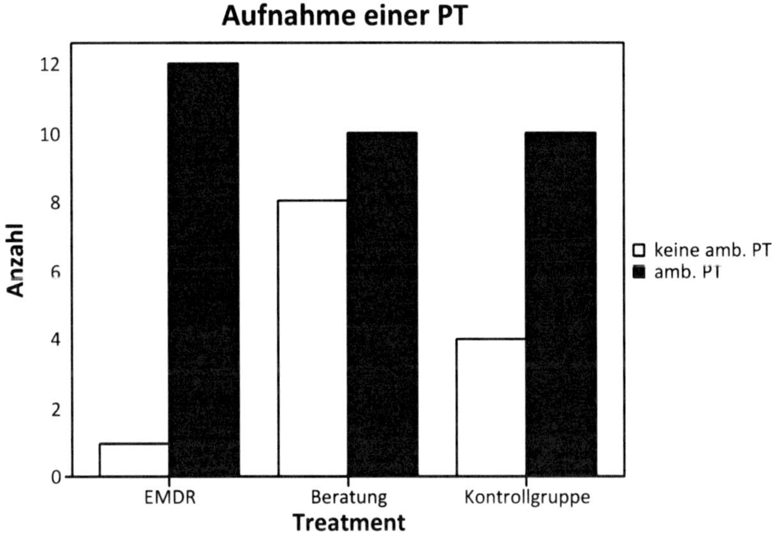

Die statistische Prüfung wird hier beeinträchtigt durch die Tatsache, dass die Häufigkeit in zwei Feldern unter 5 ist (Tab. 7-83a).

Das Ergebnis liegt im tendenziell signifikanten Bereich (Tab. 7-83b), d. h. es könnte möglicherweise bei einem größeren N ein systematischer Unterschied zwischen den Treatments bestehen. Ehemalige EMDR-PatientInnen scheinen die Bedeutung der ambulanten Psychotherapie für sich mit positiveren Erwartungen zu verbinden, als PatientInnen der anderen beiden Gruppen.

Tabelle 7-83a: Treatment * Aufnahme einer PT Kreuztabelle

		Aufnahme einer PT		
		Keine amb. PT	**Amb. PT**	**Gesamt**
Treatment	EMDR	1	12	13
	Beratung	8	10	18
	Kontrollgruppe	4	10	14
Gesamt		13	32	45

Tabelle 7-83b: Chi-Quadrat-Tests

	Wert	df	Asymptotische Signifikanz (zweiseitig)
Chi-Quadrat nach Pearson	4,964[a]	2	,084
Likelihood-Quotient	5,571	2	,062
Zusammenhang linear-mit-linear	1,297	1	,255
Anzahl der gültigen Fälle	45		

[a] Zwei Zellen (33,3%) haben eine erwartete Häufigkeit kleiner 5. Die minimale erwartete Häufigkeit ist 3,76.

7.7 Abschließende Beurteilung der Hypothesenprüfung

Im Folgenden werden die Ergebnisse der verschiedenen statistischen Prüfungen zu jeder Hypothese zusammengefasst zu einem endgültigen Prüfergebnis. Dabei soll die Ausgangsbedingung mit der gesamten Stichprobe, inklusive der leicht traumatisierte PatientInnen, stets am stärkten gewichtet werden (vgl. Abschnitt 7.3). Die zusätzlichen Prüfbedingungen mit Bezug auf eine kleinere Stichprobe mit ausschließlich stärker traumatisierten PatientInnen (Abschnitt 7.4) oder unter Hinzunahme einer dritten unabhängigen Variable (Traumaintensität; Abschnitt 7.5) haben zwar klinische Relevanz, können aber lediglich der Hypothesengenerierung für weitergehende Forschung in diesem Feld dienen.

Hypothese 1: Die Traumabelastung, gemessen mit der IES, verändert sich im Verlauf der drei Messzeitpunkte in den drei Treatments unterschiedlich.

Der Zeiteffekt ist bei allen Prüfungen (der Gesamtstichprobe und der kleineren Stichprobe der hoch Traumatisierten) hochsignifikant und er hat hohe Effektstärken. Die durchschnittliche Traumabelastung sinkt bei allen StudienteilnehmerInnen über die Untersuchungszeit.

Bei der Eingrenzung auf hoch Traumatisierte wird die Wechselwirkung zwischen den Faktoren Zeit und Treatment zwar nicht signifikant, aber deren Effektstärke ist groß.

Erst bei Hinzufügung des dritten Faktors Traumaintensität entstehen signifikante Wechselwirkungen zwischen allen Faktoren, die auf systematisch unterschiedliche Treatmenteffekte hinwiesen. Diese Ergebnisse haben jedoch nur hypothesengenerierenden Wert, da eine Voraussetzung der dreifaktoriellen ANOVA verletzt ist (siehe Abschnitt 7.5).

Demnach sinkt die Traumabelastung sowohl bei Gruppe E wie bei Gruppe B innerhalb der stationären Heilbehandlung von durchschnittlich mäßig auf leicht traumatisiert. Im paarweisen Vergleich stellt sich aber heraus, dass nur die Traumatisierungswerte der EMDR-Gruppe über die gesamte Untersuchungszeit hochsignifikant sinken. Bei der Beratungsgruppe ist diese Verbesserung nur tendenziell signifikant. Bei der Kontrollgruppe ergibt sich keine Verbesserung.

Die Hypothese 1 muss insgesamt verworfen werden. Die drei Gruppen unterscheiden sich hinsichtlich der Veränderung der Traumatisierungswerte über die drei Messzeitpunkte statistisch nicht systematisch.

Hypothese 2.1: Die Depression, gemessen mit der ADS-L, verändert sich im Verlauf der drei Messzeitpunkte in den drei Treatments unterschiedlich.

Der Zeiteffekt ist bei allen Prüfungen hochsignifikant und er hat jeweils hohe Effektstärken. Die durchschnittliche Depressivität (ADS-L) sinkt bei allen StudienteilnehmerInnen über die Zeit von einem klinisch relevanten Depressionswert auf ein Niveau, welches laut Testhandbuch deutlich unter dem kritischen Wert liegt (vgl. Hautzinger und Bailer 1993).

Die Wechselwirkung von Zeit- und Treatmentfaktor ist bei der großen Stichprobe im tendenziell signifikanten Bereich und die dazugehörige Effektstärke ist mittelmäßig groß. Bei den stark Traumatisierten vermindert sich die Signifikanz, aber die Effektstärke bleibt im Mittelbereich. Hier macht sich der Einfluss der Stichprobenverkleinerung auf das Testergebnis nachteilig bemerkbar. In den paarweisen Post-hoc-Vergleichen wird der Unterschied zwischen den drei Treatments deutlich. Während die Beratungs- und die Kontrollgruppe jeweils hochsignifikante Absenkungen der Depressionswerte aufweisen, verliert die EMDR-Gruppe die anfängliche Verbesserung in der Behandlungszeit wieder zu T3. Bei der Depression findet sich also kein positiver Effekt durch die EMDR-Behandlung.

Bei Hinzunahme des dritten Faktors ändert sich die Varianzaufklärung dahingehend, dass die Wechselwirkung der Faktoren Zeit und Treatment signifikant wird und die paarweisen Vergleiche belegen, dass allein die EMDR-Gruppe keine Veränderung zeigt, während die PatientInnen der Beratungs- und Kontrollgruppe zum Studienende jeweils hochsignifikant weniger depressiv sind als zu Beginn. Auch dieses Ergebnis bedürfte einer genaueren Analyse in einer weiteren Untersuchung.

Die Hypothese 2.1 wird verworfen. Die drei Gruppen unterscheiden sich hinsichtlich der Veränderung der Depressionswerte in der ADS-L über die drei Messzeitpunkte statistisch nicht systematisch.

Hypothese 2.2: Die Depression, gemessen mit der Skala Depressivität der SCL-90, verändert sich im Verlauf der drei Messzeitpunkte in den drei Treatments unterschiedlich.

Der Zeiteffekt ist bei beiden Prüfbedingungen hochsignifikant und er hat eine hohe Effektstärke. Die durchschnittliche Depressivität (SCL-90) sinkt auch in dieser Skala bei allen StudienteilnehmerInnen über alle Messzeitpunkte.

Die Wechselwirkung der Faktoren ist nicht signifikant bei geringer Effektstärke. Die Ergebnisse ändern sich bei Hinzunahme eines dritten Faktors nicht.

Die Hypothese 2.2 wird verworfen. Die drei Gruppen unterscheiden sich hinsichtlich der Veränderung der Depressionswerte in der SCL-90 über die drei Zeitpunkte statistisch nicht systematisch.

Hypothese 2: Die Depression verändert sich im Verlauf der drei Messzeitpunkte in den drei Treatments unterschiedlich.

In der Zusammenschau der Ergebnisse beider Depressionsskalen fällt die ADS-L, als das Verfahren mit den besseren Gütekriterien, schwerer ins Gewicht. Die Kurvenverläufe beider Skalen zeigen in den Grafiken starke Ähnlichkeiten.

Die Hypothese 2 wird insgesamt verworfen. Die drei Gruppen unterscheiden sich hinsichtlich der Veränderung der Depressionswerte im Verlauf über die drei Messzeitpunkte statistisch nicht systematisch.

Hypothese 3: Die Ängstlichkeit, gemessen mit der Skala Ängstlichkeit der SCL-90, verändert sich im Verlauf der drei Messzeitpunkte in den drei Treatments unterschiedlich.

Der Zeiteffekt ist bei allen Prüfungen hochsignifikant und er hat hohe Effektstärken. Die durchschnittliche Ängstlichkeit (SCL-90) sinkt bei allen StudienteilnehmerInnen über die Befragungszeit.

Der Treatmenteffekt ist signifikant bei großer Effektstärke, was sich mit den schon zu Beginn signifikant niedrigeren Testwerten der Gruppe B erklären lässt. Die Wechselwirkung ist nicht signifikant und deren Effektstärke gering.

Dieses Bild ändert sich auch nicht bei der Beschränkung auf die kleinere Stichprobe mit hoch Traumatisierten.

Durch Hinzunahme des dritten Faktors bekommt man neue Information, da die Wechselwirkung der Faktoren Zeit und Traumaintensität hochsignifikant ist. Die hoch Traumatisierten verringern im Durchschnitt ihre Ängstlichkeit hochsignifikant, aber die niedrig Traumatisierten verharren auf ihrem Ängstlichkeitsniveau. Die Prüfung der dreifaktoriellen Wechselwirkung ergibt keine Signifikanz, so dass nur wieder eine, statistisch nicht bedeutsame, Auffälligkeit bei den leichttraumatisierten EMDR-PatientInnen festgestellt werden kann. Sie verschlechtern sich auch wieder bei dieser Variable. Für sich genommen würde dieses Indiz wegen der fehlenden signifikanten Testergebnisse, keine weitere Forschung als notwendig erscheinen lassen, da aber die kleine Subgruppe der leicht traumatisierten EMDR-PatientInnen sowohl bei Ängstlichkeit als auch Depressivität einen gegenläufigen Verschlechterungstrend zeigen, besteht weiterer Klärungsbedarf.

Die Hypothese 3 wird verworfen. Die drei Gruppen unterscheiden sich hinsichtlich der Veränderung der Ängstlichkeitswerte im Verlauf über die drei Messzeitpunkte statistisch nicht systematisch.

Hypothese 4: ***Die Unsicherheit im Sozialkontakt, gemessen mit der Skala Unsicherheit der SCL-90, verändert sich im Verlauf der drei Messzeitpunkte in den drei Treatments unterschiedlich.***

Es finden sich weder signifikante noch effektstarke Haupteffekte bei den Faktoren. Auch die Wechselwirkung ist statistisch nicht bedeutsam. Die Ergebnisse der Skala Unsicherheit im Sozialkontakt scheinen in keiner Weise von den Untersuchungsbedingungen beeinflusst.

Das Ergebnis ändert sich nicht bei der Beschränkung auf Hochtraumatisierte oder bei der Hinzunahme des Faktors Traumaintensität.

Die Hypothese 4 wird verworfen. Die drei Gruppen unterscheiden sich hinsichtlich der Werte für Unsicherheit im Sozialkontakt im Verlauf über die drei Messzeitpunkte statistisch nicht systematisch.

Hypothese 5: ***Die Aggressivität/Feindseligkeit, gemessen mit der Skala Aggressivität/Feindseligkeit der SCL-90, verändert sich im Verlauf der drei Messzeitpunkte in den drei Treatments unterschiedlich.***

Bei der Variable Aggressivität/Feindseligkeit errechnet sich ein signifikanter Zeiteffekt. Die durchschnittlichen Werte aller StudienteilnehmerInnen sinken leicht. Ein Treatmenteffekt kann nicht festgestellt werden und auch keine Wechselwirkung der Faktoren.

Das Ergebnis ändert sich nicht bei der Beschränkung auf Hochtraumatisierte oder bei der Hinzunahme des Faktors Traumaintensität.

Die Hypothese 5 wird verworfen. Die drei Gruppen unterscheiden sich hinsichtlich der Werte für Aggressivität/Feindseligkeit im Verlauf über die drei Messzeitpunkte statistisch nicht systematisch.

Hypothese 6: ***Die Somatisierung, gemessen mit der Skala Somatisierung der SCL-90, verändert sich im Verlauf der drei Messzeitpunkte in den drei Treatments unterschiedlich.***

Der Zeiteffekt ist bei allen Prüfungen hochsignifikant und er hat hohe Effektstärken. Die durchschnittliche Somatisierung (SCL-90) sinkt bei allen StudienteilnehmerInnen über die Zeit.

Der Treatmenteffekt ist signifikant bei nahezu großer Effektstärke. Hier fällt insbesondere der große Abstand der Gruppen B und K über alle Messzeitpunkte ins Gewicht. Die Wechselwirkung ist nicht signifikant und deren Effektstärke gering.

Das Ergebnis ändert sich nicht bei der Beschränkung auf Hochtraumatisierte oder bei der Hinzunahme des Faktors Traumaintensität.

Die Hypothese 6 wird verworfen. Die drei Gruppen unterscheiden sich hinsichtlich der Somatisierungswerte im Verlauf über die drei Messzeitpunkte statistisch nicht systematisch.

Hypothese 7: ***Die psychische Belastung, gemessen mit der Skala Psychische Belastung/Global Severity Index der SCL-90, verändert sich im Verlauf der drei Messzeitpunkte in den drei Treatments unterschiedlich.***

Der Zeiteffekt ist bei allen Prüfungen hochsignifikant und er hat hohe Effektstärken. Die durchschnittliche Psychische Belastung/Globalindex (SCL-90) sinkt bei allen StudienteilnehmerInnen über die Zeit. Die Wechselwirkung ist weder signifikant noch effektstark.

Das Ergebnis ändert sich nicht bei der Beschränkung auf Hochtraumatisierte oder bei der Hinzunahme des Faktors Traumaintensität.

Die Hypothese 7 wird verworfen. Die drei Gruppen unterscheiden sich hinsichtlich der Werte für die psychische Belastung/den Global Severity Index im Verlauf über die drei Messzeitpunkte statistisch nicht systematisch.

Hypothese 8: ***Die negativen Selbstwertkognitionen verändern sich im Verlauf der drei Messzeitpunkte in den drei Treatments unterschiedlich.***

Mit nonparametrischen Verfahren kann ein signifikanter Zeiteffekt festgestellt werden. Alle StudienteilnehmerInnen verbessern sich in Bezug auf ihre negativen Selbstwertkognitionen (vgl. Abb. 7-17). Ein statistisch bedeutsamer Unterschied zwischen den drei Interventionen findet sich hingegen nicht. Die Wechselwirkung zu den Faktoren Zeit und Treatment kann bei diesem Skalenniveau nicht berechnet werden.

Auf eine Prüfung einer kleineren Stichprobe mit stark traumatisierten PatientInnen wird hier verzichtet, da die zulässigen Prüfmethoden bei noch kleinerem N keinen statistisch nachweisbaren Effekt erwarten lassen.

Die Hypothese 8 wird verworfen. Die drei Gruppen unterscheiden sich hinsichtlich der negativen Selbstwertkognitionen im Verlauf über die drei Messzeitpunkte statistisch nicht systematisch.

Hypothese 9: Die external-fatalistische Kontrollüberzeugung verändert sich im Verlauf der drei Messzeitpunkte in den drei Treatments unterschiedlich.

Auch hier lässt sich mit einem nonparametrischen Prüfverfahren ein hochsignifikanter Zeiteffekt identifizieren. In der Abb. 7-19 zeigt sich auch ein konsistenter Absenkungstrend über alle drei Gruppen. Demnach sinkt die external-fatalistische Kontrollüberzeugung bei allen beteiligten PatientInnen. Auch bei dieser abhängigen Variablen können keine statistischen Unterschiede zwischen den drei Treatments gefunden werden und eine Wechselwirkung zu den Faktoren Zeit und Treatment kann nicht berechnet werden.

Es wird auf eine Prüfung mit ausschließlich stark Traumatisierten verzichtet, weil das N für die Statistik zu klein würde.

Die Hypothese 9 wird verworfen. Die drei Gruppen unterscheiden sich hinsichtlich der Werte für external-fatalistischen Kontrollüberzeugung im Verlauf über die drei Messzeitpunkte statistisch nicht systematisch.

Hypothese 10.1: Die Ejektionsfraktion, gemessen mit dem Herzecho, verändert sich im Verlauf der drei Messzeitpunkte in den drei Treatments unterschiedlich.

Der Zeiteffekt ist bei allen Prüfungen hochsignifikant und er hat hohe Effektstärken. Die durchschnittliche Ejektionsfraktion steigt bei allen StudienteilnehmerInnen über die Zeit leicht an. Die Wechselwirkung ist nicht signifikant.

Die Hinzunahme des dritten Faktors Traumaintensität ergibt eine hochsignifikante Wechselwirkung der Faktoren Zeit und Traumaintensität. Die leicht Traumatisierten zeigen im Mittel eine hochsignifikante Verbesserung bei der Herzpumpleistung, während bei den stärker traumatisierten PatientInnen keine Veränderung gemessen wird. Dieser Effekt erscheint unabhängig von der Treatmentzugehörigkeit. Hier fände sich bei weitergehender Untersuchung möglicherweise ein interessanter Zusammenhang zwischen einer kardiologischen Variable und der psychischen Belastung von Koronarpatienten durch Traumafolgestörungen. Beeinträchtigt die Traumaintensität die Zunahme der Herzpumpleistung?

Die Hypothese 10.1 wird verworfen. Die drei Gruppen unterscheiden sich hinsichtlich der Werte für Ejektionsfraktion im Verlauf über die drei Messzeitpunkte statistisch nicht systematisch.

Hypothese 10.2: Das Verhältnis von E- zu A-Welle, gemessen mit dem Herzecho, verändert sich im Verlauf der drei Messzeitpunkte in den drei Treatments unterschiedlich.

Es finden sich weder signifikante noch effektstarke Haupteffekte bei den Faktoren. Auch die Wechselwirkung ist nicht bedeutsam. Die Ergebnisse des Verhältnisses der E- zur A-Welle scheinen in keiner Weise von den Untersuchungsbedingungen beeinflusst.

Das Ergebnis ändert sich nicht bei der Beschränkung auf Hochtraumatisierte oder bei der Hinzunahme des Faktors Traumaintensität.

Die Hypothese 10.2 wird verworfen. Die drei Gruppen unterscheiden sich hinsichtlich des Verhältnisses der E- zur A-Welle im Verlauf über die drei Messzeitpunkte statistisch nicht systematisch.

Hypothese 10.3: Die Dezeleration der E-Welle, gemessen mit dem Herzecho, verändert sich im Verlauf der drei Messzeitpunkte in den drei Treatments unterschiedlich.

Der Zeiteffekt ist signifikant. Die Dezeleration der A-Welle nimmt bei allen Gruppen zu. Ein signifikanter Wechselwirkungseffekt liegt nicht vor.

Das Ergebnis ändert sich nicht bei der Beschränkung auf Hochtraumatisierte oder bei der Hinzunahme des Faktors Traumaintensität.

Die Hypothese 10.3 wird verworfen. Die drei Gruppen unterscheiden sich hinsichtlich der Werte für Dezeleration der A-Welle im Verlauf über die drei Messzeitpunkte statistisch nicht systematisch.

Hypothese 10: Die Herzleistungsfähigkeit verändert sich im Verlauf der drei Messzeitpunkte in den drei Treatments unterschiedlich.

Die Hypothese 10 wird insgesamt verworfen. Die drei Gruppen unterscheiden sich hinsichtlich der gemessenen echokardiographischen Parameter für Herzleistungsfähigkeit im Verlauf über die drei Messzeitpunkte statistisch nicht systematisch.

Hypothese 11: Die kardiale Belastbarkeit, gemessen auf dem Ergometer, verändert sich im Verlauf der drei Messzeitpunkte in den drei Treatments unterschiedlich.

Eine Prüfung der Hypothese 11 ist nicht möglich, da kein ausreichender Datenrücklauf erfolgte. Es bestehen auch Zweifel an der Reliabilität der Wertzuordnung, da die TeilnehmerInnen zumeist von wechselnden Ärzten behandelt wurden.

Hypothese 12: PatientInnen der drei Treatments beschreiben ihren Gesundheitszustand zum Katamnesezeitpunkt unterschiedlich.

Das Prüfergebnis mit der Rangvarianzanalyse liegt im tendenziell signifikanten Bereich. Eine etwas größere Stichprobe würde hier möglicherweise statistisch belegen können, dass PatientInnen der Beratungsgruppe ihren Gesundheitszustand etwas positiver beschreiben, als jene der beiden anderen Interventionsgruppen.

Die Hypothese 12 wird verworfen. Die Treatments unterscheiden sich nicht hinsichtlich der Bewertung der eigenen Gesundheit.

Hypothese 13: PatientInnen der drei Treatments beschreiben ihre Bemühungen um herzgesunde Lebensstiländerung zum Katamnesezeitpunkt unterschiedlich.

Die statistischen Prüfungen der Häufigkeitsverteilungen zeigen keinen signifikanten Unterschied zwischen den Treatments bezüglich der Risikominderung und somit der manifesten Lebensstiländerung. Die Mitglieder der Beratungsgruppe scheinen beim Vergleich der einzelnen deskriptiven Ergebnisse eine Tendenz zu mehr Präventionsaktivitäten zu zeigen, dabei werden jedoch die statistischen Voraussetzungen für eine Testung oft nicht erfüllt. Hier sind weitere Untersuchungen mit differenzierterer Fragestellung und/oder verbesserter Operationalisierung von Nöten.

Die Hypothese 13 wird verworfen. Die Treatments unterscheiden sich nicht hinsichtlich der allgemeinen Risikominderung. Ein allgemein positiver Einfluss eines Treatments auf eine herzgesunde Lebensstiländerung wird nicht nachgewiesen.

Hypothese 14: PatientInnen der drei Treatments beschreiben ihre Arbeitsfähigkeit zum Katamnesezeitpunkt unterschiedlich.

Die statistische Prüfung der Häufigkeitsverteilung zeigt keinen signifikanten Unterschied zwischen den Treatments in Bezug auf die Rückkehr an den Arbeitsplatz.

Es kann festgestellt werden, dass eine länger anhaltende Arbeitsunfähigkeit nach der AHB in dieser Untersuchung sehr selten war. Daher wäre ein systematischer Einfluss einer psychologischen Interventionsmethodik auf die erfolgreiche Rückkehr an den Arbeitsplatz nur bei deutlich größeren Stichproben belegbar.

Die Hypothese 14 wird verworfen. Es finden sich zwischen den Treatments keine Unterschiede hinsichtlich der Rückkehr an den Arbeitsplatz.

Hypothese 15: PatientInnen der drei Treatments beschreiben ihre Überzeugung von der Wirksamkeit von Psychotherapie zum Katamnesezeitpunkt unterschiedlich.

Die statistische Prüfung der Häufigkeitsverteilung zeigt einen signifikanten Unterschied zwischen den Treatments bei der Einschätzung von Psychotherapie zur Unterstützung bei der Verarbeitung der Folgen der Koronarerkrankung. PatientInnen der Treatments E und B bewerten die Psychotherapie signifikant hilfreicher als jene der Kontrollgruppe.

Das Ergebnis ist einerseits naheliegend, weil die PatientInnen der Gruppe E und B die intensivere psychologische Einzelbehandlung erhielten. Andererseits hatten auch die PatientInnen der Kontrollgruppe in themenzentrierten Gruppen vielfältigen Kontakt mit RehapsychologInnen und die Hälfte bekam ein bis zwei Einzelgespräche. Insofern konnten auch sie die psychologische Behandlung beurteilen.

Die Hypothese 15 wird beibehalten. Es finden sich zwischen den Treatments Unterschiede hinsichtlich der Bewertung der Psychotherapie.

7.8 Überblick Hypothesentestung

Die Tab. 7-84 gibt eine Übersicht der getesteten Hypothesen. Hypothese 15 kann als bestätigt gelten. Alle anderen Hypothesen müssen aufgrund der Testergebnisse verworfen werden, da keine statistisch belastbaren Ergebnisse vorliegen, die eine Interventionsform im Vorteil sehen.

Trotzdem können in der Zusammenschau der statistischen Prüfungen einige Ergebnisse als klinisch relevant gelten. Tendenzielle Signifikanzen, mittlere und hohe Effektstärken und signifikante Wechselwirkungen in der nachfolgenden dreifaktoriellen Datenverrechnung lassen Zusammenhänge vermuten, die es mit verfeinerter Forschungsmethodik zu überprüfen gilt.

Tabelle 7-84: Übersicht zur Hypothesentestung

Hypothese Nr.	Variable	Bestätigung	Verwerfung	Klinische Relevanz
1	Traumabelastung IES		ja	ja: E > B >> K
2.1	Depressivität ADS-L		ja	ja: B + K >> E
2.2	Depressivität SCL		ja	
3	Ängstlichkeit SCL		ja	
4	Unsicherheit SCL		ja	
5	Aggressivität SCL		ja	
6	Somatisierung SCL		ja	
7	Globalindex SCL		ja	
8	Negativer Selbstwert		ja	
9	Ext.-fatal. Kontrollüberz.		ja	
10.1	Ejektionsfraktion		ja	
10.2	E/A-Welle		ja	
10.3	Dezeleration E-Welle		ja	
11	Kardiol. Belastbarkeit		Keine Prüfung	
12	Gesundheitszustand		ja	ja: B > E + K
13	Lebensstiländerung		ja	
14	Return to Work		ja	
15	Überzeugt von Psychoth.	ja: E + B > K	ja	

8. Diskussion der Ergebnisse

Von fünfzehn Hypothesen wird eine bestätigt, dreizehn werden verworfen und eine wird von der Prüfung mangels ausreichenden Datenrücklaufs ausgeschlossen.

Festgestellt werden kann zunächst:

Das traumatherapeutische Verfahren EMDR hat sehr wahrscheinlich einen positiven Einfluss auf PatientInnen, die durch ihren akuten Herzinfarkt stark psychisch belastet wurden. Und: Die allgemeine Annahme, dass die Anwendung dieses Verfahrens eine weitreichendere, über Traumaentlastung hinausgehende Wirkung hat, muss verneint werden.

Wie können die statistischen Ergebnisse im Hinblick auf die Fragestellungen in Kapitel 6 zusammenfassend bewertet werden?

8.1 Die Stichprobengröße

Wie an vielen Testergebnissen erkannt werden kann, ist der Umfang der Stichprobe in dieser Untersuchung eindeutig zu klein. Nicht selten können mittlere und große Effektstärken gefunden werden, wobei die zugehörigen Mittelwertdifferenzen trotzdem nicht signifikant sind.

Hier bleibt die Untersuchung auf dem Niveau einer Pilotstudie, die die Nullhypothesen nicht endgültig widerlegt, sondern eher anregt sie zu differenzieren, sie umzuformulieren oder auf andere Weise neu zu prüfen.

8.2 Die Haupteffekte bei der Veränderungsmessung

8.2.1 Der Zeiteffekt

In der vorliegenden Untersuchung imponiert der Zeiteffekt über alle drei Interventionsgruppen. Er ist meistens hochsignifikant und hat bei den metrischen Variablen gleichzeitig hohe Effektstärken.

Diese Kombination finden wir bei folgenden Abhängigen Variablen:

- Traumatisierung (IES)
- Depressivität (ADS-L)
- Depressivität (SCL-90)
- Ängstlichkeit (SCL-90)
- Somatisierung (SCL-90)
- Globalindex (SCL-90)
- und Ejektionsfraktion (Herzecho)

Auch die external-fatalistische Kontrollüberzeugung nimmt bei der Gesamtstichprobe im Mittel über alle drei Zeitpunkte hochsignifikant ab. M. a. W. die PatientInnen schätzen ihren persönlichen Einfluss auf ihre Genesung und ihre Verantwortung für ihren Gesundheitszustand gegen Studienende deutlich optimistischer ein.

Mit Blick auf die Beschwerden, die mit diesen Variablen operationalisiert wurden, darf man annehmen, dass es den meisten der untersuchten PatientInnen am Ende der Befragung seelisch deutlich besser geht. Die stärksten positiven Änderungen finden stets zwischen den Messzeitpunkten T1 und T2, die die Anschlussheilbehandlung in der Rehaklinik umfassen, statt. Zwischen T2 und T3 kommt es in keinem Fall mehr zu einer weiteren signifikanten Verbesserung. Der Status wird i. d. R. gehalten. Dieses Ergebnis steht zumindest bezüglich der Depressivität im Widerspruch zu den Untersuchungen von Barth (2008), der der deutschen kardiologischen Reha keinen nachhaltigen Besserungseffekt bescheinigt.

Bei den Variablen

- Aggressivität/Feindseligkeit (SCL-90),
- Dezeleration der A-Welle im Herzecho,
- und negativer Selbstwert

ist der Zeiteffekt jeweils signifikant und bei den beiden ersten Variablen ist die Effektstärke im Mittelbereich. Auch hier kann also eine durchschnittliche Verbesserung des Befindens bzw. der Leistungsfähigkeit über die Befragungszeit angenommen werden. Die PatientInnen sehen sich zum Ende selbst in einem besseren Licht als zu Beginn der Behandlung.

8.2.2 Der Treatmenteffekt

Bei zwei Variablen tritt ein signifikanter Treatmenteffekt in Erscheinung:

- Ängstlichkeit (SCL-90)
- und Somatisierung (SCL-90)

Bei der Ängstlichkeit mit fast parallelen Treatmentverläufen scheint die meiste systematische Varianz im Verhältnis zur Gesamtvarianz von den durchgängig unterschiedlichen Niveaus der drei Gruppen herzurühren. Die Wechselwirkung trägt so gut wie nicht zur Varianzaufklärung bei, denn deren Effektstärke ist gering. Die Ängstlichkeit nimmt in allen Treatments ab, aber die Untersuchungsbedingung hat definitiv keinen Einfluss darauf.

Bei der Somatisierung sieht das anders aus, denn die Kurvenverläufe der Treatments sind keineswegs parallel. Die PatientInnen der EMDR- und Kontrollgruppe scheinen sich nach der Behandlung wieder etwas zu verschlechtern, während die PatientInnen in der Beratungsgruppe eine weitere Verbesserung angeben. Dieser Effekt spiegelt sich aber nicht in einer signifikanten Wechselwirkung wieder.

Die Variablen

- Unsicherheit im Sozialkontakt (SCL-90),
- und das E/A-Verhältnis im Herzecho

zeigen weder signifikante Haupteffekte noch einen Wechselwirkungseffekt. Sie scheinen von der Untersuchungsbedingung vollkommen unbeeinflusst.

8.2.3 Die Wechselwirkung beider Faktoren – neue Fragestellungen

Auf die Wechselwirkung, also die gegenseitige Beeinflussung der Faktoren Treatment und Zeit, ist natürlich ein besonderes Augenmerk gerichtet. Welcher Einfluss kann den experimentellen Bedingungen zugeordnet werden?

In der Prüfung der Gesamtstichprobe kann lediglich eine nennenswerte Wechselwirkung bei der Variable Depressivität (ADS-L) festgestellt werden. Doch auch sie liegt nur im tendenziell signifikanten Bereich.

Bei den Variablen Traumatisierung (IES) und Depressivität (ADS-L) steigt die Effektstärke noch einmal an, wenn die Zugangsvoraussetzung für die Untersuchung strenger wird (Mindesteingangswert in der IES ist 25 statt 9). Der Preis dieser Maßnahme ist jedoch wiederum eine Stichprobenverkleinerung und daher eine Verringerung der Teststärke.

Eine signifikante Wechselwirkung ergibt sich bei der Hinzunahme eines dritten Faktors „Traumaintensität zu Beginn der Behandlung". Dieses Prüfergebnis ist jedoch in seinem Wert geschmälert, weil eine zu geringe Zellbesetzung vorliegt (vgl. Abschnitt 7.5). Die Resultate sollen hier aber aus Gründen der Hypothesengenerierung diskutiert werden.

Bei der Variable Traumatisierung werden in den Abbildungen 7-2 und 7-3 die paarweisen Vergleiche von Treatments und Messzeitpunkten grafisch aufgeführt. Während bei der Kontrollgruppe zu keinem Zeitpunkt signifikante Verbesserungen gefunden werden, sinkt die Traumabelastung bei den Gruppen E und B jeweils hochsignifikant. Über alle drei Messzeitpunkte weist die EMDR-Gruppe den steilsten und signifikantesten Abfall der Traumawerte auf. Diese Tendenz zeigt sich noch einmal deutlicher unter der verschärften Zugangsbedingung mit hoher Eingangstraumatisierung (Abb. 7-24 und 7-25). Hier scheint sich zu bestätigen, dass die Traumabehandlung mit EMDR den anderen beiden Interventionsformen überlegen sein könnte. Die Kontrollgruppe hat keinen signifikanten Fortschritt und die Gruppe B verliert ihren durchschnittlichen Behandlungserfolg wieder nach Ende der Behandlung. Sie verzeichnet über alle Zeitpunkte keine signifikante Verbesserung mehr.

Unter Berücksichtigung des dritten Faktors Traumaintensität wird die Wechselwirkungen zu den Faktoren Zeit und Treatment und die Wechselwirkung zu allen drei Faktoren signifikant. Ausgehend von diesen Ergebnissen findet sich in den Post-hoc-Prüfungen die Bestätigung, dass die EMDR-Behandlung besonders erfolgreich ist, wenn die Anfangstraumatisierung im mittleren oder hohen Bereich liegt. Bei den leicht Traumatisierten scheint der Trend entgegengesetzt. Unter der Traumatherapie verschlechtern sich bei ihnen die Werte. Leider ist diese Gruppe mit N = 3 zu klein für eine aussagefähige Testung.

Insgesamt stellen sich hier nach der Auswertung neue interessante Fragen, die zu weiteren Untersuchungen anregen:

- *Hat EMDR-Traumatherapie bei leicht traumatisierten Herzinfarktpatienten einen negativen Effekt?*
- *Ab welcher Traumabelastung ist eine Behandlung mit EMDR eindeutig förderlich und daher indiziert?*

Die Post-hoc-Grafiken zur Depressivität (ADS-L) zeigen ein komplett anderes Bild (Abb. 7-5 und 7-6). Die Depressivität sinkt in allen Gruppen während der Behandlung hochsignifikant. Während die Gruppen B und K aber bis zum Katamnesezeitpunkt weiter erfolgreich bleiben (hochsignifikante Abnahme der Depression), steigt die Depressivität bei der Gruppe E wieder an. Diese PatientInnen verbleiben letztlich auf einem relativ hohen Depressionslevel von durchschnittlich 19 Punkten in der ADS-L.

In der strengeren Bedingung der eingangs hochtraumatisierten PatientInnen (Abb. 7-27 und 7-28) zeigt sich die gleiche Tendenz nur leicht abgemildert. Die Gruppe E verliert auch hier ihren anfänglichen Behandlungserfolg zur Katamnese, während die PatientInnen der anderen beiden Gruppen sich signifikant weniger depressiv beschreiben. Unter der Behandlung entwickelt sich die Beratungsgruppe etwas erfolgreicher als die anderen Gruppen.

Die dreifaktorielle Prüfung bestätigt diese Ergebnis dahingehend, dass die Wechselwirkung von Zeit- und Treatmentfaktor, die im zweifaktoriellen Plan nur fast signifikant ist, jetzt klar signifikant wird. Hinzu kommt wieder das (nicht signifikante) Phänomen, dass die leicht traumatisierten PatientInnen nur im EMDR-Treatment wieder depressiver werden.

Auch bei dieser Variablen ergibt sich eine neue Fragestellung:

- *Warum hat die EMDR-Behandlung bei der Traumatisierung Erfolg, zeigt aber gleichzeitig keinen Effekt bei der Depressivität?*

Weitere interessante Wechselwirkungen ergeben sich nur bei der Hinzunahme des dritten Faktors bei den beiden abhängigen Variablen Ängstlichkeit und Ejektionsfraktion. Bei Ängstlichkeit beeindruckt die hochsignifikante Verbesserung der hoch Traumatisierten gegenüber dem „Stillstand" der leicht Traumatisierten und wiederum das besonders schlechte Abschneiden der leicht traumatisierten TeilnehmerInnen der EMDR-Gruppe.

Daher auch hier eine weiterführende Fragestellung:

- *Warum hat die EMDR-Behandlung bei der Traumatisierung Erfolg, zeigt aber gleichzeitig keinen Effekt bei der Ängstlichkeit?*

Von den Herzechovariablen zur Herzpumpleistung sticht nur die Ejektionsfraktion mit einer signifikanten Wechselwirkung bei der dreifaktoriellen Prüfung hervor. Die leicht Traumatisierten erholen sich hochsignifikant, während die stärker belasteten Patienten scheinbar keine Fortschritte zeigen.

Hier stellt sich die Frage:

- *Gibt es einen statistisch Zusammenhang zwischen anfänglicher Traumabelastung und geringer Zunahme der Herzleistung?*

Insgesamt sind die Ergebnisse der kardiologischen Variablen bezogen auf die Behandlungsform wenig aussagekräftig. Umso interessanter ist daher dieser diskrete Hinweis auf einen Zusammenhang von seelischer Belastung durch das Infarkttrauma und bleibender Herzschwäche und es ergibt sich die Frage:

- *Welche psychotherapeutischen Bedingungen können die Traumatisierung so nachhaltig verringern, dass die Herzleistung positiv beeinflusst wird?*

Einflussgrößen, die es in diesem Zusammenhang zu untersuchen gilt, wären neben der Therapieform auch die Therapieintensität. Die Dauer der Anschlussheilbehandlung in Deutschland könnte für traumabelastete Infarktpatienten zu kurz sein (vgl. Abschnitt 10.4). Ferner könnte die Langzeitwirkung von Bedeutung sein. Ein halbes Jahr ist bei der Genesung von einer Herzerkrankung keine lange Zeit. Auch sollten weitere kardiologische Variablen berücksichtigt werden wie z. B. die Herzratenvariabilität, deren Zusammenhang mit Depressivität intensiv diskutiert wird (vgl. www.hrv24.de).

8.2.4 Auffälligkeiten ohne statistischen Signifikanz; methodische Einschränkungen

Beim Vergleich der Grafiken zu der ADS-L und zu den SCL-90-Variablen fällt der charakteristische Kurvenverlauf der EMDR-Gruppe auf. Ihre Durchschnittswerte verschlechtern sich nach der Behandlung deutlich im Vergleich zu den anderen beiden Gruppen. Oft geht der „therapeutische Gewinn“ im Follow-up wieder verloren. Auch die Gruppe B zeigt diese Tendenz zuweilen, aber abgemildert, d. h. sie zeigt meistens unter der Behandlung die deutlichste Absenkungstendenz und verschlechtert sich zu T3 etwas, aber nicht so stark wie Gruppe E. Sie hält das positivere Niveau. Die Kontrollgruppe beginnt oft auf hohem (also psychisch belastetem) Niveau und „sinkt“ dann konstanter. Die Anteile der Wechselwirkungen an der Aufklärung der Gesamtvarianz dürfte demnach am ehesten zu Lasten der Gruppe E gehen, d. h. die EMDR-PatientInnen entwickeln sich in der Tendenz sehr wahrscheinlich anders (und wahrscheinlich schlechter) als die TeilnehmerInnen der beiden anderen Interventionen.

Über die Gründe dieses auffälligen Trends bei den EMDR-PatientInnen können nur Vermutungen angestellt werden:

Nur in dieser Gruppe haben zwei TeilnehmerInnen kurz vor Ende der Katamnesezeit eine Re-Traumatisierung erlebt. Beide wurden mit Verdacht auf einen Reinfarkt in die Notaufnahme eingewiesen und sie standen noch im Katamnesegespräch unter dem Eindruck dieser Erfahrungen. Beide Personen wirkten wieder sehr verunsichert und gaben an, erneut mehr unter Ängsten zu leiden. Ein Patient kam zum Abschlusstermin in Begleitung seiner Frau, weil er nicht mehr allein das Haus verließ. Beide StudienteilnehmerInnen haben in dieser für sie belasteten Zeit die T3-Fragebögen und den Abschlussfragebogen beantwortet und die aktuellen „Rückschläge“ beeinflussen das durchschnittliche Ergebnis der psychischen Befindlichkeit zu T3 wahrscheinlich deutlich. Bei einem N von 13 zu T3 in der Gruppe E kann der Einfluss von zwei „Ausreißern“ erheblich sein. Diese Annahme kann jedoch nicht nachträglich geprüft werden, da man die Daten wegen des Vertrauensschutzes nicht wieder den PatientInnen zuordnen kann. Weder in der Beratungs- noch in der Kontrollgruppe kam es zu vergleichbaren Vorfällen.

In diesem Zusammenhang muss auch noch auf die scheinbar „paradoxe“ Verschlechterung der Subgruppe der leicht Traumatisierten in der EMDR-Gruppe hingewiesen werden. Auch sie tragen zu der Verschlechterungstendenz der Gesamtgruppe nach T2 bei.

Bei einigen Variablen, besonders bei den Depressionsskalen und der Ängstlichkeit, sticht der Erfolg der Kontrollgruppe ins Auge. Handelt es sich hier um reine Spontanremission oder haben auch andere Einflüsse gewirkt? Auch diese Gruppe ist mit einem N von 14 zu T3 nicht sehr umfangreich. Im Abschlussinterview, welches auch mit den Mitgliedern der Kontrollgruppe geführt wurde, berichtete ein Patient, dass er während der Anschlussheilbehandlung pro Woche mehrere Einzeltherapietermine in der Psychosomatik erhalten haben, die ihn stark entlastet hätten (vgl. Abschnitt 6.4.3). Sechs weitere TeilnehmerInnen erhielten während der Reha ein bis zwei Einzelberatungen von einer Psychologin (siehe Tabelle 7.3, Begründung in Abschnitt 6.4.3). Also auch die Hälfte der Mitglieder der Kontrollgruppe hatte Einzelberatung, wenn auch die durchschnittliche Frequenz deutlich geringer war als bei den beiden anderen Treatments. Hier verwässert die Realität die ideale Studienplanung. Dabei muss jedoch bedacht werden, dass in der Rehabilitation von Koronarpatienten Psychologie als elementarer curricularer Bestandteil vorgegeben ist und normalerweise auch ein kleinerer Anteil der PatientInnen auf Veranlassung der behandelnden Ärzte Einzelberatungen erhalten.

Eine weitere Erklärung für den positiven Trend der Kontrollgruppe könnte die Regression zur Mitte sein, da sie in den o.g. Variablen stets die höchsten durchschnittlichen Ausgangswerte unter den drei Gruppen hat.

8.2.5 Die Treatmentvergleiche im Abschlussfragebogen; deskriptive Ergebnisse

Bei der Auswertung der Daten aus dem Abschlussfragebogen macht sich die Schrumpfung der Stichprobe besonders schmerzlich bemerkbar. Insgesamt haben 45 StudienteilnehmerInnen geantwortet. Der größte Rücklauf kommt aus der Beratungsgruppe mit N = 18. Die Kontrollgruppe und die EMDR-Gruppe folgen mit 14 bzw. 13 Antworten. Das beeinträchtigt die Auswertung mit nichtparametrischen Verfahren.

Da die Testergebnisse nur in einem Fall signifikant sind, sollen hier mit aller Vorsicht nur Antworttendenzen skizziert werden:

- Die PatientInnen der Beratungsgruppe bewerten ihre Gesundheit zu T3 scheinbar am positivsten.
- Die PatientInnen der Beratungsgruppe scheinen das Entspannungstraining am ehesten zu praktizieren.

- PatientInnen der Gruppen B und E bewerten die Psychotherapie in Bezug auf ihre Koronarerkrankung etwas besser als PatientInnen aus der Kontrollgruppe, die aber natürlich auch weniger Psychotherapeutenkontakt hatten.
- PatientInnen aus der EMDR-Gruppe scheinen sich intensiver um ambulante Fortführung der Psychotherapie zu bemühen.

Als deskriptiver Eindruck ohne statistische Absicherung kann vermerkt werden, dass PatientInnen der Gruppe B etwas häufiger an ambulanten Herzgruppen teilnehmen (Abbildung 7-30) und öfter angeben, ihre körperlichen Aktivitäten zu erhöhen (Abbildung 7-31) als die Mitglieder der beiden anderen Gruppen.

Erfreulich ist, dass 62% der PatientInnen, also fast zwei Drittel, sich einer ambulanten Herzsportgruppe angeschlossen haben (Spitzenreiter: Gruppe B = 66%). In den Nachgesprächen konnten viele der ehemaligen PatientInnen nachvollziehbar begründen, warum sie nicht an den von den Krankenkassen geförderten ambulanten Koronarsportgruppen teilnehmen: Schichtdienst, Montagetätigkeiten mit wechselnden Einsatzorten oder andere Sportaktivitäten wurden oft als Gründe genannt. Organisierte ambulante Reha ist für viele berufstätige Patienten oft nur schwer realisierbar. Fitnessstudios, als zeitflexiblere Alternative, bieten aber in der Regel keine spezielle Betreuung für KHK-Patienten. Hier wäre noch Anpassungsbedarf.

Nur 40% der Befragten gaben an, sich nach der Anschlussheilbehandlung bewusst mehr zu bewegen (Gruppe B = 56%). Die ist ein wichtiges Motivationsziel in der psychologischen Beratung, aber natürlich auch im gesamten Rehacurriculum. Auch hier, so scheint es, liegen die Alltagsschwellen deutlich höher als in der Rehaklinik, wo täglicher Sport auf dem Therapieplan steht.

Dass 42% der StudienteilnehmerInnen in der Katamnese berichteten, sich noch nach einem halben Jahr mit dem in der Reha gelernten Entspannungstraining zu befassen, erscheint angesichts allgemein bescheidener Erwartungen von Praktikern unerwartet hoch. Hier muss hohe Handlungs-Ergebnis-Erwartung i. S. des HAPA-Modells unterstellt werden. Wieder sticht die Beratungsgruppe mit 50% Aktiven etwas positiver hervor. Entspannung als vorbeugende „Stressimpfung" ist ein zentraler Aspekt des psychologischen Impacts während der kardiologischen Anschlussheilbehandlung.

Schließlich scheint aber die zeitlich umfangreiche einzeltherapeutische Betreuung den größten Eindruck bei den PatientInnen hinterlassen zu haben. Die Mitglieder der EMDR-Gruppe bemühten sich am häufigsten um ambulante Fortführung der Therapie (12 von 13 Befragten). Sie befanden sich entweder schon in psychotherapeutischer Behandlung oder hatten eine solche in die Wege geleitet.

Die Ernährungsgewohnheiten werden von den wenigsten PatientInnen als vollkommen verändert angegeben. Unterschiede zwischen den Treatments sind nicht erkennbar. Zwei Patienten aus der Gruppe B berichteten im Abschlussgespräch zur T3-Echo-Untersuchung, dass sie Vegetarier bzw. sogar Veganer geworden seien. Beide haben Ausbildungen im Ernährungsgewerbe.

89% der TeilnehmerInnen aller drei Treatments waren nach einem halben Jahr wieder an ihrem Arbeitsplatz. Nur fünf PatientInnen waren noch oder wieder arbeitsunfähig. Eine derart geringe Felderbelegung lässt sich nicht sinnvoll mit Chi^2 auswerten. Ein Unterschied zwischen den einzelnen Gruppen scheint aber unwahrscheinlich.

Es muss hervorgehoben werden, dass der Anteil jener KHK-PatientInnen, die nach einem halben Jahr noch krankgeschrieben waren, mit 11% nur halb so groß ist wie in der Untersuchung zur kardiologischen Reha von Grande et al. (2002; vgl. Abschnitte 2.1 und 5).

Kittel et al. (2009) geben einen Überblick über den Forschungsstand zu Return-to-Work. Dort werden u. a. fünf internationale Studien zitiert, die nur Patienten nach Herzinfarkt einschließen vergleichbar mit dieser Untersuchung. Eine japanische Studie hat einen Return-to-Work-Wert von 83% nach acht Monaten. Die vier anderen Studien liegen zwischen 54% und 76% (sechs bis zwölf Monate). Angesichts der Beschränkung auf traumatisierte Patienten in der vorliegenden Untersuchung erscheint der gefundene Wert von 89% sehr zufriedenstellend.

8.3 Bewertung der Ergebnisse im Hinblick auf das HAPA-Modell und die allgemeine Fragestellung

Die Behandlung einer Traumatisierung, ausgelöst durch das Erleben und Erleiden eines Akuten Herzinfarktes, mit EMDR scheint also nicht die erwartete umfassende Auswirkung auf die seelische Befindlichkeit und das Risikoverhalten des Patienten zu haben, wie anfangs erwartet. Es summieren sich hingegen Hinweise, dass die Beratungsgruppe B als psychologische Intervention in mancher Hinsicht der EMDR-Gruppe überlegen ist. Insbesondere bei den Verlaufsmessungen zur Depression zeigen die TeilnehmerInnen aus der Gruppe B einen besseren Trend als jene der EMDR-Gruppe, aber auch der Kontrollgruppe, wie die paarweisen Vergleiche zwischen den Treatments und Messzeitpunkten zeigen. Selbst bei der Traumatisierung scheint die Beratungsgruppe nur etwas schlechter abzuschneiden als die EMDR-Gruppe.

In den Ergebnisgrafiken zum Abschlussfragebogen wird dieser Eindruck der Überlegenheit der Beratungsgruppe deskriptiv unterstrichen in den Antworttendenzen

- zum Gesundheitsempfinden,
- zur Teilnahme an einer ambulanten Herzgruppe,

- zur Steigerung der körperlichen Aktivität,
- und zum Praktizieren von Entspannung.

PatientInnen aus den beiden Behandlungsgruppen E und B haben eine positivere Meinung zur Psychotherapie, was jedoch nachvollziehbar ist angesichts der Tatsache, dass die PatientInnen der Kontrollgruppe deutlich weniger Einzelberatung genossen haben. Sie konnten Ihre Beurteilung im Wesentlichen nur auf die psychologischen Standardbehandlungen für Koronarpatienten gründen. Festzuhalten bleibt dennoch, dass die HerzinfarktpatientInnen, auch jene der Kontrollgruppe, die psychologische Behandlung in der Reha überwiegend gutheißen.

In Kapitel 6 formulierte ich die allgemeinen Fragestellungen mit Bezug auf das von mir erweiterte sozial-kognitive Prozessmodell zum gesundheitsbewussten Handeln von Schwarzer (2004), dem Health Action Process Approach, abgekürzt HAPA-Modell (siehe Abschnitt 6.1):

(1) Können Herzinfarktpatienten mit „kardiotoxischen“ Traumafolgestörungen zu Beginn der Anschlussheilbehandlung mit vertretbarem Aufwand identifiziert werden?
(2) Können diese Patienten mit einer Psychotraumatherapie (hier EMDR) in der AHB-Zeit wirkungsvoll behandelt werden?
(3) Führt eine erfolgreiche Psychotraumabehandlung zu weiterreichender psychischer Entlastung, z.B. bei Depressivität und Ängstlichkeit?
(4) Sind traumatherapeutisch behandelte Patienten besser in der Lage, ihr Gesundheitsverhalten den Erfordernissen ihrer Krankheit anzupassen?
(5) Hat traumatherapeutische Behandlung einen fördernden Einfluss auf das Selbstkonzept und führt zu nachhaltiger gesundheitsbewusster Lebensstiländerung?
(6) Hat die traumatherapeutische Behandlung einen fördernden Einfluss auf die Herzleistung?

Wie lassen sich nun die Ergebnisse aus der Untersuchung mit dem HAPA-Modell in Verbindung bringen?

Abbildung 8-1: Nachgewiesene Wirkung von EMDR im HAPA-Modell

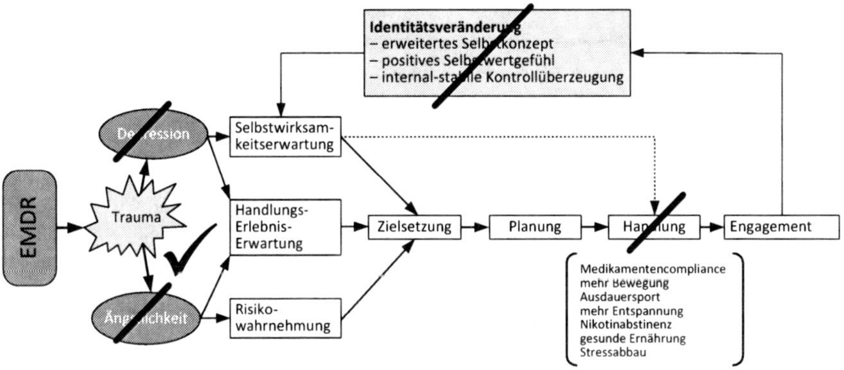

zu (1): Die Traumatisierung durch das Erleiden eines Herzinfarktes kann mit Hilfe der Impact of Event Scale vergleichsweise einfach und ökonomisch erhoben werden. Die Auswertungen zeigen, dass man mit diesem Messinstrument in der Lage ist, hohe und niedrig Traumatisierte zu trennen. Hoch Traumatisierte zeigen zu mehreren abhängigen Variablen deutlich andere Ergebnisse als leicht Traumatisierte.

zu (2): Vor dem Hintergrund der Datenlage spricht einiges dafür, dass EMDR-Behandlung die gewünschte enttraumatisierende Wirkung bei Patienten mit Akutem Herzinfarkt zeigt. Aber auch die PatientInnen der Beratungsgruppe weisen bei der Traumatisierung signifikante Verbesserungen im Vergleich mit der Kontrollgruppe auf.

zu (3): Die Annahme, dass über eine auf Traumareduzierung angelegte Spezialbehandlung mit EMDR positiv generalisierte Auswirkungen auf andere Prozessvariablen des HAPA-Modells hat, kann als widerlegt gelten. Die EMDR-Behandlung hat insbesondere weder auf Ängstlichkeit noch Depression eine signifikant bessere Wirkung als die Kontrollgruppe. Im Gegenteil, die Prüfergebnisse lassen sogar eine leichte Verschlechterung der emotionalen Befindlichkeit vermuten.

zu (4): Ein wesentliches Prozesselement des Modells ist die Vorhersage des gesundheitsorientierten Verhaltens zur Minderung des Einflusses der bekannten Risikofaktoren. Hier sind die Ergebnisse wegen des geringen Skalenniveaus und der zu kleinen Felderhäufigkeiten sehr indifferent und nicht signifikant. Aufgrund des deskriptiven Vergleichs schienen jedoch die TeilnehmerInnen der Gruppe B eher an ambulanten Herzgruppen teilzunehmen, neigten zu mehr körperlicher Aktivität und praktizierten etwas häufiger ein Entspannungstraining. Das Engagement der Mitglieder der Beratungsgruppe scheint demnach in mehreren Bereichen am ehesten positiv verstärkt worden zu sein.

zu (5): Es ergibt sich durch die EMDR-Behandlung auch auf die zentralen die Motivation moderierenden Prozessvariablen Selbstwirksamkeit und Handlungs-Ergebnis-Erwartung kein erkennbar förderlicher Einfluss, der eindeutig über jenen der anderen Interventionsformen hinausgeht. Beide Variablen wurden in dieser Untersuchung eher reduktionistisch operationalisiert. Die Selbstwirksamkeit wurde nicht mit Schwarzers Self-Efficacy-Scale SES (Schwarzer und Jerusalem 1995) erhoben, sondern kann allenfalls aus den Werten des kurzen Fragebogens zum Selbstwert und Kontrollüberzeugung (Anhang 6) erschlossen werden. Der negative Selbstwert ändert sich bei den drei Gruppen leicht positiv und die external-fatalistische Kontrollüberzeugung verbessert sich über alle Treatments hinweg sogar noch deutlicher. Das könnte zumindest generell auf eine Erhöhung der Selbstwirksamkeit und auch der Handlungs-Ergebnis-Erwartung über alle Treatments hindeuten.

zu (6): Medizinische Parameter sind im kognitiven HAPA-Modell nicht vorgesehen. Zwar kann eine Verbesserung der durchschnittlichen Herzleistung bei zwei Herzechovariablen gemessen werden, ein signifikanter Unterschied zwischen den verschiedenen Interventionsformen existiert jedoch nicht. Der vermutete allgemein fördernde Einfluss von EMDR wird nicht nachgewiesen. Zwischen subjektiv empfundener Traumabelastung und der objektiven Regeneration der Herzpumpleistung scheint aber ein Zusammenhang zu bestehen.

Bezogen auf die Rückmeldeschleife, die vom Engagement bei der Risikominderung über eine postulierte Identitätsveränderung wieder auf die Variable Selbstwirksamkeit im HAPA-Modell führt, kann aufgrund der Datenlage leider keine Aussage gemacht werden. Die Bewertung der eigenen Gesundheit fiel bei den TeilnehmerInnen der Gruppe B im Durchschnitt (fast signifikant) am besten aus und die Bewertung von Psychotherapie war bei den Gruppen B und E (signifikant) besser als bei der Kontrollgruppe. Die TeilnehmerInnen mit EMDR-Erfahrung tendierten am deutlichsten zur Fortsetzung der Psychotherapie im ambulanten Setting. Rückschlüsse auf veränderte Selbstkonzepte oder gar die Identität erscheinen hier allerdings überzogen.

Zusammenfassend kann festgestellt werden

- dass stark traumatisierte Herzinfarktpatienten sehr wahrscheinlich besser von den Interventionen profitieren als leicht traumatisierte Patienten. Letztere könnten durch Traumabehandlung sogar belastet werden.
- dass die Traumatherapie EMDR die Traumafolgestörungen der Infarktpatienten wahrscheinlich positiv beeinflusst. Je intensiver die Traumatisierung zu Beginn erlebt wird, desto eindrucksvoller erscheint die Verbesserung unter der Behandlung.
- dass die Konzentration auf Traumatherapie aber keineswegs die erwartet positive Auswirkung auf andere klinische Variable hat.
- dass die psychoedukative Beratung sich fast ähnlich gut auf leichte und mittlere Traumatisierung auswirkt und sie zudem einen besseren Einfluss auf die anderen Variablen zur psychischen Befindlichkeit hat.
- dass die psychoedukative Beratung keine „paradoxen" Verschlechterungen bei leicht traumatisierten Patienten erzeugt.
- dass die psychoedukative Beratung vermutlich etwas bessere Ergebnisse bei der Verhaltensänderung und Einschätzung der eigenen Gesundheit hat.
- dass eine positive Einflussnahme auf die Herzleistung weder durch die EMDR-Behandlung noch durch die psychoedukative Beratung nachgewiesen werden kann.

9. Kasuistik

Bezogen auf die Gesamtstichprobe scheint also die psychoedukative Beratung nach der Sichtung der Ergebnisse dieser Studie einige Vorteile und weniger Nachteile gegenüber der traumafokussierten EMDR-Therapie zu haben. Dieses Ergebnis widerspricht den Annahmen, die in Kapitel 6 als untersuchungsleitende Fragestellungen und Hypothesen formuliert wurden.

Wenn die Forschungsergebnisse auf unterschiedlichen Behandlungserfolg hinweisen, mag man sich fragen, wie sich denn das konkrete Behandlungsvorgehen unterscheidet.

Psychotherapeuten sind rechtlich verpflichtet, ihre Arbeit dokumentieren. Als Therapeut aller PatientInnen der EMDR-Gruppe wie der Beratungsgruppe verfüge ich über umfangreiche Aufzeichnungen, die ich in diesem Kapitel zur Darstellung meines Vorgehens nutzen möchte. Mit jeweils drei Fallvignetten soll ein Vergleich zwischen der traumafokussierten Behandlung und der psychoedukativen Beratung ermöglicht werden. Auf diese Weise können die empirischen Ergebnisse inhaltlich noch verständlicher werden.

Die persönlichen Daten der hier vorgestellten PatientInnen sind natürlich anonymisiert und auch leicht verfremdet, um eine Re-Anonymisierung, z. B. durch Klinikpersonal der Rehaklinik Damp, unmöglich zu machen.

PatientInnen der Gruppe B

Bei dieser Interventionsform sollte versucht werden, relativ schnell die subjektiven, aber auch die medizinisch und psychologisch objektiven Risikofaktoren für eine Herzerkrankung zu sammeln und sie nach Relevanz und individueller Beeinflussbarkeit zu bewerten (siehe Anhang 8, Therapieverlaufsbogen). Eine Fokussierung auf das verstörende Erleben des Infarktes selbst und der anschließenden medizinischen Behandlung ist nicht beabsichtigt und wird ggf. eher am Rande thematisiert.

Frau D. 49 Jahre, verheiratet, zwei erwachsene Kinder, Verkäuferin in einem Spielwarengeschäft. Fünf Stunden Beratung.

Vorgeschichte: Frau D. wird von ihrem Ehemann früh morgens mit starken Magenbeschwerden und Kieferschmerzen in die Notaufnahme des nahegelegenen Krankenhauses gebracht. Es wird eine Katheteruntersuchung veranlasst. Ein

Hauptast der Herzkranzarterien ist verschlossen und muss mit dem Katheterballon dilatiert werden. Gleichzeitig wird ein Stent zur Stabilisierung der geöffneten Stenose eingesetzt. Nach 16 Tagen, davon vier zuhause überbrückt, kommt Frau D. in die Anschlussheilbehandlung der Rehaklinik Damp. Der aufnehmende Arzt erkennt eine erhebliche psychische Belastungsreaktion und empfiehlt Frau D. das Beratungsprogramm der Studie. Sie stimmt zu, bekommt zwei psychologische Fragebögen und einen Termin beim Studientherapeuten.

Psychologische Diagnostik zu T1: Frau D. hat auffallend hohe Werte in external-fatalistischer Kontrollüberzeugung. Sie glaubt, dass ihr Leben fortan ausschließlich in der Hand von Spezialisten liegt. Sie hat sehr hohe Werte im Trauma-Fragebogen, wie auch auf den Skalen zur Depression und Ängstlichkeit.

Risikofaktoren: (1) Erbliche Belastung. Vater am Herzinfarkt verstorben. Onkel ebenfalls KHK-Patient. (2) Starkes Übergewicht. (3) Sie ist hauptverantwortlich für die häusliche Pflege der Schwiegermutter, die dement und aggressiv ist. (4) Tendenz, Ärger in sich hineinzufressen. (5) Der Sohn hatte kurz vor ihrem Infarkt einen schweren Verkehrsunfall.

Ressourcen/Schutzfaktoren: (1) Langjährige vertrauensvolle Ehe. (2) Enger Freundeskreis. Gemeinsames Fahrradfahren. (3) Teilzeitarbeit macht Spaß (netter Chef). (4) Das erste Enkelkind.

Schwerpunkte der Beratung: Sortierung und Gewichtung der Risiko- und Schutzfaktoren. Sich Entlastung holen bei der Pflege und Hausarbeit. Lernen, Wünsche zu äußern. Aufteilung der Familienarbeit; konkrete Umsetzungsschritte hierzu. Mehr Freizeit. Mehr und regelmäßige Bewegung.

Katamnese (T3): Frau D. hat deutlich abgenommen. Sie ist Teilnehmerin an einer Weight-Watcher-Gruppe. Die Pflege der Schwiegermutter ist auf mehrere Schultern verteilt worden. Der Pflegedienst kommt öfter. Sie macht mehrmals pro Woche Walking. Die ambulante Herzgruppe hat sie bald wieder beendet, weil diese von ihrer ehemaligen Schullehrer geleitet wird, den sie nicht mag. Die Partnerschaft ist „noch vertrauensvoller geworden“.

Herr H., 50 Jahre, verheiratet, zwei schulpflichtige Kinder, Industriemeister. sieben Stunden Beratung.

Vorgeschichte: Herr H. erleidet am Wochenende einen akuten Herzinfarkt. Er wird mit dem Rettungswagen in die Notaufnahme des 20 km entfernten Krankenhauses gebracht. Mittels Herzkatheter werden zwei Herzkranzgefäße wieder geöffnet und drei Stents gesetzt. Nach zwölf Tagen kommt er in die Rehaklinik Damp zur kardiologischen AHB.

Psychologische Diagnostik zu T1: Herr H. hat sehr hohe Werte in der Traumaskala IES. Die Werte in Depression und Ängstlichkeit sind klinisch relevant. Starke Rezidivangst. Angst vor dem Tod.

Risikofaktoren: (1) Erbliche Belastung: Der Bruder hat ein Jahr zuvor einen Herzinfarkt erlitten. (2) 40 Zigaretten täglich vor dem Infarkt. (3) Perfektionismus bei der Arbeit. Fehlerintoleranz bei sich und anderen. Daher ausgeprägte Neigung zu Ärger. (4) Sandwichposition zwischen Werksleitung und Auszubildenden.

Ressourcen/Schutzfaktoren: (1) 27 Jahre glücklich verheiratet. (2) Motorrad fahren. (3) Künstlerische Gestaltung. (4) Musikinstrumente spielen.

Schwerpunkte der Beratung: Reflexion über die eigene strenge Erziehung und die erworbenen Denkmuster zur Leistung und zum Wert eines Menschen, sein Einzelgängertum, seine Angst vor Fehlern, sein Verhältnis zur Religion, zum Sinn seines Lebens und zur Endlichkeit seines Lebens. Thematisiert wird auch sein Selbstärger über die Schwierigkeit, Nichtraucher zu werden (weiterhin fünf Zigaretten täglich).

Katamnese (T3): Herr H. fühlt sich wieder psychisch stabil. Er hat den „Herzinfarkt als Tatsache akzeptiert“. Er fährt täglich Fahrrad und verbringt deutlich mehr Zeit mit seinen Kindern. Im Beruf kann er besser Verantwortung delegieren, toleriert Fehler etwas besser und rege sich nicht mehr so schnell auf. Unzufrieden ist er noch mit seinem Zigarettenkonsum (weiterhin fünf Zigaretten täglich). Er will sich jetzt ambulante Hilfe holen, eventuell Psychotherapie. Er plant einen Chi-Gong-Kurs mit seiner Frau.

Herr J., 38 Jahre, verheiratet, zwei schulpflichtige Kinder, Leiter einer EDV-Abteilung in der Privatwirtschaft. Zehn Stunden Beratung.

Vorgeschichte: Herr J. wacht um 2.00 Uhr nachts auf wegen starker Schmerzen in der Brust. Er attribuiert auf Verspannungen oder Magenbeschwerden und geht trotz durchwachter Nacht zur Arbeit. Gegen Mittag verstärken sich die Angina-Pectoris-Schmerzen und Kollegen fahren ihn ins nahe gelegene Krankenhaus. Dort wird er katheterisiert, eine Herzkranzarterie wird dilatiert und mit einem Stent versehen. 18 Tage später kommt Herr J. in die Rehaklinik Damp.

Psychologische Diagnostik zu T1: Mittlere Skalenwerte bei Traumatisierung und hohe Werte bei Depression. Mittlere Ängstlichkeit. Neigung zur Selbstberuhigung durch Bagatellisierung der Herzerkrankung.

Risikofaktoren: (1) Ehe kriselt. Ehefrau ist psychisch labil. (2) Hohes Arbeitspensum, viel Verantwortung, viele parallele Projekte. (3) Nicht loslassen können. (4) Neigung zu depressiven Verstimmungen.

Ressourcen/Schutzfaktoren: (1) Arbeit macht Spaß. (2) Motorradclub. (3) Haus und Garten. (4) Spazierengehen mit dem Hund.

Schwerpunkte in der Beratung: Er erkennt den Zusammenhang zwischen der Angsterkrankung seiner Frau, seiner Überforderung im Haushalt mit zwei Kindern (davon eine pubertierende Stieftochter) und seiner Flucht in die Arbeit. Die Ehefrau zieht sich nach dem Infarkt noch mehr zurück. Die guten Beziehungen am Arbeitsplatz und die vielen Überstunden führen zu hoher Anerkennung, aber auch deutlich mehr Verantwortung und Arbeitsverdichtung. Starksein und Gesundsein sind wichtige Selbstwertmaßstäbe für ihn. Analyse von Teufelskreisen zwischen privaten und beruflichen Belastungen. Empfehlung von Paarberatung.

Katamnese (T3): Herr J. findet „Geborgenheit" in seinem Motorradclub. Er hat sich einer Theatergruppe angeschlossen und macht mehr „für sich". Er ist auch einer ambulanten Herzgruppe beigetreten. Seine Arbeitsanforderungen hat er nicht verändert. Die Arbeit macht ihm weiterhin Spaß. Die Ehe verschlechtert sich zunehmend. Das macht ihm Sorgen.

Kommentar: Die drei Falldarstellungen geben einen Einblick. Alle PatientInnen erklären im Nachgespräch nach einem halben Jahr, dass der Herzinfarkt als einschneidendes Ereignis, aber auch die anschließenden Beratungsgespräche sie sehr nachdenklich gemacht hätten. Sie beschreiben mehr oder weniger deutliche Veränderungen in ihrer Lebensführung. Während Frau D. und Herr H. (trotz nicht gelungener Nikotinabstinenz) eher aktive Copingstrategien einsetzen und versuchen, identifizierte psychologische Hauptrisikofaktoren zu beeinflussen, zieht sich Herr J. eher von seinem Konfliktherd, der Ehe, zurück. Seine Dysbalance zwischen Arbeit und Familie bleibt bestehen. Soziale Unterstützung sucht er jedoch aktiv auf.

PatientInnen der Gruppe E

Nach kurzer Anamnese, Besprechung der T1-Fragebogenergebnisse und Eingrenzung von persönlichen Risikofaktoren konzentriert sich die Behandlung auf die Bearbeitung der traumatisierenden Erlebnisse.

Herr B., 41 Jahre, verheiratet, vier schulpflichtige Kinder, Krankenpflegehelfer. 14 Stunden Behandlung.

Vorgeschichte: Herr B. erleidet 17 Tage vor der AHB in Damp einen ersten leichten Herzinfarkt. Seine Frau, gelernte Krankenschwester, bringt ihn in die Notaufnahme. Er bekommt Medikamente und entlässt sich selbst wieder am gleichen Tag. Zwei Tage später ereilt ihn ein zweiter, deutlich schmerzhafterer Infarkt auf der Frühschicht. Ein Kollege findet ihn zufällig im Sozialraum und der Rettungswagen bringt ihn jetzt in die Notaufnahme eines anderen Krankenhauses. Es werden bei ihm zwei Herzarterien erweitert und mit Stents versehen.

Psychologische Diagnostik zu T1: hoher negativer Selbstwert, extrem hohe Traumatisierungswerte, Depression und Ängstlichkeit ebenfalls weit überdurchschnittlich (alles > Prozentrang 99).

Risikofaktoren: (1) Rezidivierende depressive Episoden. (2) leichte soziale Phobien und Agoraphobie. (3) 15jähriger Sohn ist drogen- und alkoholabhängig. Er wurde kürzlich aus einem Therapieprogramm ausgeschlossen. (4) 5-10 Zigaretten täglich.

Ressourcen/Schutzfaktoren: (1) Langjährig verheiratet. Seine Frau sei seine große Liebe. (2) Arbeit mit behinderten Kindern auf einer Pflegestation. (3) Umgang mit seinen Töchtern.

Schwerpunkte in der Therapie: EMDR zum Erleben des zweiten intensiveren Infarktes. Grad der Belastung bei der Erinnerung, SUD = 10. Angst, Schuld. Die negative Kognition: „Wenn ich nicht funktioniere, dann tauge ich nichts." Die positive Kognition wandelt sich unter der Traumabehandlung und lautet schließlich: „Ich muss mich nicht in alles reinhängen. Lass' es laufen!". Der SUD sinkt nach zwei Terminen und vier Stunden EMDR-Behandlung auf 0. Die Glaubwürdigkeit seiner Wunschkognition steigt von 2 auf schließlich 6 von max. 7 Punkten.

Katamnese (T3): Herr B. reist mit Ehefrau an. Er hat zwei Wochen vor dem T3-Termin wieder starke Angina Pectoris gehabt und ist im Hobbykeller zusammengebrochen. Es ist letztendlich kein Re-Infarkt gewesen, aber jetzt leidet er wieder unter starker Rezidivangst und verlässt nicht mehr allein das Haus. Nach der Behandlung in Damp hat er sich psychisch deutlich besser gefühlt und ist schnell mit stufenweiser Wiedereingliederung in seinen Beruf zurückgekehrt. Dort ist jedoch zwischenzeitlich das Personal gekürzt worden und er hat sich schon bald wieder überfordert. Er bewertet die Wiedereingliederung bei der Arbeit heute als zu kurzfristig und zu intensiv von der Anforderung. Er schafft es noch nicht, sich angemessen gegen zu hohe Anforderungen abzugrenzen. Sein Sohn befindet sich wieder in einer stationären Suchttherapie, was ihn etwas beruhigt. Er raucht noch fünf Zigaretten täglich. Jetzt sucht er dringlich einen ambulanten Psychotherapieplatz, möglichst mit traumatherapeutischem Schwerpunkt.

Herr I., 53 Jahre, verheiratet, keine Kinder, Angestellter bei einer Stadtverwaltung. 15 Stunden Behandlung.

Vorgeschichte: Herzinfarkt bei der Arbeit. Einlieferung in die Notaufnahme, sofortige Katheterisierung, Öffnung einer Herzkranzarterie und Setzen zweier Stents. Drei Wochen später Beginn der AHB in Damp.

Psychologische Diagnostik zu T1: Weit überdurchschnittliche Werte für Traumatisierung, Depression und Ängstlichkeit.

Risikofaktoren: (1) Erbliche Belastung: Vater verstarb mit 41 J. an einer Herzkrankheit. (2) Ehekrise. Verhältnis mit einer jüngeren Kollegin. (3) „Innere Kündigung" bei der Arbeit. Konflikt mit jüngerem Chef. (4) 15-20 Zigaretten pro Tag.

Ressourcen/Schutzfaktoren: (1) Billard mit Freundeskreis, 3-4 x pro Woche. (2) Nimmt Didgeridoo-Unterricht. (3) Sein Oldtimerauto.

Schwerpunkte in der Therapie: EMDR zu dem belastendsten Ereignis: Er liegt auf der Intensivstation. Seine Frau ist ärgerlich auf ihn und sie streiten. Sie geht grußlos fort. SUD = 8. Angst, Einsamkeit, Hilflosigkeit. Negative Kognition: „Ich bin Mutterseelen allein." Die gewünschte positive Kognition ist: „Es ist vorbei und wir lernen, uns wieder zu verstehen." Die positive Kognition wandelt sich während der Behandlung: „Es kommt, wie es kommt und ich kann es so hinnehmen." Der Belastungswert SUD sinkt auf 0.

Katamnese (T3): Trennung von der Ehefrau nach der Reha. Einzug bei der Freundin, die ihn sehr liebt und sich um ihn sorgt, was ihm gut tut. Längerer Weg zur Arbeit. Er hat seinen Oldtimer verkaufen müssen, weil er jetzt weniger Geld hat. Seine (Ex-)Frau hat das Haus behalten. Teilnahme an einer ambulanten Herzgruppe. Reduktion der Medikamente. Kein Zigarettenkonsum. Trauer um die langjährige Ehe.

Herr D., 47 Jahre, lebt in fester Partnerschaft, keine Kinder, Kaufmännischer Angestellter. Zehn Stunden Behandlung.

Vorgeschichte: Akuter Herzinfarkt frühmorgens im Bett. Todesangst und starke Schmerzen. Partnerin fährt ihn in das Krankenhaus der Nachbarstadt. Dort wird ein Herzinfarkt festgestellt und er wird mit dem Rettungswagen in die Universitätsklinik gebracht. Es wird ein Herzkranzgefäß dilatiert und er bekommt einen Stent.

Psychologische Diagnostik zu T1: Traumawerte überdurchschnittlich hoch. Depression und Ängstlichkeit leicht erhöht.

Risikofaktoren: (1) Erbliche Belastung (vermutlich). Vater und Großmutter leiden/litten unter Herzproblemen. (2) 20-30 Zigaretten pro Tag. (3) Familienkonflikte. Seine Eltern akzeptieren seine Partnerin nicht. (4) Übergewicht.

Ressourcen/Schutzfaktoren: (1) Seine Partnerschaft ist stabil und liebevoll. (2) Enger Freundeskreis. Männerfreundschaften seit der Jugend. Mindestens ein Treffen pro Woche. (3) Sicherer Arbeitsplatz. Gutes Auskommen mit dem Chef und den KollegInnen. Er ist beliebt. (4) Der katholische Glaube.

Schwerpunkte in der Therapie: EMDR zum nächtlichen Infarkterleben. SUD = 5. Angst. Negative Kognition: „Das ist das Herz. Es ist vorbei!". Gewünschte positive Kognition: „Das wird schon wieder.“ Im Verlauf der Behandlung werden verschiedene Szenen bearbeitet, die mit dem Infarktgeschehen und den Erlebnissen im Krankenhaus zu tun haben. SUD am Ende = 0. Die positive Kognition ist fast vollkommen glaubwürdig (Stufe 6 von 7). Ein therapeutisches Nebenthema ist die Trauer um eine abgebrochene Sportlerkarriere in der Jugend.

Katamnese (T3): Herr D. kommt in Begleitung seiner Partnerin. Mit der Erkrankung ist die Akzeptanz seiner Partnerin in seiner Familie gewachsen, was ihn sehr erleichtert. Er hat mit dem Rauchen aufgehört und hat mit konsequenter Ernährungsumstellung (weitgehend fettreduziert) jetzt 20 kg abgenommen. Er macht jetzt Walking und plant eine Pilgerreise. Seine KollegInnen behaupten, dass er jetzt ausgeglichener sei.

Zusammenfassender Kommentar: Alle drei Patienten glauben, dass die traumatherapeutische Behandlung während der Reha zu einer spürbaren und schnellen Entlastung geführt hätte. Alle drei starteten einen zügigen Wiedereinstieg in den Beruf, was jedoch bei Herrn B. zu erneuter Überforderung und Frustration führte. Herr I. und Herr D. sprechen von mehr Gelassenheit im Umgang mit Mitmenschen, aber auch mit der eigenen körperlichen Verletzbarkeit. Beide konzentrieren sich auf die Stabilisierung ihrer Partnerschaften und geben das Rauchen auf. Beide wurden durch die Therapie zu Trauer- und somit Abschiedsprozessen angeregt. Herr I. verlässt seine Frau, von der er sich nicht geliebt und verstanden fühlt. Herr D. „verabschiedet“ sich mit Jahrzehnten Verzögerung von seiner Sportlerkarriere und vertieft gleichzeitig seinen katholischen Glauben. Herrn B. misslingt die Rückkehr an einen Arbeitsplatz, den er eigentlich liebt. Durch den vermeintlichen Re-Infarkt ist er verunsichert und klammert sich sehr an seine Frau, die jetzt Stärke demonstriert.

Mit jeweils drei Fällen kann man nur einen knappen Eindruck in die beiden Behandlungsformen bekommen. Dennoch wird vielleicht erkennbar, warum die TeilnehmerInnen der Beratungsgruppe subjektiv umfassender von der Behandlung profitieren. Die Konzentration der Therapiezeit auf einen psychologischen Fokus, die Traumatisierung durch den Infarkt oder seine Folgen, greift vielleicht manchmal zu kurz. EMDR verschafft zwar schnelle emotionale Entlastung, ist aber auch zeitaufwändig und die Klärung des neuen Umgangs mit erkannten Risikofaktoren kommt wahrscheinlich zu kurz.

Gleichwohl kann man feststellen, dass der Akute Herzinfarkt bei allen Betroffenen eine Zäsur im Lebensgefühl darstellt, die, in der Therapie ausführlich thematisiert, zu Veränderungen bei Werthaltungen (Liebe, Glaube, Erfolg) und in den Lebensgewohnheiten (Rauchen, Konzentration auf Arbeit, Ignorieren von sozialen Konflikten) führen kann. Hier zeichnet sich der im HAPA-Modell angedachte Identitätswandel durch verändertes Engagement im Sinne von Haußer

(1995; vgl. Abschnitt 6.1) ab. Aus der Krise dieser plötzlich eingetretenen und vieles verändernden Krankheit entsteht eine fundamentale Unsicherheit (eine Moratoriumsphase, ebd.). Der Patient verlässt diese Phase nur über neue internale Kontrollerfahrungen (z. B. mehr Sport und Gewichtsabnahme), neue selbstwertsteigernde Erfolgserlebnisse (der Blutdruck sinkt) und ein neues erweitertes Selbstkonzept. Er lernt seine Krankheit anzunehmen als ein zugehöriges Identitätsmerkmal, welches seine Rücksichtnahme und Achtsamkeit erfordert. Nur dieser Identitätswandel kann eine konstante Risikominderung im Verhalten und den Einstellungen der betroffenen KoronarpatientInnen sicherstellen. Ein wissenschaftlicher Beleg hierfür wird mit dieser Studie allerdings nicht vorgelegt. Womöglich könnte dieser Zusammenhang angemessener mit qualitativen Methoden in (halb-)strukturierten Interviews erhoben werden. Die Untersuchung zeigt, dass eine vereinfachte Operationalisierung der Konstrukte von Haußer (ebd.) hier an ihre Grenzen kommt.

10. Schlussfolgerungen und Ausblick für die Psychotraumatherapie in der kardiologischen Rehabilitation

EMDR wirkt entlastend bei Traumatisierung, bzw. Anpassungsstörungen nach einem Akuten Herzinfarkt, und es wurden von keiner behandelten Patientin und keinem behandeltem Patienten negative Erfahrungen berichtet wie z. B. Flashbacks, Niedergeschlagenheit nach den Therapien oder kardiologische Symptomverschlechterungen, die direkt auf den Stress der Behandlung zurückzuführen wären. Im Gegenteil: Viele PatientInnen berichteten nach der EMDR-Behandlung von Entspannung bis hin zu Müdigkeit, gelösteren Gefühlen und tieferem Schlaf in der Folgenacht. Die EMDR-PatientInnen beurteilen die Psychotherapie in der Katamnese rückblickend positiv und bemühen sich um ambulante Anschlussbehandlung.

Die Ergebnisse der Untersuchung zeigen aber auch: EMDR hat keine generell förderliche Wirkung auf die psychische Befindlichkeit (Depression, Ängstlichkeit usw.) nach dem Infarkterleben. TeilnehmerInnen der psychoedukativ-verhaltensmedizinischen Beratungsgruppe zeigen im Mittel ebenfalls verringerte Traumawerte, aber darüber hinaus auch deutlichere emotionale Stabilisierung und vermutlich mehr Engagement bei der tertiär präventiven Risikominderung.

Wie lassen sich diese Ergebnisse erklären?

10.1 Bewertung der Untersuchungsmethodik

Bevor aus den Untersuchungsergebnissen praktische Konsequenzen gezogen werden, soll zuvor die Studie kritisch gewürdigt werden.

Im Ergebnisteil wird an zahlreichen Testergebnissen deutlich, dass die Stichprobe zu klein ist. Bei der Testung der experimentellen Wirkung der drei Treatments erscheinen häufig große Effektstärken, die auf systematische Wechselwirkungen zwischen unabhängigen Variablen hinweisen, aber nicht signifikant sind. Hier würde die Teststärke schon bei etwas größerem N positiv beeinflusst und die Mittelwertunterschiede könnten post hoc eindeutiger aufgeklärt werden.

Besonders einschränkend wirkt das kleine N auf die Prüfung ordinal- oder nominalskalierter Variablen. In Häufigkeitstabellen sind einige Zellen zu gering besetzt und daher können offensichtliche Unterschiede zwischen den Interventionsgruppen nicht statistisch nachgewiesen werden.

Signifikante Wechselwirkungen und der paradoxe EMDR-Effekt bei den leicht traumatisierten PatientInnen bei der dreifaktoriellen ANOVA können nur hypothesengenerierend gewertet werden, weil in einer Zelle die Minimalbelegung um eine Person verfehlt wird.

Die Varianzhomogenität der drei Treatmentstichproben ist Voraussetzung für die Prüfung mit einer Varianzanalyse. Die vorgefundenen signifikanten Treatmenteffekte zeigen aber bei einigen Variablen (Ängstlichkeit und Somatisierung) große Niveauunterschiede zwischen den Gruppen, die deren Vergleichbarkeit einschränken.

Die beiden Attributionsvariablen, die sich an der Identitätstheorie von Haußer (1995) orientieren, geben im Hinblick auf die Gruppenunterschiede nicht den gewünschten Aufschluss für eine gelungene Lebensstilveränderung auf habitueller Ebene. Hier wäre es im Nachhinein vielleicht sinnvoller gewesen, sich der Selbstwirksamkeitsskala von Schwarzer und Jerusalem (1995) als zentrale kognitive Variable des HAPA-Modells zu bedienen. So handelt es sich doch bei dieser Variable um ein elaboriertes Konstrukt in der Gesundheitspsychologie.

Die Operationalisierung von Ängstlichkeit mit der gleichnamigen Skala der SCL-90 erscheint rückblickend als zu wenig spezifisch. Gleiches würde m. E. aber auch für die deutsche Version der Hospital Anxiety and Depression Scale HADS-D gelten, die Herrmann-Lingen et al. (2005) in die Psychokardiologie einführten. Ein Verfahren, welches die typische Rezidivangst von Herzinfarktpatienten und ihren Vertrauensverlust in den eigenen Körper misst, ist mir nicht bekannt.

Die drei Variablen aus der Echokardiographie sind in Bezug auf die kardiologische Psychosomatik zu wenig theoretisch fundiert. Sie waren ein Zugeständnis an die Klinikpraxis. Eine ursprünglich geplante differenziertere Berechnung von Herzleistung mit der sogenannten Centerline-Methode konnte aufgrund des beruflichen Wechsels eines Oberarztes nicht abgeschlossen werden (siehe Abschnitt 6.5.8).

Nicht ausreichend geklärt ist

- die Verschlechterung, die die EMDR-Patienten bei mehreren Variablen in der Katamnesezeit angeben. Warum gehen anfängliche Erfolge nach traumatherapeutischer Behandlung wieder verloren?

- die paradoxe Verschlechterung gegen den allgemeinen Trend, die nur bei leicht traumatisierten EMDR-Patienten auftritt. Schadet EMDR bei leicht traumatisierten Patienten?
- ob sich diagnostisch die Schwelle definieren lässt, ab der EMDR bei Traumatisierung durch einen Herzinfarkt eindeutig indiziert ist.
- die Auswirkung der beiden „Re-Infarkte", die nur in der EMDR-Gruppe auftreten, auf den Treatmentvergleich. Wurde die Wirkung von EMDR hierdurch unverhältnismäßig beeinträchtigt und das Ergebnis verzerrt?
- welche Interventionen bei der psychoedukativen Beratung am deutlichsten zum Erfolg beitragen.

Mit Vorgriff auf den aktuellen Forschungsstand kann für diese Studie Folgendes positiv in Anspruch genommen werden:

- die Randomisierung, die ermöglicht wurde durch die zeitlich versetzten Treatmentphasen und die eine gelenkte Zuordnung von Patienten zu einem Verfahren ausschloss.
- die Schaffung von zwei vergleichbar intensiven Behandlungsvarianten.
- die Erhebung von Vergleichsdaten einer Kontrollgruppe mit deutlich weniger Einzelberatung.
- die Behandlung aller PatientInnen in der EMDR- und Beratungsgruppe durch einen Psychotherapeuten. Daher kann Behandlervarianz, die normalerweise bei Therapieevaluationen eine Rolle spielt, ausgeschlossen werden.
- die langjährige klinische Erfahrung des Studientherapeuten mit Koronarpatienten. Bei vielen Evaluationsstudien ist die geringe Erfahrung der eingesetzten Behandler ein Kritikpunkt (vgl. hierzu die Kritik von Herrmann-Lingen 2008c).

In dieser experimentellen Studie ist versucht worden, die Aspekte von externer und interner Validität balanciert zu verbinden.

10.2 Aktueller Forschungsstand

Im Abschnitt 4.4 wird schon auf zwei vergleichbare Studien hingewiesen, in denen ebenfalls die Traumabehandlung bei kardiologischen Patienten untersucht wird. Diese beiden Veröffentlichungen (Arabia et al. 2011 und Shemesh et al. 2011) bilden bis heute den Forschungskontext für die vorliegende Untersuchung. In der folgenden Tabelle werden wesentliche Bestimmungsstücke der drei Studien verglichen.

Tabelle 10-1: Synopse zum Forschungsstand Traumatherapie mit kardiologischen Patienten

	Jahr	N (T1)	N (T3)	Drop out	Alter Ø	Cut off IES	Diagnosen
Arabia et al.	2011	42	36 (19)[1]	19%	63	22 (33)[1]	div. Herzerkrank.
Thomsen	2013	52	45 (26)[1]	13,5%	48	9 (25)[1]	nur
							AMI
Shemesh et al.	2011	60	T2 = 51 (23)[1]	15%	57	keiner	div. Herz-
						keiner	erkrank.

	Intervention	**Therapieintensität**	**Traumatisierung**	**Depression**	**Angst**	**kardiol. AV**	**Wechselwirkungen**
Arabia et al.	EMDR	4 Wochen	IES **(**)	BDI **(**)	STAI**(**)	0	keine
	IE		IES **(**)	BDI *(n.s.)	STAI n.s.(n.s.)		Angaben
Thomsen	EMDR	4 Wochen	IES **(**)	ADS-L n.s.(n.s.)	SCL-90 n.s.(n.s.)	EF	
	Berat.		IES * (-)	ADS-L **(**)	SCL-90 n.s.(n.s.)	E/A	n.s(*)
	KG		IES n.s.(n.s.)	ADS-L **(**)	SCL-90 n.s.(n.s.)	Dez. E	
Shemesh et al.	IE	3-5 Sitzg.	IES n.s.	BDI n.s.		Puls	keine
	Berat.	1-3 Sitzg.	IES n.s.	BDI n.s.		Blutdr.	Angaben

Anmerkung:
[1] = in Klammern eine stärker belastete Subgruppe

Die Informationen über die Untersuchung von Shemesh et al. (2011) am Mount Sinai Medical Center in New York sind etwas dürftig. Eine Katamnese findet nicht statt. Die Indikation „kardiologische Ereignis" reicht von Herzinfarkt über Katheterisierung bis hin zu Schrittmacherimplantierung. Nur 42% der Studienteilnehmer erlitten einen akuten Herzinfarkt. Verglichen werden die Wirkung von Imaginal Exposure, also Konfrontation mit traumatischen Erlebnissen in sensu mit dem Ziel der Habituation, und „supportive therapy" mit Fokus auf

Medikamentenadhärenz. Die Behandlungsintensität erscheint aus Sicht eines klinischen Praktikers extrem gering. Beide Interventionen senken die Traumabelastung und Depressivität nicht signifikant. Nur ein Fremdrating von Psychiatern zu „mental illness“ verringert sich bei beiden Gruppen hochsignifikant. Wechselwirkungen werden nicht beschrieben. Die wiederholte Messung von Puls und Blutdruck unter der Behandlung führt aber zu dem Schluss der Forschungsgruppe, dass die Traumatherapie für kardiologischen Patienten verträglich sei.

Die Untersuchung von Arabia et al. (2011) ähnelt der vorliegenden Studie in einigen Details. Hervorzuheben ist die eine Interventionsvariante mit EMDR und der vergleichbare Behandlungszeitraum. Die zweite Therapievariante ist auch hier das Imaginal Exposure (IE), welches im Vergleich zu EMDR als zeitaufwändiger beschrieben wird, weil die Patienten zu der eigentlichen Behandlung noch Hausaufgaben bekamen. Eine Kontrollgruppe existiert nicht. Beide Verfahren werden als nahezu gleich erfolgreich beschrieben. Es werden jedoch keine Wechselwirkungen zur Zeit und Interventionsform referiert. Es werden auch keine Ergebnisse referiert, die es zulassen, einen Zeiteffekt (z. B. normale Remission) vom Therapieeffekt zu unterscheiden, wie in der vorliegenden Untersuchung. Die Indikationsbreite ist wesentlich weiter als bei dieser Studie, weil neben Herzinfarktpatienten auch Patienten mit Herzverpflanzung und anderen Herz-OPs mit einbezogen wurden. Die deutliche Verringerung der Traumatisierung bei beiden Interventionsformen scheint nachvollziehbar, da der Grenzwert für die Studienteilnahme bei einem IES-Wert von 22 gezogen wird. Das passt zu den Ergebnissen dieser Untersuchung bei einem Anfangswert in der IES von mindestens 25. Auch in der Untersuchung von Arabia et al. (2011) wird nachträglich eine Teilgruppe von 19 Patienten analysiert, deren Mindestwert für Traumabelastung bei einem IES-Wert von 33 liegt. Bei dieser Gruppe ist der Erfolg der EMDR-Patienten noch eindeutiger gegenüber der Behandlung mit IE, jedoch wieder ohne Berechnung einer Wechselwirkung. Es bleibt letztlich aber immer die Notwendigkeit des Vergleichs mit einer Kontrollgruppe, wenn man die therapeutische Wirkung eines Verfahrens identifizieren möchte. Arabia et al. (ebd.) beschreiben signifikante Verringerungen der Depressions- und Ängstlichkeitswerte, was in dieser Untersuchung nicht repliziert wird.

10.3 EMDR in der kardiologischen Reha – sinnvolle Anpassungen

Ein reines Zufallsresultat kann ausgeschlossen werden, da ein Vergleich der Ergebnisse bei vielen Skalen ähnliche Verläufe zeigte. Die EMDR-Behandlung hat nach der vorliegenden Datenlage dieser Studie über die konkrete Traumaentlastung hinaus wahrscheinlich keine mildernde Wirkung auf die anderen psychischen Variablen. Dafür mögen folgende Gründe eine Rolle spielen:

Die durchschnittliche Therapiezeit war in der EMDR-Gruppe zwar umfangreicher als in der Beratungsgruppe, sie wurde aber therapeutisch einseitiger genutzt. Vorbereitung und Durchführung von EMDR brauchen Zeit (konkrete Erhebung des Traumageschehens, Einsatz von Stabilisierungsmethoden, Einhaltung des EMDR-Standardprotokolls). In der gleichen Zeit wurden bei PatientInnen der Beratungsgruppe ausführlich Risikofaktoren erhoben und gewichtet, um anschließend konkrete Umgangsweisen zu diskutieren und am Transfer in den Alltag zu arbeiten. TeilnehmerInnen der Gruppe B haben am Ende der Beratung vermutlich konkretere Vorstellungen zur Minderung ihrer spezifischen Risiken als PatientInnen mit Traumatherapie. Die Beratung war konkreter auf präventive Aktivierung ausgerichtet als in der EMDR-Therapie, die möglicherweise suggerierte, dass die Behandlung der Traumatisierung selbst schon einen präventiven Wert darstellt. Zwar wurden auch die EMDR-PatientInnen auf die Notwendigkeit der Veränderung des individuellen Risikoverhaltens hingewiesen, aber die subjektive Gewichtung mag gegenüber der technisch imponierenden Traumatherapie zurückgeblieben sein.

EMDR fokussiert von Anfang an auf die belastendsten Erlebnisse der Erkrankung, während die Beratung eher auf die Zukunft ausrichtet. EMDR-Behandlung unterstellt durch ihre technische Fokussierung möglicherweise früh eine psychische Bedrohung, die vielleicht ohne Behandlung so nicht wahrgenommen und schneller verdrängt worden wäre. Leicht oder auch mittelgradig Traumatisierte stabilisierten sich eventuell schneller ohne professionellen Eingriff und es hülfe ihnen mehr, sich rasch auf neue Aufgaben zu konzentrieren. Zwar wird der Umgang mit dem Traumaerleben mit EMDR nachweislich gefördert und die Symptomatik wird milder, aber die allgemeine Verunsicherung mit der Herzerkrankung bleibt scheinbar bestehen. EMDR hat in dieser Untersuchung keinen erkennbaren Entlastungseffekt auf z. B. Depressivität, Ängstlichkeit oder Somatisierung. Die pathologische Somatisierungsneigung vieler verunsicherter Koronarpatienten könnte durch EMDR eventuell noch gefördert werden, weil es auch zu dieser Methode gehört, die Körpersymptome unter der Behandlung immer wieder genau zu beschreiben.

Ein letzter Grund für das Ausbleiben der erwarteten generalisierten Erfolge ist die notwendige Therapiezeit. Für ein EMDR-Standardprotokoll braucht man selbst bei singulären Traumata mehrere Stunden. Es muss genügend Zeit zur Verfügung stehen, um eine Traumasituation ggf. mehrfach mental durchzuspielen und dabei auch kognitive Umwege zuzulassen. Das müsste zwar bei einer Durchschnittszeit von über zehn Stunden bei den meisten PatientInnen dieser Gruppe zu ermöglichen gewesen sein, aber einige TeilnehmerInnen hatten wegen des sehr vollen Therapieplans kaum Zeitreserven. Die organisatorischen Herausforderungen, die zusätzliche Einzelbehandlung einzuplanen, waren groß. Einigen PatientInnen fehlten daher am Ende die notwendigen Stunden für eine abschließende Bearbeitung und die notwendigen Transferschritte, die sich eventuell positiv auf Verunsicherung und Niedergeschlagenheit hätten auswirken können.

Unter diesen begrenzten zeitlichen Möglichkeiten scheint dann doch bei mäßig Traumatisierten das individuell zugeschnittene Beratungssetting unter Auslassung der speziellen Traumabehandlung oft passender.

Ein interessantes Verfahren, welches in den letzten Jahren in Deutschland vor allem in der Suchthilfe erfolgreich zur Anwendung kommt, ist das „Motivational Interviewing“ nach Miller und Rollnick (1992; 2002). Sie führten Erkenntnisse aus der personzentrierten Psychotherapie und angewandten Sozialpsychologie zusammen, um PatientInnen zu helfen, selbstwirksame Erfahrungen in der Veränderung ihres Risikoverhaltens zu machen. Als Studientherapeut beider Interventionsgruppen konnte ich feststellen, dass das Erschrecken über das plötzliche und oft dramatische Auftreten der Koronarerkrankung die PatientInnen zwar verunsichert, aber auch sehr interessiert an fachlicher Hilfestellung macht. Dieser Angst-Leidensdruck schafft eine Veränderungsmotivation, die jedoch häufig durch das undifferenzierte „Überangebot“ an Ratschlägen in der Anschlussheilbehandlung ins Leere zu laufen droht. Hier bedarf es einer Begleitung auf Augenhöhe, um individuelle Ansatzpunkte zu finden, die zu nachhaltiger Risikominderung und neuem Kontrollerleben führen. Meine Therapeutensozialisation ist anfänglich sehr durch Carl Rogers (1961; 1972) geprägt und hat sich später kognitiv-verhaltenstherapeutisch weiter entwickelt. Vielleicht hat sich diese personzentrierte Grundhaltung in der Beratungsgruppe i. S. des Motivational Interviewing ausgewirkt und den PatientInnen zu leichterer Neuorientierung verholfen. Die gezielte Anwendung dieses Verfahrens in der Reha, außerhalb der Suchttherapie, wurde in Deutschland meines Wissens noch nicht erforscht.

Welche praktischen Konsequenzen für die traumatherapeutische Arbeit mit Koronarpatienten können aus den Ergebnissen dieser Studie gezogen werden?

Wie Shemesh et al. (2011) und Arabia et al. (2011) kann auch ich feststellen, dass Traumatherapie mit Koronarpatienten mittleren Alters möglich ist. Selbst die leistungsmäßig stärker beeinträchtigten PatientInnen in der EMDR-Gruppe klagten nicht über unerwünschte Nebenwirkungen der Behandlung.

Wichtig ist jedoch eine gewissenhafte Indikationsstellung. EMDR oder eine andere Traumatherapie machen nur Sinn, wenn das Infarkterleben oder die Erinnerungen an traumatisierende Begleitumstände der medizinischen Therapie sehr belastend sind. Ich würde hier den Grenzwert des bewährten Screeninginstrumentes IES bei mindestens 25 Punkten ansetzen, was einer mittelmäßigen Traumabelastung entspricht. Arabia et al. (ebd.) wählten als Grenzwert 22 Punkte in der

IES. Leichtere Traumatisierungen sollten passager mit psychoedukativer Beratung mitbehandelt werden. Durch zu starke Fokussierung auf mögliche Traumafolgen könnten diese möglicherweise iatrogen verstärkt werden.

Für eine Traumatherapie mit Koronarpatienten sollten mindestens zehn Stunden Einzelbehandlung zur Verfügung stehen, um gegen Ende der Behandlung auch noch den Umgang mit problematischem Risikoverhalten besprechen zu können. Der Transfer der Therapie- und Beratungsergebnisse in den Alltag darf nicht zu kurz kommen.

Das Standardprotokoll zur EMDR-Traumabewältigung sollte meines Erachtens modifiziert werden. So gibt die Rehaklinik den meisten Patienten einen gewissen Schutz. Sie haben Gesprächszeit mit den Ärzten. Sie haben Räume für sich allein. Sie sind frei von Alltagspflichten. Sie haben i.d.R. schöne Landschaften, Rekreationsangebote und verständnisvolle Mitpatienten um sich. Ich schließe mich daher Lehner (2011) an und glaube, dass in der stationären Reha oft auf eine aufwändige Stabilisierungsphase verzichtet werden kann, bzw. dass diese Phase gegenüber dem ambulanten Setting deutlich verkürzt werden kann. Unverzichtbar in der Beratung mit Koronarpatienten ist die genaue Erhebung von Risiko- wie Schutzfaktoren, die den individuellen Handlungsspielraum charakterisieren. Personen, die primär psychisch gesund sind, können i. d. R. eine Reihe von Ressourcen nennen, die anschließend im EMDR therapeutisch genutzt werden können.

Auf die intensive Orientierung auf körperliche Signale des Unbehagens, wie sie im EMDR-Standardprotokoll üblich ist, sollte hier verzichtet werden. Koronarpatienten sind in der ersten Zeit der Erkrankung überwiegend sehr auf beängstigende Empfindungen im Brustraum fixiert. Hier bedarf es eher einer Entängstigung, denn einer Verstärkung dieses pathologischen Checking-Verhaltens.

Schließlich gibt es seit vielen Jahren immer neue Entwicklungen von EMDR-Protokollen, die auf Nutzung individueller Ressourcen und lösungsorientiertem Verhalten in der Zukunft orientieren (Ebner und Rost 2006). Als bekanntes Beispiel sei hier die Absorptionstechnik hervorgehoben, bei der mittels EMDR-Prozessierung vertraute Fähigkeiten verstärkt werden und mit den neuen Erfordernissen mental und emotional in Verbindung gebracht werden. Diese Verfahren bieten sich an, um die als schwierig eingeschätzten Verhaltensänderungen in-sensu vorzubereiten, und sie sind emotional nicht so fordernd wie die Traumabearbeitung.

10.4 Überlegungen für die psychotherapeutische Behandlung in der stationären und ambulanten kardiologischen Rehabilitation

Obgleich die Inzidenz der koronaren Herzerkrankungen stagniert und sogar leicht sinkt, was der intensiveren Primär- und Sekundärprävention zu verdanken ist, wird der Bedarf an tertiärer Prävention weiter ansteigen. Kardiologie und Herzchirurgie entwickeln sich rasant weiter und davon profitiert vor allem die Reduktion der Koronarkrankheit. Es muss also mit weiteren Bedarfen an kardiologischer Rehabilitation gerechnet werden. Die Versorgungsforscher Spyra und Müller-Fahrnow (2000) fordern daher eine Veränderung des kurativen kardiologischen Behandlungsparadigmas und die „Identifikation qualitativ veränderter rehabilitativer Bedarfslagen" (ebd., S. 303). Die kardiologische Einheitsreha hat wenig Zukunft (zur wissenschaftlichen Kritik siehe Abschnitt 2.1 und Kapitel 5). Es bedarf der Ausdifferenzierung von Reha-Angeboten.

Die Psychokardiologie als relativ neuer Teilbereich der Psychosomatik oder der Verhaltensmedizin entwickelt sich rasant. Gab es zu Beginn dieser Studie 2006 in Deutschland eine kleine Gruppe von psychologischen und kardiologischen Forschern, die sich in der Statuskonferenz Psychokardiologie zusammenfanden (http://portal.uni-freiburg.de/psychokardio), so nehmen heute die Veröffentlichungen national und international beschleunigt zu. Einen aktuellen Überblick über den Forschungsstand liefert von Känel (2012). So ist die Typ-A-Persönlichkeit, 1959 von Friedman und Rosenman (1974) entdeckt, bis in die 1980er Jahre in der Kardiologie anerkannt und noch heute bei Praktikern und Patienten sehr populär, aber bei Wissenschaftlern hat sie keinen Stellenwert mehr (siehe Kap. 2). Ihren Platz haben heute der habituelle Risikofaktor „hohe Ärgerbereitschaft/Feindseligkeit" (Chida und Steptoe 2009) und die Typ-D-Persönlichkeit des Belgiers Donollet (2005; 2010) eingenommen. Letztere stellt eine Verbindung dar aus der Unfähigkeit, negative Affekte angemessen auszudrücken bei gleichzeitiger sozialer Hemmung. D steht hier für Distress, also die chronische Belastung mit negativen Gefühlen und Depression. Auf die Bedeutung der Depression als Prädiktor für kardiovaskuläre Erkrankungen ist schon in Kapitel 2 hingewiesen worden. Von Känel et al. (2011) belegen die Kombination von depressiver Grundstruktur und erhöhter Ängstlichkeit als besonders „kardiotoxisch". In diesem Zusammenhang heben sie hervor, dass die Umstände der Koronaren Herzkrankheit KHK, speziell die des akuten Herzinfarktes, diese gefährliche Psychodynamik obendrein noch verschärfen.

Wenn man im Überblick den aktuellen Stand zu den psychosozialen Risikofaktoren der KHK skizziert, so stellt sich die berechtigte Frage, mit welcher psychotherapeutischen Strategie man tertiärpräventiv wirkungsvoll auf die Erkrankung einwirken kann? Die großen nordamerikanischen Studien ENRICHED und CREATE (siehe Abschnitt 2.4.2) geben ja nur begrenzt Anlass zu psychotherapeutischem Optimismus. Das steht wiederum in einem krassen Missverhältnis zur erwiesenen Bedeutung der psychosozialen Risikofaktoren (vgl. Abschnitt 2.3).

Von Känel (2012) referiert einige kürzlich erstellte Metanalysen, die wiederum viele kleinere international publizierte Studien zur gezielten psychotherapeutischen Einflussnahme auf die oben beschriebenen Parameter vergleichen. Dabei musste die genuin psychotherapeutische Wirkung von der Auswirkung der begleitenden Sporttherapie (z.B. täglich 30-min. Jogging) und des Entspannungstrainings statistisch abgeschieden werden. Es konnte dabei ein diskreter positiver Effekt der Psychotherapie hinsichtlich der Mortalität in den Folgejahren errechnet werden. Neben der Erkenntnis, dass z.B. herzkranke Frauen von ganz anderen Themen in der Psychotherapie profitieren als Männer, können nach von Känel (2012) einige Schlüsselelemente für erfolgreiche Therapie mit KHK-PatientInnen schon heute klar identifiziert werden:

- Die Intervention sollte erprobte Vorgehensweisen der Kognitiven Therapie beinhalten.
- Die Therapie sollte vorzugsweise in Gruppen mit bis zu acht Terminen durchgeführt werden.
- Der Trainingsfokus sollte auf dem Erlernen von individuellen Copingstrategien liegen, die bei der Bewältigung von Stresssituationen helfen sollen, bei denen starke negative Affekte auftreten.
- Neben diesem Stressmanagement sollte der Umgang mit Entspannungsverfahren ausführlich geübt werden.

So konnte in zwölfwöchigen Rehaprogrammen mit über 2.000 Herzpatienten in der Schweiz noch nach über vier Jahren nachhaltige Verbesserungseffekte hinsichtlich der Depressivität nachgewiesen werden (Kocer et al. 2011). Mit Blick auf die Psychopharmatherapie warnt von Känel (2012) vor pauschaler Empfehlung oder Ablehnung. Bislang seien die Serotoninwiederaufnahmehemmer SSRI Sertralin© und Citalopram© für KHK-Patienten als nebenwirkungsarm erwiesen und können daher für die Behandlung von mittelgradigen und schweren depressiven Episoden bei KHK empfohlen werden. Andere Antidepressiva hätten teilweise starke Nebenwirkungen und/oder seien bei kardiovaskulären Erkrankungen sogar schädlich. Insbesondere gelte das für trizyklische Antidepressiva oder MAO-Hemmer. Bei leichteren Depressionen sei seiner Ansicht nach jedoch moderates Sporttraining wirkungsvoller als die Medikation.

Das mag sich, mit Ausnahme der Schweizer Rehadauer, auf den ersten Blick nicht sonderlich von den Empfehlungen für die psychologische Behandlung in deutschen Rehakliniken unterscheiden (vgl. Kap. 2), dabei muss jedoch gesehen werden, dass es hierzulande in den letzten Jahren einen zunehmenden Trend zur Verschulung der Anschlussheilbehandlung gibt, der wenig Raum für individuelle Anpassung der therapeutische Arbeit an die konkreten Bedürfnisse der Patienten bietet (vgl. auch die Kritik von Faller und Lang 2006; Faller et al. 2011 in Kapitel 5). So müsste, um den vorgegebenen Empfehlungen gerecht zu werden, mit jeder wöchentlichen Patientenanreise eine Stressmanagementgruppe gebildet werden, die es den Teilnehmern erlaubte, nach einer notwendigen Eingewöhnungszeit konkrete typische Belastungssituationen symbolisch zu bearbeiten. Zudem bewirkt die Mitte der 1990er Jahre auf drei Wochen verkürzte AHB einen nach meiner Einschätzung kontraproduktiven „Rehastress" (sowohl im Termindruck als auch im Umfang des pauschalisierten „Lehrplans"), der den zu vermittelnden psychologischen Inhalten entgegensteht. Gibt es ein ökonomisches Primat, welches nicht nur zu Produktivitätssteigerung durch Arbeitsverdichtung führt, sondern gleichfalls in Form von „Therapieverdichtung" auf die Reha übertragen wird? Ist es wirklich sinnvoll, die vorherrschende wirtschaftliche Leistungsethik auf die Psychosomatik zu übertragen?

Mit der vorliegenden Untersuchung konnte nicht belegt werden, dass ein vorwiegend traumatherapeutisches Vorgehen unmittelbar einen weitergehenden positiven Effekt auf psychische Risikofaktoren wie Depressivität, Ängstlichkeit oder Aggressivität hat. Die Ergebnisse legen aber nahe, dass eine individuelle Risikoberatung von psychisch sehr belasteten Koronarpatienten von durchschnittlich sechs Stunden positivere Effekte hatte im Vergleich zu einer Kontrollgruppe mit Standardtherapie, denn sie mildert gleichzeitig auch leichtere Traumafolgen.

Hilfreich wäre hier ein geregeltes, dreistufiges Indikationsprozedere durch die aufnehmenden Ärzte, also eine Art Stepped-Care-Modell für die kardiologische Reha. Die erste Stufe würde sich nicht vom heutigen Vorgehen in der Rehaklinik Damp unterscheiden. Fast alle Koronarpatienten bekämen, vorausgesetzt körperliche Belastbarkeit und intellektuelle Voraussetzungen sind gegeben, ein psychologisches Paket aus Stressvortrag, Entspannungstraining und Koronargesprächsgruppe. Die zweite Stufe wäre psychisch belasteteren Patienten vorbehalten. Ihnen könnte eine intensivere individualisierte Beratung hinsichtlich des Umgangs mit Risikofaktoren angeboten werden. Diese Studie zeigt, dass schon wenige Einzelgespräche zu einer eindrucksvollen Absicherung des pauschal vermittelten Wissens in der AHB führen können. Die letzte Stufe beträfe jene Patienten, bei denen eine deutliche Anpassungsstörung, ausgelöst durch die Umstände einer Infarkterkrankung, festgestellt würde. Hier wäre es sinnvoll und, wie die Studienergebnisse nahelegen, auch vertretbar, eine höherfrequente und stundenmäßig umfangreichere Traumapsychotherapie einzuleiten und dafür entsprechend Raum im Therapieplan zu schaffen.

Mithilfe des Traumafragebogens Impact of Event Scale (IES) können bei Verdacht auf eine Traumafolgestörung mit relativ geringem Aufwand, Patienten identifiziert werden, bei denen eine Anpassungsstörung aufgrund eines dramatischen Infarkterlebens vorliegt. Die Ergebnisse dieser Untersuchung legen nahe, dass es im Hinblick auf eine Förderung der Krankheitsverarbeitung pauschal nicht sinnvoll ist, Personen mit niedrigen oder mittleren IES-Werten vorrangig mit Traumatherapie zu behandeln. Steht eine Traumatisierung jedoch deutlich im Vordergrund und droht sie die notwendige Lebensstiländerung motivational zu behindern, dann ist Traumatherapie mit EMDR durchaus möglich und zweckmäßig.

Literatur

Albus C. (2008a). Grundzüge kardialer Erkrankungen. In: Herrmann-Lingen C., Albus C., Titscher G. (Hrsg.). Psychokardiologie. Ein Praxisleitfaden für Ärzte und Psychologen. Köln: Deutscher Ärzte Verlag.

Albus C. (2008b). Persönlichkeitsfaktoren. In: Herrmann-Lingen C., Albus C., Titscher G. (Hrsg.). Psychokardiologie. Ein Praxisleitfaden für Ärzte und Psychologen. Köln: Deutscher Ärzte Verlag.

Alter D.A., Oh P.I., Chong, A (2009). Relationship between cardiac rehabilitation and survival after acute cardiac hospilitization within a universe health care system. In: Eur J Cardiovasc Prev Rehabil, 16, S. 102-113,

American Psychiatric Association APA (2000). Diagnostic and Statistical Manual of Mental Disorders – Text Revision (DSM IV-TR). Washington: American Psychiatric Press.

Andrade J., Kavanagh D., Baddaley A. (1997) Eye Movements and Visual Imagery: A Working Memory Approach to the Treatment of Post-Traumatic Stress Disorder. In: British Journal of Clinical Psychology, 36, S. 209-223.

Antonovsky A. (1979). Health, stress and coping. London: Josey-Bass.

Arabia E., Manca M.L., Solomon R.M. (2011) EMDR for survivors of life-threatening cardiac events: Results of a pilot study. In: Journal of EMDR Practice and Research, 5, S. 2-13.

Arbeitsgemeinschaft der Wissenschaftlichen Fachgesellschaften (AMWF) (2011). S3-Leitlinie Posttraumatische Belastungsstörung ICD 10 F43.1. Als aktueller Download: http://www.awmf.org/uploads/tx_szleitlinien/051-01 01_S3_Posttraumatische_Belastungsstoerung_2012-03.pdf.

Badura B., Grande, G., Janssen H., Schott, T. (1995). Qualitätsforschung im Gesundheitswesen: ein Vergleich ambulanter und kardiologischer Rehabilitation. Weinheim: Juventa.

Bandura A. (1986). Social foundations of thought and action. A social cognitive theory. Englewood Cliffs, NJ: Prentice-Hall.

Bandura A. (1997). Self-efficacy: The exercise of control. New York: Freemann.

Barth J. (2008). Psychotherapie bei depressiven Patienten mit koronarer Herzkrankheit – Weiterhin sinnvoll? In: Psychotherapeut 3, S. 216-220.

Barth J., Schumacher M., Herrmann-Lingen C. (2004). Depressions as a risk factor for mortality in patients with coronary heart disease: A meta analysis. In: Psychosomatic Medicine, 66, S. 802-813.

Beck A. T., Emery G. (1985). Anxiety disorders and phobias: A cognitive perspective. New York: Basic Books.

Beck A.T., Rush A.J., Shaw B.F., Emery E. (1986). Kognitive Therapie der Depression. München: Urban und Schwarzenberg, 2. revidierte Auflage.

Berg P., Book K., Dinkel A., Henrich G., Marten-Mittag B. Mertens D. Ossner C., Vollmer S, Herschbach P. (2011). Progredienzangst bei chronischen Erkrankungen. In: Psychotherapie, Psychosomatik und medizinische Psychologie, S. 32-37.

Biefang S., Potthoff P., Schliehe F. (1999): Assessmentverfahren für die Rehabilitation. Göttingen: Hogrefe.

Bönner G. (2009). Kardiale Rehabilitation in Deutschland. In: Clin Res Cardiol Suppl, 4, S. 89-94.

Boll-Klatt A. (2008). Psychokardiologie in der kardiologischen Rehabilitation inkl. Verhaltensmodifikation. In: Herrmann-Lingen C., Albus C., Titscher G. (Hrsg.). Psychokardiologie. Ein Praxisleitfaden für Ärzte und Psychologen. Köln: Deutscher Ärzte Verlag.

Bortz J., Döring N. (2003). Forschungsmethoden und Evaluation für Human und Sozialwissenschaftler. 3. Auflage. Berlin u.a.: Springer.

Brewin C.R., Andrew B., Valentine J.D. (2000). Meta-analysis of risk factors for posttraumatic stress disorder in trauma-exposed adults. In: Journal of Consulting and Clinical Psychology, 68, S.748-766.

Brewin C.R. (2001). A cognitive neuroscience account of posttraumatic stress disorder and its treatment. In: Behavior Research and Therapy, 39, S. 373-393.

Brusis O. (2004). Neue Wege in der Behandlung der koronaren Herzkrankheit und des Herzinfarkts. In: Deck R, Mittag O. (Hrsg.) Möglichkeiten der Lebensstiländerung. Sekundärprävention und Rehabilitation des Koronarpatienten. Lage: Jacobs-Verlag.

Bundesarbeitsgemeinschaft Rehabilitation BAR (1997). Arbeitshilfe für die Rehabilitation Koronarkranker. Frankfurt: Eigenverlag.

Bundesarbeitsgemeinschaft Rehabilitation BAR (2005). Rahmenempfehlungen zur ambulanten kardiologischen Rehabilitation. www.bar-frankfurt.de/pdf/ empfehlung-kardiologische.pdf.Cited

Bundespsychotherapeutenkammer (2011). BPtK-Studie zu Wartezeiten in der ambulanten psychotherapeutischen Versorgung; Umfrage der Landespsychotherapeutenkammern und der BPtK. Berlin. www.bptk.de

Chida Y., Steptoe A. (2009). The associations of anger and hostility with future coronary heart disease. A meta-analytic review of prospective evidence. In: J Am Coll Cardiol, 79, S. 245-251.
Cohen, J. (1988). Statistical power analysis for the behavioral sciences. Hillsdale: Erlbaum.
Collani G.v., Herzberg P.Y. (2003). Zur internen Struktur des globalen Selbstwertgefühls nach Rosenberg. In: Zeitschrift für Differentielle und Diagnostische Psychologie, 24, S. 9-22.
DAK(2012). DAK-Gesundheitsreport 2012. http://www.dak.de/content/files open/Gesundheitsreport_2012.pdf
Damm S., Frey D. (1990). Psychosoziale Faktoren in der Genese und Rehabilitation des Herzinfarkts. In: Schwarzer, R. Gesundheitspsychologie, Göttingen: Hogrefe.
Davidson K.W., Rieckmann N., Clemow L. et al. (2010) Enhanced depression care for patients with acute coronary syndrome and persistent depressive symptoms. In: Arch Intern Med, 170 (7), S. 600-608.
Deck R., Mittag O. (Hrsg.) (2004). Möglichkeiten der Lebensstiländerung. Sekundärprävention und Rehabilitation des Koronarpatienten. Lage: Jacobs-Verlag.
Deck R., Glaser-Möller N., Mittag O. (Hrsg.) (2004). Rehabilitation und Nachsorge. Lage: Jacobs Verlag.
Demollet J. (2005). DS 14: Standard assessment of negative affectivity, social inhibition, and type D personality. In: Psychosom Med, 67, S. 89-97.
Demollet J., Schiffer A. A., Spek V. A. (2010). A general propensity to psychological distress affects cardiovascular outcomes: Evidence from research on type D (distressed) personality profile. In: Circ Cardiovasc Qual Outcomes, 3, S. 546-557.
Deutsche Gesellschaft für Prävention und Rehabilitation von Herz-Kreislauferkrankungen (2008). Pocket-Leitlinie zur Rehabilitation von Patienten mit Herz-Kreislauferkrankungen. Koblenz.
Deutsche Rentenversicherung (2007). KTL – Klassifikation therapeutischer Leistungen in der medizinischen Rehabilitation. Berlin.
Dlugosch G.E., Krieger W. (1995). Fragebogen zur Erfassung des Gesundheitsverhaltens (FEG). Frankfurt: Swets Test Services.
D'Zurilla T.J., Goldfried M.R. (1971). Problem solving and behavior modification. In: J Abnor Psychol, 78, S. 107-126.
Ebner F., Rost C. (2006). EMDR und Ressourcen. In: Lamprecht F. (Hrsg.). Praxisbuch EMDR. Modifizierungen für spezielle Anwendungsgebiete. Stuttgart: Klett-Cotta.

Edmondson D., Richardson S., Falzon L. et al. (2012). Posttraumatic Stress Disorder prevalence and risk of recurrence in acute coronary syndrome patients: a meta analytic review. PLOS ONE, 2012, 7(6): http://www.plosone.org/article/info%3Adoi%2F10.1371%2Fjournal.pone.0038915.

Ehlers A. (1999).Posttraumatische Belastungsstörung. Göttingen: Hogrefe.

Ehlers A.. Clark, D.M. (2000). A cognitive model of posttraumatic stress disorder. In: Behaviour Research and Therapy, 38, S. 319-345.

Ehrlichman H., Micic D. (2012). Why do people move their eyes when they think? In: Current Directions in Psychological Science, 21 (2), S. 96-100.

EMDRIA Deutschland e.V. (2011). Stellungnahme von EMDRIA Deutschland e.V. zu den Fragen des G-BA bezüglich EMDR als Methode im Rahmen der Einzelpsychotherapie bei Erwachsenen im Anwendungsbereich PTBS. In: Rundbrief Nr. 24, S. 18-27. (www.emdria.de).

ENRICHD-Investigators (2000). Enhancing recovery in coronary heart disease patients. (ENRICHD): Study, design and methods. Am Heart J 139, S. 1-9.

Fahrenberg J., Hampel R., Selg H. (1984). Das Freiburger Persönlichkeitsinventar FPI: Handanweisung. 4., revidierte Auflage. Göttingen: Hogrefe.

Faller H. (2005). Depression. Ein prognostischer Faktor bei koronarer Herzkrankheit. In Psychotherapeut 4, S. 265-273.

Faller H., Haafs H.G., Löschmann C., Maurischat C., Schulz H. (2000). Experimentelle und nicht-experimentelle Studienpläne in der Rehabilitationsforschung. In: Bengel J., Koch U. (Hrsg.). Grundlagen der Rehabilitationswissenschaften. Berlin u.a.: Springer.

Faller H., Lang H. (2006). Medizinische Psychologie und Soziologie. 2. Auflage. Heidelberg: Springer.

Faller H., Reusch A., Meng K. (2011). DRGW-Update: Patientenschulung. In: Rehabilitation, 50, S. 284-291.

Ferring D., Filipp, S.H. (1991). Die Skala zur Erfassung von Ereignisbelastungsreaktionen: Reliabilität, Validität und Stabilität. Forschungsbericht Nr. 30, Projekt Psychologie der Krankheitsbewältigung. Trier: Universität.

Fischer G., Reddemann L., Barwinski-Fäh R., Bering R. (2003). Trauma-adaptierte tiefenpsychologische und analytische Psychotherapie. In Psychotherapeut, 3, S. 199-209.

Flatten G., Hofmann A., Reddemann, L., Liebermann P. (2004a). Ätiopathogenetische Modelle der Posttraumatischen Belastungsstörung. In: Flatten G., Gast U., Hofmann A. et al. (Hrsg.). Posttraumatische Belastungsstörung. Leitlinie und Quellentext. 2. Auflage. Stuttgart: Schattauer.

Flatten G., Reddemann, L.,Wöller W., Hofmann A. (2004b). Therapie der Posttraumatischen Belastungsstörung. In: Flatten G., Gast U., Hofmann A. et al.

(Hrsg.). Posttraumatische Belastungsstörung. Leitlinie und Quellentext. 2. Auflage. Stuttgart: Schattauer.
Foa E.B., Cashman L., Jaycox L., Perry K. (1996). The validition of a self-report measure of PTSD: The posttraumatic diagnostic scale (PDS). In: Medical College of Pennsylvania and Hahnemann University, Philadelphia.
Foa E.B., Kozak M.J. (1986). Emotional processing of fear; exposure to correcting information. In: Psychological Bulletin, 99, S. 20-35.
Foa E.B., Keane T.M., Friedman, M.J., Cohen, J.A. (2009). Effective treatments for PTSD. Practice guidelines from the International Society for Traumatic Stress Studies (2nd edition). New York: Guilford.
Foa E.B., Rothbaum B.O., Maercker A. (2003). Posttraumatische Belastungsstörungen. In Margraf J. (Hrsg.). Lehrbuch der Verhaltenstherapie, Bd. 2. Heidelberg: Springer.
Franke G. SCL-90-R. (1995). Die Symptom-Checkliste von Derogatis – Deutsche Version: Manual. Weinheim: Beltz.
Frasure-Smith N., Lesperance F., Talajic M. (1995). Depression and 18 month prognosis after myocardial infarction. In: Circulation 91, S. 999-1005.
Frasure-Smith N., Lesperance F. (2003): Depression and other psychological risks following myocardial infarction. In: Arch Gen Psychiatry 60, S. 627-636.
Freyberger H.J., Spitzer C. et al. (1999). Der Fragebogen zu dissoziativen Symptomen (FDS). Deutsche Adaptation, Reliabilität und Validität der amerikanischen Dissociative Experience Scale (DES). Göttingen: Hogrefe.
Friedman M., Thoresen C.E., Gill G.G. et al. (1986). Alteration of type A behavior and its effect of cardiac recurrences in post myocardial infarction patients: Summary results of the recurrant coronary prevention project. In: American Heart Journal, 112, S. 653-665.
Friedman M., Rosenman R.H. (1974). Type A-behavior and your heart. New York: Fawcett Crest.
Gander M.L., Känel R.v. (2006). Myocardial infarction and post-traumatic stress disorder: Frequency, outcome and atherosclerotic mechanisms. Eur J Cardiovasc Prev Rehabil, 13, S. 165-172.
Gast U., Hofmann A., Liebermann P., Flatten G. (2004). Diagnostik der Posttraumatischen Belastungsstörung. In: Flatten G., Gast U., Hofmann A. et al. (Hrsg.). Posttraumatische Belastungsstörung. Leitlinie und Quellentext. 2. Auflage. Stuttgart: Schattauer.
Gerdes N. (2004). Empfehlungen zur Gestaltung der Nachsorge aus rehawissenschaftlicher Sicht. In: Deck R., Glaser-Möller N., Mittag O. (Hrsg.). Rehabilitation und Nachsorge. Lage: Jacobs Verlag.

Grande G. (2010). Wer A sagt, kann auch D sagen? Über die Typ D-Persönlichkeit und ihre Bedeutung in der kardiologischen Rehabilitation. In: Reha-Newsletter der DGPR 5, S. 11-15. (www.dgpr.de)

Grande G., Badura B. (2001). Die Rehabilitation der KHK aus gesundheitssystemanalytischer Perspektive. In: Jordan J., Barde B., Zeiher A.M. (Hrsg.). Statuskonferenz Psychokardiologie, Band 3. Frankfurt a. M.: VAS.

Grande G., Leppin, A., Mannebach, H. (2000). Geschlechtsspezifische Unterschiede in der kardiologischen Versorgung und Rehabilitation. In: Ministerium für Frauen, Familie, Jugend und Gesundheit des Landes Nordrhein-Westfalen (Hrsg.). Gesundheit von Frauen und Männern in NRW, S. 181-197.

Grande G., Schott T. und Badura B. (2002). Ergebnisevaluation kardiologischer Rehabilitation: Ein Langzeitvergleich über ca. 3 Jahre zwischen stationären und ambulanten Versorgungsformen. In: Badura B., Siegrist, J. (Hrsg.). Evaluation im Gesundheitswesen: Ansätze und Ergebnisse. 2. Auflage. Weinheim, München: Juventa.

Grawe K. (Wie) kann Psychotherapie durch empirische Validierung wirksamer werden? In Psychotherapeutenjournal, 4, 2005, S. 4-11.

Guler E., Schmid J. P., Wiedemar L. et al. (2009). Clinical diagnosis of post-traumatic stress disorder after myocardial infarction. In: Clin.Cardiol, 32, S. 125-129.

Gunter R.W., Bodner, G.E. (2009). EMDR works … but how? Recent progress in the search for treatment mechanisms. In: Journal of EMDR Practice and Research, 3, S. 161-169.

Gunter R.W., Bodner G.E. (2008). How eye movements affect unpleasent memories: Support for a working-memory account. In: Behavior Research and Therapy, 46, S. 913-931.

Härter M., Baumeister H. (2007). Ätiologie psychischer Störungen bei körperlichen Erkrankungen. In: Härter M., Baumeister H., Bengel J. (Hrsg.). Psychische Störungen bei körperlichen Erkrankungen. Heidelberg: Springer.

Hahn D., Baumeister H., Härter M. (2007). Behandlungsmotivation von körperlich kranken Patienten mit komorbiden psychischen Störungen. In: Härter M., Baumeister H., Bengel J. (Hrsg.). Psychische Störungen bei körperlichen Erkrankungen. Heidelberg: Springer.

Hambrecht R., Walther C., Möbius-Winkler S. et al. (2004). Percutanous coronary angioplasty compared with exercise training in patients with stabil coronary artery disease. A randomized trial. In: Circulation, 109, S. 1371-1378.

Hautzinger M., Bailer M. (1993). ADS-Allgemeine Depressions Skala: Manual. Weinheim: Beltz Test.

Hautzinger M., Bailer M., Worall H., Keller F. (1995). Beck-Depressions-Inventar (BDI): Testhandbuch. Bern: Huber.

Haußer K. (1995). Identitätspsychologie. Berlin, Heidelberg: Springer.
Herman J.L. (1993) Die Narben der Gewalt. Traumatische Erfahrungen verstehen und überwinden. München: Kindler.
Herrmann-Lingen C. (2005). Psychotherapie bei Patienten mit koronarer Herzkrankheit. In: Psychotherapeut 2, S. 81-99.
Herrmann-Lingen C. (2008a). Trauer und Belastung – von der Reaktion zur Störung. In: Herrmann-Lingen C., Albus C., Titscher G. (Hrsg.). Psychokardiologie. Ein Praxisleitfaden für Ärzte und Psychologen. Köln: Deutscher Ärzte Verlag.
Herrmann-Lingen C. (2008b). Depression. In: Herrmann-Lingen C., Albus C., Titscher G. (Hrsg.). Psychokardiologie. Ein Praxisleitfaden für Ärzte und Psychologen. Köln: Deutscher Ärzte Verlag.
Herrmann-Lingen C. (2008c). Spezielle psychotherapeutische Verfahren und Techniken. In: Herrmann-Lingen, C., Albus, C., Titscher, G. (Hrsg.). Psychokardiologie. Ein Praxisleitfaden für Ärzte und Psychologen. Köln: Deutscher Ärzte-Verlag.
Herrmann-Lingen C., Buss U. (2002). Angst und Depressivität im Verlauf der koronaren Herzkrankheit. In: Jordan, J., Barde, B. (Hrsg.) Statuskonferenz Psychokardiologie, Band 5. Frankfurt a. M.: VAS.
Herrmann-Lingen C., Buss U., Snaith R.P. (2005). HADS-D. Hospital Anxiety and Depression Scale – Deutsche Version. 2. Auflage. Bern: Huber.
Hillert A., Müller-Fahrnow W., Radoschewski F.M. (Hrsg.) (2007). Medizinisch-beruflich orientierte Rehabilitation. Grundlagen und klinische Praxis. Köln: Deutscher Ärzte-Verlag.
Hofmann A. (2006). EMDR. Therapie psychotraumatischer Belastungssyndrome. Stuttgart: Thieme.
Hoffmann T. (1998) Stressechokardiographie zur Ischämie- und Vitalitätsdiagnostik. Nürnberg: Novartis
Horowitz M.J. (1976). Stress response syndroms. New York: Aronson.
Horowitz M.J., Wilmer N., Alvarez W. (1979). Impact of Events Scale: A measure of subjective stress. In: Psychosomatic Medicine, 41, S 209-218.
Hütter B.O., Fischer G. (1997). Clinimetric evaluation of the German version of the Impact of Event Scale (IES). Proceedings of the 5th European Conference of Traumatic Stress
Iverson K.M., Resick P.A. (2009). Kognitive Verarbeitungstherapie für Opfer sexuellen Missbrauchs und andere Traumata. In: Maercker, A. (Hrsg.). Posttraumatische Belastungsstörungen. 3. vollständig und neu bearbeitete und erweiterte Auflage. Heidelberg: Springer.

Jäger R.S., Krieger W. (1994). Zukunftsperspektiven der computergestützten Diagnostik, dargestellt am Beispiel der treatmentorientierten Diagnostik. In: Diagnostica, 40, S. 217-243.

Jordan J. und Barde B. (2005). Posttraumatische Belastungsstörungen nach einem akuten Herzinfarkt. In Psychotherapeut, 1, S. 33-42.

Känel R.v. (2012). Psychosocial stress and cardiovascular risk – Current opinion. In: Swiss Medical Weekly, 142. Online-Version: www.smw.ch: w13502.

Känel R.v., Hari R., Schmid J. P. et al. (2011). Non-fatal cardiovascular outcome in patients with post traumatic stress symptoms caused by myocardial infarction. In: J Cardiol, 58, S. 61-68.

Kaluza G. (2004). Stressbewältigung. Trainingsmanual zur psychologischen Gesundheitsförderung. Berlin: Springer.

Karasek R.A., Theorell T. (1990) Healthy Work: Stress, productivity and the reconstruction of working life. New York: Basic Books.

Kardorff E.v. (2000). Qualitative Forschung in der Rehabilitation. In: Bengel, J., Koch, U. (Hrsg.). Grundlagen der Rehabilitationswissenschaften. Berlin u.a.: Springer.

Keck M. (2004). Berufliche Wiedereingliederung bei Patienten mit Herz-Kreislauferkrankungen. In: Deck R, Mittag O. (Hrsg.). Möglichkeiten der Lebensstiländerung. Sekundärprävention und Rehabilitation des Koronarpatienten. Lage: Jacobs-Verlag.

Kiuken D., Bears M., Miall D. et al. (2002). Eye Movement Desensitization Reprocessing facilitates attentional orienting. In: Neuropsychology, 15, S. 607-616.

Kittel, J. et al. (2009). Kardiologie. In: Hillert, A., Müller-Fahrnow, W., Radoschewski, F.M. (Hrsg.). Medizinisch-beruflich-orientierte Rehabilitation. Grundlagen und klinische Praxis. Köln: Deutscher Ärzte Verlag.

Klauer T., Filipp S.H. (1992). Trierer Skalen zur Krankheitsbewältigung (TSK): Handanweisung. Göttingen: Hogrefe

Kocer O., Wachter M, Zellweger M. et al. (2011). Prevalence and predictors of depressive symptoms and wellbeing during up to nine years after outpatient cardiac rehabilitation. In: Swiss Medical Weekly, 141: w13242

Köhle K., Gaus E., Wallace A.G. Krankheitsverarbeitung und Psychotherapie nach Herzinfarkt – Perspektiven für ein biopsychosoziales Behandlungskonzept. In: Uexküll, T.v. (Hrsg.). Psychosomatische Medizin. München u.a.: Urban und Schwarzenberg, 1996.

Kolenda K. D. (2004). Wie wirksam sind Lebensstilveränderungen bei der Behandlung von Patienten mit einer koronaren Herzkrankheit? In: Deck R, Mittag O. (Hrsg.) Möglichkeiten der Lebensstiländerung. Sekundärprävention und Rehabilitation des Koronarpatienten. Lage: Jacobs-Verlag.

Krampen G. (1981). IPC-Fragebogen zu Kontrollüberzeugungen ("Locus of Control"). Deutsche Bearbeitung der IPC-Skalen von Hanna Levenson: Handanweisung. Göttingen: Hogrefe.

Krampen G. (1991). Fragebogen zu Kompetenz- und Kontrollüberzeugungen (FKK): Handanweisung. Göttingen: Hogrefe.

Ladwig, K. H., Erazu, N., Regulies, R. (2004). Depression, Angst und Vitale Erschöpfung vor Ausbruch der koronaren Herzkrankheit. In: Jordan, J., Barde, B., Zeiher A. M. (Hrsg.). Statuskonferenz Psychokardiologie, Band 13. Frankfurt a. M.: VAS.

Ladwig K.H., Lederbogen F., Völler H. et al. (2008). Positionspapier zur Bedeutung von psychosozialen Faktoren in der Kardiologie. In: Der Kardiologe, Heft 4, S. 274-287.

Ladwig K.H., Röll G., Breithardt G, Budde T. Borggrefe M. (1994). Post-infarction depression and incomplete recovers 6 months after acute myocadial infartion. Lancet, 343, S. 20 –23.

Ladwig K.H., Baumert J., Marten-Mittag et al. (2008) Posttraumatic stress symptoms predict mortality in patients with implantable cardioverter defibrillators (ICD). Results from the prospective living with an implantable cardioverter defibrillator (LICAD) Study. Arch Gen Psychiatry, 65, S.1324-1330

Lamprecht F. (Hrsg.) (2006). Praxisbuch EMDR. Modifizierungen für spezielle Anwendungsgebiete. Stuttgart: Klett-Cotta.

Lang H., Faller H. (1998) Medizinische Psychologie und Soziologie. Berlin: Springer

Lang R.M., Bierig M., Devereux R.B. et al. (2005). Recommendations for chaber quantifications: a report from the American Society of Echocardiography's Guidelines and Standard Committee and the Chamber Quantification Writing Group, developed in conjunction with the European Association of Echocardiography, a branch of the European Society of Cardiology. In: J Am Soc Echocardiogr, 18, S. 1440-1463.

Lazarus R. A. (1991). Emotion and adaptation. New York: Oxford University Press.

Lee C.W., Taylor G., Drummond, P.D. (2006). The active ingredient in EMDR. : Is it traditionell exposure or dual focus of attention? In: Clinical Psychology and Psychotherapy, 13, S. 97-107.

Lehner B.B. (2011). Die Notwendigkeit der Behandlung der PTBS und subjektiv belastender Symptome mit EMDR in der onkologischen und kardiologischen stationären Rehabilitation. In: EMDRIA Deutschland, Rundbrief 24, S. 38-47.

Lempa W., Sack M. (2006). EMDR bei akuten Traumatisierungen. In: Lamprecht F. (Hrsg.). Praxisbuch EMDR. Modifizierungen für spezielle Anwendungsgebiete. Stuttgart: Klett-Cotta.

Löwel H. (2006). Koronare Herzkrankheit und akuter Myokardinfarkt. Gesundheitsberichterstattung des Bundes, Heft 33. Robert Koch-Institut. www.gbe-rki.de.
Löwel H., Döring A. Schneider A. et al. (2005). The MONICA/KORA Augsburg surveys – Basis for prospective cohort studies. In: Gesundheitswesen, 67, S. 13-18.
Lohaus A., Schmitt G.M. (1989). Fragebogen zur Erhebung von Kontrollüberzeugungen zu Krankheit und Gesundheit (KKG). Göttingen: Hogrefe.
Maercker A. (Hrsg.) (2009a). Posttraumatische Belastungsstörungen. 3. vollständig und neu bearbeitete und erweiterte Auflage. Heidelberg: Springer.
Maercker A. (2009b). Symptomatik, Klassifikation und Epidemiologie. In: Maercker A. (Hrsg.). Posttraumatische Belastungsstörungen. 3. vollständig und neu bearbeitete und erweiterte Auflage. Heidelberg: Springer.
Maercker A. (2009c). Psychologische Modelle. In: Maercker, A. (Hrsg.). Posttraumatische Belastungsstörungen. 3. vollständig und neu bearbeitete und erweiterte Auflage. Heidelberg: Springer.
Maercker A. (2009d). Systematik und Wirksamkeit der Therapiemethoden. In: Maercker A. (Hrsg.). Posttraumatische Belastungsstörungen. 3. vollständig und neu bearbeitete und erweiterte Auflage. Heidelberg: Springer.
Maercker A., Forstmeier S., Wagner, B. et al. (2008). Posttraumatische Belastungsstörungen in Deutschland: Ergebnisse einer gesamtdeutschen epidemiologischen Untersuchung. In: Nervenarzt, 5, S. 577-586.
Maercker A., Schützwohl, M. (1998). Erfassung von psychischen Belastungsfolgen: Impact of Event Skala-revidierte Version (IES-R). In: Diagnostika, 44, S. 130-141.
Marmot M. (2004). The status syndrom – How social standing affects our health and longevity. New York: Owl Books.
Mayou R.A., Smith K.A. (1997). Post-traumatic symptoms following medical illness and treatment. In: Journal of psychosomatic Research, 43, S. 121-123.
Maxfield L., Melnyk W.T., Hayman G.C.A. (2008). A working memory explanation for the effects of eye movements in EMDR. In: Journal of EMDR Practice and Research, 2, S. 247-261.
Miller W., Rollnick S. (1991). Motivational Interviewing: Preparing people to change addictive behavior. New York: The Guilford Press.
Miller W., Rollnick S. (2002). Motivational Interviewing: Preparing people to change. New York: The Guilford Press.
Mittag O., Peschel U., Chrosziewski W. (1997). Was ist so ungesund an der Feindseligkeit? Ergebnisse zur deutschsprachigen Version der "Cook-Medley Hostility Scale" und ihrer Subskalen. In: Report Psychologie, 22, S. 500-515.

Mittag O., Kolenda K.D., Nordmann K.J., Bernien J., Maurischat C. (1998). Zusammenhang zwischen Feindseligkeit und Erstmanifestationsalter sowie der Schwere der koronaren Herzerkrankung: Eine Untersuchung an 73 männlichen Patienten mittels der „Cook-Medley Hostility Scale“. In: Herz/Kreislauf, 30, S. 56-60.

Moser D. K., Kimble L. P., Alberts M. J. et al. (2006). Reducing Delay in Seeking Treatment by Patients with Acute Coronary Syndrome and Stroke: A Scientific Statement of the American Heart Association Council on Cardiovascular Nurcing and Stroke Council. In: Circulation, 114, S. 168-182.

Muthny F.A., Bengel J. (2009). Krankheitsverarbeitung. In: Bengel J., Jerusalem M. (Hrsg.). Handbuch der Gesundheitspsychologie und Medizinischen Psychologie. Göttingen: Hogrefe.

Muthny F.A., Bechtel M., Spaete M. (1992). Laienätiologien und Krankheitsverarbeitung bei schweren körperlichen Erkrankungen. Eine empirische Vergleichsstudie mit Herzinfarkt-, Krebs-, Dialyse und MS-Patientinnen. In: Psychotherapie, Psychosomatik, Medizinische Psychologie, 42, S. 41-53.

Myrtek M. (2000). Das Typ-A-Verhaltensmuster und Hostility als eigenständige Risikofaktoren der koronaren Herzkrankheit. In: Jordan, J., Barde, B. (Hrsg.) Statuskonferenz Psychokardiologie, Band 2. Frankfurt a. M.:VAS.

Nationale Versorgungsleitlinie. www.versorgungsleitlinie.de

Nicosia G. (1995). Eye Movement Desensitization and reprocessing is not hypnosis. In: Dissociation, 9, S. 69.

Nübling R., Schmidt J. (2000). Methodische Grundlagen der Ergebnisevaluation. In: Bengel J., Koch U. (Hrsg.). Grundlagen der Rehabilitationswissenschaften. Berlin u.a.: Springer.

Ohm D. (1992). Entspannungsverfahren in der Kardiologischen Rehabilitation. In: Praxis der Klinischen Verhaltensmedizin und Rehabilitation, 5, S. 286-293.

Ohm D. (1994). Entspannungstraining – Forschungsergebnisse und praktische Erfahrungen zu Autogenem Training, Progressiver Relaxation und Anwendungskombinationen. In: Zielke M., Sturm J. (Hrsg.). Handbuch der stationären Verhaltenstherapie. Weinheim: Psychologie Verlags Union.

Ornish D., Brown S.E., Scherwitz L.W. et al. (1990). Can lifestyle changes reverse coronary heart disease? The Lifestyle Heart Trial. In: Lancet, 336, S. 129-134.

Ornish D., Scherwitz L.W., Billings J.H. et al. (1998). Intensive lifestyle changes for reversal of coronary heart disease. In: JAMA, 280 (2), S. 2001-2007.

Petermann F. (2000). Prozessevaluation und Verlaufsanalysen. In: Bengel, J., Koch, U. (Hrsg.) Grundlagen der Rehabilitationswissenschaften. Berlin u.a.: Springer.

Post R.M., Weiss R.B., Smith M., McCann U. (1997). Kindling versus quenching – implications for the evolution and treatment of posttraumatic stress disorder. In: Yehuda, R., McFarlane, A.C (Hrsg.). Annals of the New York Academy of Science (Volume 821): Psychobiology of posttraumatic stress disorder. New York: Academy of Science.

Prochaska J.O., DiClemente C.C. (1983). Stages and processes of self change of smoking: Toward an integrative model of change. In: Journal of Consulting and Clinical Psychology, 51, S. 390-395.

Prochaska J.O., Velicer W.F. (1997). The trantheoretical model of health bevavior change. In: American Journal of Health Promotion, 12, 38-48.

Raphael R., Lundin T., Weisaeth L. (1989). A research method for the study of psychological and psychiatric aspects of desaster. In: Acta Scand Suppl, 353, S. 1-75.

Rechlin T., Claus D., Weis M. (1994). Are affective disorders associated with alterations of heart-rate-variability? In: Journal of Affective Disorders, 32, S. 271-275.

Reddemann L. (2009). Psychodynamisch-imaginative Traumatherapie (PITT). In: Maercker, A. (Hrsg.). Posttraumatische Belastungsstörungen. 3. vollständig und neu bearbeitete und erweiterte Auflage. Heidelberg: Springer.

Regulies R., Siegrist J. (2002). Kardiologische Rehabilitation durch umfassende Lebensstiländerung und psychosoziale Betreuung – Evaluation eines verhaltensmedizinischen Modellversuchs. In: Badura, B., Siegrist, J. (Hrsg.). Evaluation im Gesundheitswesen. 2. Auflage. Weinheim, München: Juventa.

Regulies R., Siegrist J. (2002) Soziologische Aspekte der Entstehung und des Verlaufs der KHK. In: Jordan, J., Barde, B. (Hrsg.) Statuskonferenz Psychokardiologie, Band 4. Frankfurt a. M.: VAS

Reuter K., Härter M. (2007). Diagnostik psychischer Belastungen und Störungen bei körperlichen Erkrankungen. In: Härter M., Baumeister H., Bengel J. (Hrsg.). Psychische Störungen bei körperlichen Erkrankungen. Heidelberg: Springer.

Reuter T., Schwarzer R. (2009). Verhalten und Gesundheit. In: Bengel J., Jerusalem M. (Hrsg.). Handbuch der Gesundheitspsychologie und Medizinischen Psychologie. Göttingen: Hogrefe.

Robert-Koch-Institut RKI (2006). Koronare Herzkrankheit und akuter Myokardinfarkt. In: Gesundheitsberichterstattung des Bundes, Heft 33. Berlin: Robert-Koch-Institut.

Rogers C.R. (1961). On becoming a person. Boston: Houghten Mifflin.

Rogers C.R. (1972). Die klientenzentrierte Gesprächspsychotherapie. München: Kindler.

Rosenberg M. (1965). Society and the adolescent self-image. Princeton: University Press.
Rosengren A., Hawken S., Ounpuu S. et al. (2004). Association of psychological risk factors with risk of acute myocardial infarction in 11119 cases and 13648 control from 52 countries (the INTERHEART Study): Case control study. In: Lancet, 364, S. 953-962.
Rothbaum B.O., Foa E.B. (1993). Subtypes of posttraumatic stress disorder and duration of symptoms. In: Davidson J.R., Foa E.B. (Hrsg.). Posttraumatic stress disorder DSM-IV and beyond. Washington: American Psychiatric Association, 23-35.
Rotter J.B. (1966). Generalized expectancies for internal versus external control of reinforrcement. Psychological Monographs 80 (1, Whole No. 609).
Sachverständigenrat für die Konzertierte Aktion im Gesundheitswesen (1995). Gesundheitsversorgung und Krankenversicherung 2000. Baden-Baden.
Sack M., Lempa W., Steinmetz A. et al. (2008). Alterations in autonomic tone during trauma exposure using Eye Movement Desensitization and Reprocessing (EMDR) – Results of a Preliminary Investigation. In: Journal of Anxiety Disorders, 22, S. 1264-1271.
Schade B., Schüffel W., Schunk T. (1998). A Brief Inventory to Investigate Stress Reactions: The Posttraumatic Symptom Scale, 10 Items (PTSS-10) – the German Version. Paper auf der Tagung der Europäischen Gesellschaft für Traumatische Stress Studien, Maastricht.
Schmahl C. (2009). Neurobiologie. In: Maercker A. (Hrsg.). Posttraumatische Belastungsstörungen. 3. vollständig und neu bearbeitete und erweiterte Auflage. Heidelberg: Springer.
Schütz A. (2000). Psychologie des Selbstwertgefühls: Von Selbstakzeptanz bis Arroganz. Stuttgart: Kohlhammer.
Schützwohl M., Haase A. (2009). Diagnostik und Differentialdiagnostik. In: Maercker, A. (Hrsg.). Posttraumatische Belastungsstörungen. 3. vollständig und neu bearbeitete und erweiterte Auflage. Heidelberg: Springer.
Schwarzer R. (2004). Psychologie des Gesundheitsverhaltens. Einführung in die Gesundheitspsychologie. Göttingen: Hogrefe, 3. überarbeitete Auflage.
Schwarzer R., Jerusalem M. (1995). Generalized Self-Efficacy Scale. In: Weinman J., Wright S., Johnston M. (Hrsg.). Measures in Health Psychology: A Users Portfolio. Causal and Control Beliefs. Windsor, UK: NFER-NELSON.
Schwarzer R., Jerusalem M. (Hrsg.). (1999). Skalen zur Erfassung von Lehrer- und Schülermerkmalen. Dokumentation der psychometrischen Verfahren im Rahmen der wissenschaftlichen Begleitung des Modellversuchs Selbstwirksame Schulen. Berlin: Freie Universität.

Schwenkmezger P. Ärger, Ärgerausdruck und Gesundheit. in Schwarzer, R. Gesundheitspsychologie. Göttingen, Hogrefe, 1990.
Seidler G.H. (2009). Einleitung: Geschichte der Psychotraumatologie. In: Maercker, A. (Hrsg.) (2009a). Posttraumatische Belastungsstörungen. 3. vollständig und neu bearbeitete und erweiterte Auflage. Heidelberg: Springer.
Seligman M.E.P. (1995). The effectiveness of psychotherapy. The consumer reports study. In: American Psychologist, 50, S. 965-974.
Seligman M.E.P. Erlernte Hilflosigkeit. Weinheim: Beltz, 1999
Sellin I. (2003). Varianten der Selbstwertschätzung und Hilfesuche. Chemnitz: Technische Universität, Philosophische Fakultät, Dissertation.
Shalev A.Y., Schreiber S., Galai T., Melmed R.N. Post-traumatic stress disorder following medical events. In: British Journal of Clinical Psychology, 32, S. 247-253, 1993.
Shapiro F. (1998). EMDR-Grundlagen und Praxis. Handbuch zur Behandlung traumatisierter Menschen. Paderborn: Junfermann.
Shapiro F. (2003). Die EMDR-Behandlung: Überblick und Integration. In: Shapiro F. (Hrsg.). EMDR als integrativer psychotherapeutischer Ansatz. Paderborn: Junfermann.
Shemesh E., Annunziato R.A., Weatherly B.D. et al. (2011). A randomized clinical trial of the safety and promise of cognitive-behavioral therapy using imaginal exposure in patients with posttraumatic stress disorder resulting from cardiovascular illness. In: Journal of Clinical Psychiatry, 72, S. 168-174.
Sheehan F.H., Bolson E.L., Matthey D.G. et al. (1986). Advantages and applications of the centerline method for characterizing regional ventricular functions. In: Circulation, 74, S. 293-305.
Siegrist J. (1996). Soziale Krisen und Gesundheit: Eine Theorie der Gesundheitsförderung am Beispiel von Herz-Kreislauf-Risiken im Erwerbsleben. Göttingen: Hogrefe.
Siol T., Flatten G., Wöller W. (2004). Epidemiologie und Komorbidität der Posttraumatischen Belastungsstörung. In: In: Flatten, G., Gast, U., Hofmann, A. et al. (Hrsg.). Posttraumatische Belastungsstörung. Leitlinie und Quellentext. 2. Auflage. Stuttgart: Schattauer.
Sondergaard H.P., Elofsson U. (2008). Psychophysiological studies of EMDR. In: Journal of EMDR Practice and Research, 2, S. 282-288.
Spitzer C., Grabe H.J., Barnow S. et al. (2009). Trauma PTSD und körperliche Erkrankungen in der Allgemeinbevölkerung. In: Psychother Psych Med, 59, S. 76.
Spyra K., Müller-Fahrnow W. (2000). Prognose des Rehabilitationsbedarfs. In: Bengel J., Koch U. (Hrsg.) Grundlagen der Rehabilitationswissenschaften. Berlin u.a.: Springer.

Stavemann H.H. (2003). Therapie emotionaler Turbulenzen. Einführung in die Kognitive Verhaltenstherapie. Weinheim: Beltz-PVU.
Stavemann H.H. (2005). KVT-Praxis. Strategien und Leitfäden für die kognitive Verhaltenstherapie. Weinheim: Beltz-PVU.
Stavemann H.H. (2011). ... und ständig tickt die Selbstwertbombe. Selbstwertprobleme erkennen und lösen. Weinheim: Beltz-PVU.
Stickgold R. (2002). EMDR: A putative neurobiological mechanism of action. In: Journal of Clinical Psychology, 58, S. 61-75.
Stickgold R. (2008). Sleep-dependent memory processing and EMDR action. In: Journal of EMDR Practice and Research, 2, S. 289-299.
Stickgold R., Hobson, J.A. et al. (2001). Sleep, learning and dreams: Offline memory processing. In: Science, 294, S. 1052-1057.
Stieglitz R.D., Baumann U. (1984). Veränderungsmessung. In: Stieglitz R.D., Baumann U. (Hrsg.). Psychodiagnostik psychischer Störungen. Stuttgart: Enke.
Strike P.C., Steptoe A. (2005). Behavioral and emotional triggers of acute coronary syndromes: A systematic review and critique. In: Psychosom Med, 67, S. 179-186.
Steil R., Ehlers A., Clark D.M. (2009). Kognitionsfokussierte Therapie der Posttraumatischen Belastungsstörung. In: Maercker, A. (Hrsg.). Posttraumatische Belastungsstörungen. 3. vollständig und neu bearbeitete und erweiterte Auflage. Heidelberg: Springer.
Taylor R.S., Brown A., Ebrahim S. et al. (2004). Exercised-based rehabilitation for patients with coronary heart disease: Systematic review and meta analysis of randomized trials. In: Am J Med, 116, S. 682-697.
Terr L. (1989). Treating psychic trauma in children. In: Journal of Traumatic Stress 2 (3), S. 3-20.
Titscher G. (2008). Partnerschaft und Familie. In: Herrmann-Lingen, C., Albus, C., Titscher G. (Hrsg.). Psychokardiologie. Ein Praxisleitfaden für Ärzte und Psychologen. Köln: Deutscher Ärzte Verlag.
Van der Kolk B.A., Spinazzola J., Blaustein M.E. et al. (2007). A rondomized clinical trial of Eye Movement Desensitization and Reprocessing (EMDR), Fluoxetine, and pill placebo in the treatment of posttraumatic stress disorder: Treatment effects and long-term maintenance. In: J Clin Psychiatry, 68, S. 37-46.
Van Etten M.L., Taylor S. (1998). Comparative efficacy of treatments of posttraumatic stress disorder: A meta-Analysis. In: Clinical Psychology and Psychotherapy, 5, S. 126-144.
Wagner F. (2004). Die Wirksamkeit von Eye-Movement Desensitization and Reprocessing (EMDR) bei der Posttraumatischen Belastungsstörung im Vergleich zu Kontrollbedingungen und kognitiv-behavioralen Therapien – eine

meta-analytische Untersuchung. Heidelberg: Universität, Medizinische Fakultät, Dissertation.
Waldmann H.C. (2000). Strategien der Rehabilitationsforschung: die Forschungsansätze im Überblick. In: Bengel J., Koch U. (Hrsg.). Grundlagen der Rehabilitationswissenschaften. Berlin u.a.: Springer.
Weber H. (1994). Veränderung gesundheitsbezogener Kognitionen. In: Schwenkmezger P., Schmidt L.R. (Hrsg.). Lehrbuch der Gesundheitspsychologie. Stuttgart: Enke.
Weis J. (2000). Interventionsmethoden in der Rehabilitation. In: Bengel J., Koch U. (Hrsg.) Grundlagen der Rehabilitationswissenschaften. Berlin u.a.: Springer.
Weiss D.S., Marmar C.R. (1996). The Impact of Event Scale – Revised. In: Wilson J.P., Keane T.M. (Hrsg.). Assessing psychological trauma and PTSD: A handbook for practioners. New York: Guilford, S. 399-411.
Weltgesundheitsorganisation (1994). Internationale Klassifikation psychischer Störungen. ICD-10. Kapitel V. Bern: Huber.
Willich S.N., Löwel H., Mey W., Trautner C. (1999).Regionale Unterschiede der Herz-Kreislauf-Mortalität in Deutschland. In: Deutsches Ärzteblatt, 96, S. B378-B383
Wissenschaftlicher Beirat Psychotherapie WBP (Hrsg.) (2010). Methodenpapier 2.8 des Wissenschaftlichen Beirats Psychotherapie nach § 11 PsychThG. www.wbpsychotherapie.de
Wöller W., Gast U., Reddemann L. et al. (2004). Akute und komplexe Traumafolgestörungen. In: Flatten, G., Gast, U., Hofmann, A. et al. (Hrsg.). Posttraumatische Belastungsstörung. Leitlinie und Quellentext. 2. Auflage. Stuttgart: Schattauer.
Wolpe J. (1958). Psychotherapy by reciprocal inhibition. Stanford: Stanford University Press.
Wolpe J. (1994). Angststörungen: Wie Verhaltenstherapie grundlegende Veränderungen bewirkt? Workshop auf dem Kongress „Evolution in Psychotherapie“, Hamburg, 27.-31.07.1994.
Yusuf S., Hawken S., Ounpuu S. et al. (2004) INTERHEART Study Investigators. Effects of potentially modifiable risk factors associated with myocardial infarction in 52 countries (The INTERHEART- Study) Case Control Study. In Lancet, 364, S. 937-952.
Zerssen D. v. (1986a). Die Beschwerden-Liste B-L: Manual. Weinheim: Beltz Test.
Zerssen D. v. (1986b). Die Depressivitäts-Skala D-S: Manual. Weinheim: Beltz Test.
Zielke M. (2000). Macht Arbeit krank? Neue Anforderungen im Arbeitsleben und Krankheitsrisiken. In: Praxis Klinische Verhaltensmedizin und Rehabilitation, 50, S.13-27.

Anhang 1: Patienteninformation I

Sehr geehrte Patientin, sehr geehrter Patient,

Sie sind aufgrund einer koronaren Herzkrankheit (KHK) bei uns in Damp in Behandlung. Ihr/e Arzt/Ärztin hat Ihnen, zusätzlich zu unseren üblichen therapeutischen Anwendungen, eine psychologische Behandlung vorgeschlagen.

Neben den bekannten Verhaltens-Risikofaktoren wie Rauchen, zu fetthaltige Ernährung oder zu wenig Bewegung spielen bei der KHK anerkanntermaßen psychosoziale Risikofaktoren eine Rolle. Stressempfindungen, Ängste und Depressionen sind nach der Erkrankung nicht selten und stellen eine nicht zu unterschätzende Belastung dar. Wir möchten Sie mit einer speziellen Beratung und Diagnostik unterstützen.

Gleichzeitig nehmen Sie an einem gemeinsamen Forschungsprojekt der Universität Flensburg und der Reha-Klinik Damp zur therapeutischen Wirksamkeit teil.

Wenn Sie das Angebot annehmen, werden Sie am Anfang der psychotherapeutischen Behandlung, gegen Ende der Reha-Maßnahme bei uns und noch einmal nach 26 Wochen gebeten, einige Fragebögen auszufüllen. Die ersten erhalten Sie mit diesem Anschreiben und wir bitten Sie, diese ausgefüllt mit zum ersten psychologischen Behandlungstermin mitzubringen. Dort wird Ihnen die psychotherapeutische Vorgehensweise erläutert und Sie entscheiden dann über die endgültige Teilnahme an Beratung und wissenschaftlicher Studie.

Mit freundlichen Grüßen

Dipl.-Psych. Klaus Thomsen
Psychologische Abteilung
Reha-Klinik Damp
Seute-Deern-Ring 30
24351 Damp

Raum 132, Pamir
Tel. 04352-802132
E-mail:klaus.thomsen@damp.de

Anlage:

- ADS-L
- SCL-90-R

Anhang 2: Einverständniserklärung

Ich bin über die psychotherapeutische Behandlung und die Teilnahme an der Untersuchung der Universität Flensburg informiert worden.

Ich möchte an der Behandlung und der Begleituntersuchung teilnehmen. Ich bin darüber aufgeklärt, dass meine Angaben auf den Fragebögen vertraulich behandelt werden und dass eine rückwirkende Zuordnung meiner anonymen Angaben zu meiner Person nicht erfolgen kann. Mein behandelnder Psychotherapeut erhält nur jene Daten, die ich ihm direkt zum Zweck der Behandlung übergebe oder mitteile.

Meine unten aufgeführte Heimatadresse und Telefonnummer wird nur zum Zweck einer dritten Befragung genutzt. Vor der Zusendung dieses letzten Fragebogensatzes nach einem halben Jahr werde ich vom behandelnden Therapeuten telefonisch noch einmal kontaktiert.

Die letzte Befragung erfolgt dann ebenfalls anonym und meine Daten werden von Mitarbeitern der Universität Flensburg statistisch verrechnet.

Damp, den

Unterschrift

Name/Adresse:

Telefon:

Ich wünsche Informationen über die Ergebnisse der wissenschaftlichen Untersuchung. Bitte an obige Adresse oder folgende E-Mail-Adresse:

Unterschrift:

Anhang 3: Herzerkrankung und Psychotherapie

Dipl.-Psych. Klaus Thomsen
Psycholog. Psychotherapeut
Reha-Klinik Damp

Herzerkrankung und Psychotherapie

In der Anschlussheilbehandlung nach einer Koronaren Herzerkrankung ist psychologische Beratung in Form von Gruppentherapien zur Entspannung und Stressbewältigung vorgesehen.

Psychosoziale Risikofaktoren stehen in internationalen Untersuchungen in der Bedeutung an dritter Stelle kurz hinter erhöhten Blutfettwerten und Nikotinmissbrauch und bedürfen daher einer besonderen Aufmerksamkeit.

Auch die Umstände einer Herzerkrankung führen anschließend häufig zu einer erhöhten psychischen Belastung, was sich auf die Krankheitsverarbeitung hemmend auswirken kann.

In unserer Untersuchung, an der Sie teilnehmen, wollen wir überprüfen, ob eine frühzeitige intensive Einzelberatung in der Reha zu schnellerer Stabilisierung und entsprechender Lebensstilanpassung führt.

Wir wollen die psychischen Folgen einer Herzerkrankung u.a. mit Methoden der psychologischen Traumatherapie behandeln. Mit einem körperlichen Trauma, in unserem Falle einer plötzlich auftretenden Koronaren Herzerkrankung, geht auch oft ein seelisches Trauma einher. Die Folgen: Verunsicherung, Vertrauensverlust in die normale Körperfunktion, Ängste oder Deprimiertheit.

Die Methode, die im Rahmen der Beratung zum Einsatz kommt, hat den komplizierten Namen „Eye Movement Desensitization and Reprocessing“ oder kurz EMDR (deutsch: Augenbewegungstherapie). Sie hat sich als wissenschaftlich hilfreiches Verfahren bei Opfern von Gewalt, Unfällen oder auch existentiell bedrohlichen Krankheiten erwiesen. Wir wollen die Wirkung bei Koronarerkrankungen überprüfen.

Was ist EMDR?

EMDR gibt es seit Mitte der 1980-iger Jahre und es war eine Zufallsentdeckung. Die Methode fand ihren Einsatz zunächst in der Unterstützung bei der Therapie von seelischen Traumatisierungen (Kriegsgeschehen, Unfälle, sexueller Missbrauch, Gewalterfahrungen u.ä.), wird aber inzwischen auch bei Behandlungen anderer psychischer oder psychosomatischer Probleme erfolgreich eingesetzt.

Über die Wirkungsweise von EMDR gibt es noch verschiedene neurologische oder psychologische Erklärungen, die miteinander konkurrieren. Es existieren unterdessen aber genügend wissenschaftliche Untersuchungen, die die positiven Wirkungen bei der Unterstützung von Psychotherapien belegen.

Wenn es zu einer plötzlichen psychischen Überlastung kommt, scheint unser zentrales Nervensystem die Erinnerung an dieses Geschehen mit allen Bildern, Gedanken und Gefühlen „einzufrieren“. Sie kann nicht abschließend vom Gehirn verarbeitet werden und so werden wir weiter von isolierten Eindrücken oder Gefühlen gequält. Die angeleiteten Augenbewegungen, die wir ausprobieren werden, scheinen diese Blockade im Rahmen der psychotherapeutischen Behandlung wieder aufzuheben und es beginnt ein nachträglicher Verarbeitungsvorgang.

Wir wissen, dass bei uns jede Nacht im Schlaf ähnliches auf natürliche Weise geschieht. Das sind die sogenannten REM-Phasen im Traumschlaf. REM heißt „Rapid Eye Movements“, also schnelle Augenbewegungen. Sie dienen der Verarbeitung von Tageserlebnissen.

Es ist wichtig, sich darüber im Klaren zu sein, dass es das eigene Gehirn ist, das die Heilung herbeiführt und dass Sie über das therapeutische Vorgehen auch jederzeit die Kontrolle haben. Das Bewusstsein wird nicht beeinträchtigt.

Zu Ihrer Sicherheit werde ich mich an vorgegebene Konzepte halten, die von Fachleuten definiert wurden. Sie werden bei der Behandlung jederzeit wach und aufmerksam das Vorgehen verfolgen können. Sie können an jeder Stelle unterbrechen, nachfragen oder Anmerkungen machen. Das stört die Therapie insgesamt nicht.

Anhang 4: Patienteninformation II

Sehr geehrte Patientin, sehr geehrter Patient,

wir freuen uns, dass Sie sich bereit erklärt haben, an einer wissenschaftlichen Untersuchung der Universität Flensburg, der Psychologischen und Kardiologischen Abteilungen der Reha-Klinik Damp teilzunehmen.

In der Beilage finden Sie drei psychologische Fragebögen mit Fragen oder Feststellungen zu ihrem Befinden innerhalb der letzten sieben Tage. Ausfüllzeit etwa 20 min.

Für die wissenschaftliche Auswertung ist es *notwendig, dass die Antworten anonym bleiben*. Das bedeutet, dass Sie bitte *keinesfalls Ihren Namen auf die Bögen schreiben*. Grund: Sie sollen so frei wie möglich antworten und keine Rücksicht darauf nehmen müssen, ob z.B. die Antworten günstig oder ungünstig für die Bewertung der Therapie oder des Therapeuten sind. Die Auswertung erfolgt durch Mitarbeiter der Universität Flensburg.

Damit wir die Antworten von Ihnen zu drei Zeitpunkten (Anfang und Ende der Reha und nach sechs Monaten)richtig zuordnen können, brauchen wir einen Code, den Sie bitte auf alle Fragebögen schreiben. Dann kann nichts durcheinander kommen.

Dieser Code setzt sich wie folgt zusammen:

ein B oder E sind vorgegeben und dann folgt der Eintrag von Ihnen. Zunächst der *erste und letzte Buchstabe Ihres Geburtsortes* und dann der *erste und letzte Buchstabe des Vornamens Ihrer Mutter*.

Beispiel: **B F G I D** für **B** + **F**lensbur**G** + **I**ngri**D**

oder **B H G R E** für **B** + **H**ambur**G** + **R**enat**E**

Bitte schreiben Sie jetzt Ihren Code in das unten stehenden Kästchen:

B

Wenn Sie alle Fragen beantwortet haben, verschließen Sie die Bögen bitte in dem beigefügten Umschlag und geben Sie ihn bitte bei Ihrem Therapeuten ab.

Vielen Dank für Ihre Mühe!

Anhang 5: Patienteninformation III

Sehr geehrte Patientin, sehr geehrter Patient,

wir freuen uns, dass Sie sich bereit erklärt haben, an einer wissenschaftlichen Untersuchung der Universität Flensburg, der Psychologischen und Kardiologischen Abteilungen der Reha-Klinik Damp teilzunehmen.

In der Beilage finden Sie psychologische Fragebögen mit Fragen oder Feststellungen zu ihrem Befinden innerhalb der letzten sieben Tage. Sie kennen sie schon. Neu sind einige Fragen zu Ihrer aktuellen Situation mit der Herzerkrankung.

Für die wissenschaftliche Auswertung ist es *notwendig, dass die Antworten anonym bleiben*. Das bedeutet, dass Sie bitte *keinesfalls Ihren Namen auf die Bögen schreiben*. Grund: Sie sollen so frei wie möglich antworten und keine Rücksicht darauf nehmen müssen, ob z.B. die Antworten günstig oder ungünstig für die Bewertung der Therapie oder des Therapeuten sind. Die Auswertung erfolgt durch Mitarbeiter der Universität Flensburg.

Damit wir die Antworten von Ihnen zu drei Zeitpunkten (Anfang und Ende der Reha und nach sechs Monaten)richtig zuordnen können, brauchen wir einen Code, den Sie bitte auf alle Fragebögen schreiben. Dann kann nichts durcheinander kommen.

Dieser Code setzt sich wie folgt zusammen:

ein B oder E sind vorgegeben und dann folgt der Eintrag von Ihnen. Zunächst der *erste und letzte Buchstabe Ihres Geburtsortes* und dann der *erste und letzte Buchstabe des Vornamens Ihrer Mutter*.

Beispiel: **E F G I D** für **E** + **F**lensbur**G** + **I**ngri**D**

oder **E H G R E** für **E** + **H**ambur**G** + **R**enat**E**

Bitte schreiben Sie jetzt Ihren Code in das unten stehenden Kästchen:

E

Wenn Sie alle Fragen beantwortet haben, verschließen Sie die Bögen bitte in dem beigefügten Freiumschlag und senden Sie ihn an die Universität Flensburg. Die Auswertung erfolgt dort durch Uni-Mitarbeiter.

Vielen Dank für Ihre Mühe!

Anhang 6: Fragen zum Selbstwertgefühl und Kontrollgefühl bei einer Herzerkrankung

Code: Datum: Geschlecht: w O / m O

Alter: bis 49 J. O / ab 50 J. O

Ereignis (bitte ankreuzen):

Starke Herzschmerzen O Herzinfarkt O Bypass-OP O Anderer Vorfall O
am:

Fragen zum Selbstwertgefühl und Kontrollgefühl bei einer Herzerkrankung

Nachfolgend finden Sie einige Aussagen zur eigenen Person. Kreuzen Sie bitte an, wie zutreffend Sie das zurzeit für sich empfinden:

	stimmt nicht	stimmt kaum	stimmt eher	stimmt genau
1. Alles in allem habe ich das Gefühl, ein Versager zu sein	O	O	O	O
2. Ich wünschte, dass ich mich mehr achten könnte	O	O	O	O
3. Ich fühle mich oft ziemlich nutzlos	O	O	O	O
4. Ich habe nicht viel, auf das ich stolz bin	O	O	O	O
5. Wenn ich genese, verdanke ich das dem Schicksal	O	O	O	O
6. Mein Leben liegt letztlich in der Hand von Fachleuten	O	O	O	O
7. Mein Gesundheitszustand ist eher von Zufall und Glück abhängig	O	O	O	O
8. Mein Wohlbefinden hängt sehr von der Hilfe anderer ab	O	O	O	O

Bitte nennen Sie hier Ihre aktuelle maximale Wattleistung, die Sie auf dem Ergometer fahren dürfen

____

Anhang 7: Abschlussfragebogen[4]

Abschlussfragebogen **Code:** **Datum:**

Gesundheitliche Situation:

1. Wie bewerten Sie Ihren gesundheitlichen Zustand heute? [Auswertung]

   Sehr gut O gut O mittelmäßig O eher schlecht O sehr schlecht O} [4-0]

2. Wie hat sich Ihr Befinden seit Damp entwickelt?

   hat sich verbessert O ist gleich geblieben O hat sich verschlechtert O} [2-0]

3. Gab es neue Zwischenfälle bzgl. Ihrer Herz-Kreislauferkrankung?

   Nein O Ja O

   Und zwar ....

Sind andere Beschwerden hinzugekommen?

Körperlicher Status:

4. Sind Sie Mitglied einer ambulanten Herzgruppe? ja ⊗ nein O [=1]
5. Haben Sie Ihre körperlichen Aktivitäten (Alltagsbeweguns, Sport)verändert?

   ja, vermindert O nein, gleichgeblieben O ja, vermehrt ⊗ [=1]

6. Nennen Sie bitte Ihre häufigste Sportart oder Bewegungsübungen:

Entspannung:

7. Praktizieren Sie ein Entspannungsverfahren?

   Muskelentspannungstraining ⊗ Autogenes Training ⊗
   Sonstige Verfahren ⊗ Nichts O [=1]

8. Wenn ja, wie oft?

   tägl. mehrmals ⊗ täglich ⊗ [=1]
   wöchentl. mehrmals O seltener O

---

4 Die eingerahmten Auswertungshinweise am linken Rand und Kreuze in den Kreisen fehlen im Original. Sie dienen als Vorlage für die Auswerterin (siehe Abschnitt 6.3.7).

Ernährung, Rauchen:

9. Haben Sie Ihre Ernährungsgewohnheiten ...
   beibehalten? O teilweise umgestellt? O vollkommen umgestellt? ⊗ [=1]

10. Rauchen Sie?

vor der Erkrankung		seit der Erkrankung		
Nichtraucher	⊗	Nichtraucher	⊗	[=1]
wieder angefangen	O	rauche reduziert	O	
rauche wie vor der Erkrankung	O	rauche jetzt mehr	O	

Medikamenteneinnahme:

11. Wäre Ihr behandelnder Arzt mit Ihrer Medikamentendisziplin ...

eher unzufrieden?	einigermaßen zufrieden?	eher sehr zufrieden?	
O	O	⊗	[=1] [0-7]

Beruflicher Status:

12.	vor der Erkrankung:	heute:	
Altersrente	O	O	
EU-Rente	O	O	
arbeitsunfähig	O	O	
Teilzeit erwerbstätig	O	⊗	}
voll erwerbstätig	O	⊗	} [=1]
arbeitslos/arbeitssuchend	O	⊗	}
Sonstiges	O	O	

Psychotherapie:

13. Die psychotherapeutische Behandlung in Damp bewerte ich aus heutiger Sicht als

Sehr hilfreich	etwas hilfreich	unentschieden	nicht hilfreich	belastend/negativ
O	O	O	O	O

14. Im Zusammenhang mit meiner Koronarerkrankung

wünsche ich mehr Psychotherapie	⊗	[=1]
beabsichtige ich eine ambulante Psychotherapie	⊗	
befinde ich mich in psychotherapeutischer Behandlung	⊗	
erwarte ich von Psychotherapie keine Hilfe	O	

Falls Sie zu den Antworten Ergänzungen machen wollen oder Anmerkungen haben, nutzen Sie bitte den verbleibenden freien Raum. Vielen Dank!

Anhang 8: Therapieverlaufsbogen

KHK-Therapieverlaufsbogen

Name:	Fam.-St.:	Beruf:
Alter:	Kinder:	AHB-Zeit:

Risikofaktoren (Th.-urteil: 0 = kein Problem, 5 = möglich, 10 = höchstwahrscheinlich)

	T1	T2	T3	Kommentar
Rauchen:				
Ernährung:				
Alkohol				
Bewegungs-mangel:				
Depressivität:				
Angst:				
Aggressivität:				
priv. Belastung:				
Soz. Isolation				
Typ A:				

Ressourcen (Th.-urteil: 10 = sicher,0 = abs. unsicher)

Partnerschaft				
Freizeitaktivitäten				
Arbeit				
Sonstige				

Anhang 9: Psychologische Beratung von Patienten mit Koronarer Herzerkrankung

K. Thomsen, Rehaklinik Damp, „Koronarstudie“, Kontrollgruppe, Abt. Innere/ Kardiologie

Psychologische Beratung von Patienten mit Koronarer Herzerkrankung

Risikofaktoren	**Begründung**	**Empfehlung**
KHK allgemein (Angina Pectoris, Infarkt, Bypass-OP)	Ambulante Herzgruppe. Information über Hausarzt oder Krankenkasse	Das Vertrauen in den Körper wiedererlangen
Rauchen	Unterstützung durch den Hausarzt. Amb. Raucherentwöhnungsseminare unter www.anbieter-raucherberatung.de	Hohe Gefährdung auch bei niedriger Tagesdosis
Ernährung, Übergewicht	Hausarzt, amb. Ernährungsberatung, regelmäßiger Ausdauersport	Dabeibleiben. Gefahr bei geringer Frustrationstoleranz
Bewegungsmangel	regelmäßiger Ausdauersport	Mehr Kondition, weniger Gewicht, antidepressive Wirkung
Alltagsstress allgemein	Wochenarbeitszeit reduzieren, evtl. Teilzeit, „kürzer treten“, aussortieren, delegieren. Antrag auf Schwerbehinderung	Geht nur radikal. Sollte bei der Wiedereingliederung am Arbeitsplatz angesprochen werden. Kündigungsschutz
Häufung krit. Lebensereignisse, starke Trauer	Beratungsstellen	Paar-/Familien-/Erziehungsberatung, Schuldnerberatung
Alkohol, andere Süchte	Beratungsstellen	Hoher tägl. Alkoholgenuss ist ein Herzrisiko!
Soziale Isolation, wenig Freunde	Amb. Herzgruppe, Selbsthilfegruppen, Vereine, Projekte	Einsamkeit ist ein Herzrisiko
Depressivität	Ggf. überprüfen mit BDI (geht schnell), amb. Psycho-therapie	D. erhöht das Risiko für eine KHK deutlich!
Angsterkrankung, insb. soz. Phobie	Amb. Psychotherapie	Psychische Belastung unbedingt senken
Typ A, Aggressivität, Feindseligkeit	Motivierung zur amb. Psychotherapie	Korreliert i.d.R. mit vielen anderen Risiko-faktoren
Rezidivangst	Amb. Herzgruppe	Kontakt mit anderen Patienten. Übernahme fremder Copingstrategien

Abbildungsverzeichnis

Tabellenverzeichnis

Abkürzungsverzeichnis

ADS-L	Allgemeine Depressions-Skala (Langform) von Hautzinger und Bailer
AHB	Anschlussheilbehandlung (in der Rehaklinik)
AIP	Adaptive Information Processing/Adaptives Informationsprozessierungssystem = neurologisches Erklärungsmodell von Shapiro
ANOVA	Analysis of Variance = deutsch Varianzanalyse
B	Beratung (z.B. Treatment B, Gruppe B)
BAR	Zielsetzung und Inhalte der Rehabilitation definiert die Bundesarbeitsgemeinschaft für Rehabilitation
BDI	Beck-Depressions-Inventar
DSM	Diagnostic and Statistical Manual of Mental Disorders = amerikanisches Diagnosenmanual
E	EMDR (z.B. Treatment E, Gruppe E)
HRV	Heart Rate Variability, Herzratenvariabilität
ICD	International Classification of Diseases = Diagnosenliste der WHO
IES	Impact of Event Scale = Traumafragebogen von Horowitz
K	Kontrollgruppe (z.B. Treatment K, Gruppe K)
KHK	Koronare Herzkrankheit
KTL	Katalog therapeutischer Leistungen
KVT	Kognitive Verhaltenstherapie (synonym: Kognitive Therapie)
N	Number = Stichprobengröße bei Untersuchungen
PR	Prozentrang (bei Testnormen)
PTBS	Posttraumatische Belastungsstörung
PTCA	Perkutane transluminale koronare Angioplastie = Ballonkatheter
PTSD	Post Traumatic Stress Disorder
REM	Rapid Eye Movements
RKI	Robert-Koch-Institut
SCL-90	Symptom-Check-Liste mit 90 Items von Derogatis

SSRI	Selective Serotonin Reuptake Inhibitor, Serotonin Wiederaufnahme-hemmer = Antidepressivumgruppe
SUD	Subjective Unit of Disturbance = subjektive Belastungseinschätzung von 0 bis 10
VoC	Validity of Cognition = subjektive Glaubwürdigkeit einer Bewertung
WHO	World Health Organisation = Weltgesundheitsorganisation der UNO

Erklärung medizinischer und psychologischer Fachbegriffe

Ätiologie	Krankheitsentstehung
Angina Pectoris	Brustenge, Schmerzen im Brustraum und Oberkörper aufgrund einer koronaren Herzerkrankung
Arteriosklerose	Entzündungen und Verletzungen in den Herzkranzarterien, die zu Ablagerungen an den Gefäßwänden führen, die dann verdicken und verhärten
Dissoziation	Unterbrechung normaler Bewusstseinsabläufe, z. B. Trancezustände
Echokardiographie	Untersuchung der Herzfunktion mit Ultraschall
Epidemiologie	Forschung zu Ursachen, Folgen und Verbreitung von Krankheiten
Exposition	die Konfrontation eines Angstpatienten mit den Auslösern seiner Phobien zwecks Gewöhnung und Angstreduktion (= Habituation)
Imagical Exposure	ausgedehnte In-Sensu-Konfrontationsübungen in der traumatherapeutischen Verhaltenstherapie
in sensu	verhaltenstherapeutische Übung in der Phantasie
Intrusion	Psychotraumasymptom; sich aufdrängende Erinnerung im Wachzustand; andere Bezeichnung: Flashback
in vivo	verhaltenstherapeutische Übungen in der Realität
Ischämie	Mangeldurchblutung
Item	eine Frage oder Behauptung in einem Fragebogen, die vom Probanden beantwortet werden soll
Katamnese	Nachuntersuchung
Klassische Konditionierung	neuronales Signallernen
Kognitionen	hier i. S. erworbener subjektiver Denkmuster, die in der Kognitiven Verhaltenstherapie Ziel der Beeinflussung sind
Koronarien	Herzkranzgefäße

Koronare Herzkrankheit	Verengung der Herzkranzgefäße und dadurch Minderdurchblutung des Herzmuskels
Letalität	Relative Sterberate unter Betroffenen einer Krankheit
Morbidität	Krankheitshäufigkeit
Mortalität	auf eine Krankheit bezogene Sterberate in der Bevölkerung
Myokard	Herzmuskel
narrativ	erzählend
Operante Konditionierung	Lernen durch Erfolg und Misserfolg
Plaque	Ablagerung in einem Blutgefäß
Prädiktor	Vorhersagewert
Probanden	Versuchsteilnehmer
Randomisierung	Zufallszuordnung von Teilnehmern einer wissenschaftlichen Untersuchung zu den Interventions- und Kontrollgruppen (z. B. per Losentscheid)
Reinfarkt	erneuter Infarkt
Prolonged Exposure	ausgedehnte In-Vivo-Konfrontationsübungen in der traumatherapeutischen Verhaltenstherapie
Stent	Drahtgeflecht zum Stabilisierung einer Arterienerweiterung
Stimulus	Reiz, dem eine gelernte oder angeborene Reaktion eines Individuums folgt
Tertiärprävention	Vorbeugemaßnahmen gegen eine Verschlimmerung einer eingetretenen chronischen Erkrankung
Thrombus	Blutpfropfen, Blutgerinnsel
Trigger	hier: Reize, die unbewusst und unmittelbar Angstreaktionenbei Traumapatienten auslösen
Vulnerabilität	Verletzbarkeit